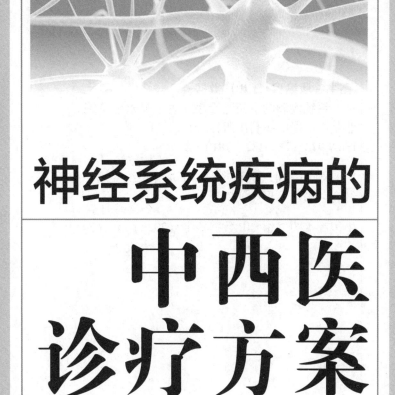

神经系统疾病的中西医诊疗方案

樊永平　主编

全国百佳图书出版单位
中国中医药出版社
·北京·

图书在版编目（CIP）数据

神经系统疾病的中西医诊疗方案／樊永平主编 . —
北京：中国中医药出版社，2022.11
ISBN 978 - 7 - 5132 - 7810 - 2

Ⅰ.①神… Ⅱ.①樊… Ⅲ.①神经系统疾病 - 中西医
结合 - 诊疗 Ⅳ.①R741

中国版本图书馆 CIP 数据核字（2022）第 167413 号

中国中医药出版社出版

北京经济技术开发区科创十三街 31 号院二区 8 号楼
邮政编码 100176
传真 010 - 64405750
河北省武强县画业有限责任公司印刷
各地新华书店经销

开本 787×1092 1/16 印张 15.5 字数 315 千字
2022 年 11 月第 1 版 2022 年 11 月第 1 次印刷
书号 ISBN 978 - 7 - 5132 - 7810 - 2

定价 69.00 元
网址 www.cptcm.com

服 务 热 线 010 - 64405510
购 书 热 线 010 - 89535836
维 权 打 假 010 - 64405753

微信服务号 zgzyycbs
微商城网址 https://kdt.im/LIdUGr
官 方 微 博 http://e.weibo.com/cptcm
天猫旗舰店网址 https://zgzyycbs.tmall.com

《神经系统疾病的中西医诊疗方案》
编委会

主　编　樊永平

副主编　仝延萍　李康宁

编　委　（按姓氏笔画排序）

王　林　王少卿　王文明　仝延萍

李康宁　杨　涛　赵雪松　樊永平

前 言

我国医疗卫生工作的三驾马车，即中医、西医和中西医结合。只有三驾马车齐头并进，才能拉动中国的医疗卫生之车不断前进。自中华人民共和国建立以来，国家领导人对中西医结合关爱有加，强调再强调，支持再支持。但面对现实，我们清楚地意识到，中西医结合仍是三驾马车中最落后的，从职业认可的缺陷到队伍的不断萎缩，中西医结合还有很长的路要走。近年来，国家卫生健康委员会更主张宜中则中，宜西则西，中西并重，长短相济，为中西医结合指明新的方向。

综合医院被认为是中西医结合的桥头堡，因为其医疗资源多，患者多，病种丰富，基础数据更是远远超过中医院。在这个"大数据、云计算、区块链、人工智能"的年代，谁占有数据，谁就有发言权。当然，医学不只有死的数据，更有活的灵魂——医学救助和关爱。

北京天坛医院是全国神经系统疾病的医学中心，在神经系统疾病诊疗方面享誉国内外。近20年来，中医科在医院领导的大力支持下，与神经内外科、麻醉科、检验科、神经放射科等开展了大量的合作研究，并作为主要成员参与立项国家自然基金重点研究计划（2003年针刺镇痛）、国家973计划（2007年针刺辅助麻醉脑功能区肿瘤手术），为医院的中西医结合研究贡献了自己的力量。中医科先后主持国家自然基金、北京市自然基金课题15项，对中西医结合基础研究做了有益的探索。在临床方面，则与神经内科、外科等相关科室联合门诊、会诊，逐步形成了一些具有我院诊疗特色的中西医结合病种，其中有些病种在业内外树立了口碑，产生了良好的社会效益。

今选择28个常见病种（头痛等症状性疾病也归入），编写《神经系统疾病的中西医诊疗方案》一书，是我们天坛医院中西医结合工作的部分展示。虽称中西医结合，但基本还是中医和西医并立而已，何以体现结合，是这类书的共同薄弱点。为此我们试图从疾病轻重程度、不同时间点、特殊人群或某个症状解决等方面，提出中西医各自所宜和结合的优势，体现中西医并重的时代特色。

非常感谢出版社华中健老师为本书的出版所付出的辛勤劳动，感谢科室每一位参与编写的青年才俊，感谢周纤对中成药选择提出的有益的建议，感谢研究生王昕、朱

1

甜甜、吴明慧为书稿编写校对奉献的宝贵时间。诚然，由于我们能力所限，错误与不足肯定不少，还望同道提出批评意见和建议，以便再版时改正。

樊永平

2022 年 5 月

目　录

缺血性脑中风的中西医诊疗方案

一、概述

缺血性脑中风（ischemic stroke，IS），又称"缺血性脑卒中"，是指由各种原因所致的局部脑组织区域血液供应障碍，导致局部脑组织（包括神经细胞，神经胶质细胞和结缔纤维）缺血缺氧性病变、坏死或暂时性功能丧失，进而产生临床上对应的神经功能缺失表现的一种疾病。临床有四种类型的脑缺血：短暂性脑缺血发作（transient ischemic attack，TIA）、可逆性神经功能障碍（reversible neurological dysfunction，RIND）、进展性卒中（stroke in progression，SIE）和完全性卒中（complete stroke，CS）。从缺血的影响范围，可将脑缺血分为局限性脑缺血和弥漫性脑缺血。局限性脑缺血的病因，有大脑中动脉栓塞、颅外颈内动脉或椎动脉狭窄、闭塞或血栓形成、脑动脉痉挛；弥漫性脑缺血的病因，有心搏骤停、低血压、贫血、低血糖等。患者多伴语言功能、肢体功能及神经功能等障碍，其中以偏瘫、半身不遂较多。缺血性脑中风占所有中风的60%～80%；2005～2019年的15年间，我国缺血性脑卒中患病率整体呈上升趋势，由1044/10万上升至1256/10万；而出血性脑卒中患病率较为平稳，由253/10万下降至215/10万。相关研究估计，2030年我国脑卒中的发生率将比2010年增加约50%。我国住院急性缺血性脑卒中患者在发病1个月内的死亡率为2.3%～3.2%，3个月时的死亡率为9%～9.6%，致死/致残率为34.5%～37.1%；1年死亡率为14.4%～15.4%，致死/致残率为33.4%～33.8%。这是一种发病率高、死亡率高、致残率高的严重危害人民健康的疾病。该病多发于老年人，且因年龄不同，预后情况也不同。

缺血性脑卒中属于中医学"中风"范畴。中风有广义和狭义之分。狭义的中风是以猝然昏仆、不省人事、半身不遂、口眼歪斜、语言不利为主症的病证，包括了外风中人所致的真中风和内因所致的类中风。本病属于狭义中风范畴。广义的中风有四，即偏枯、风痱、风懿、风痹，涵盖了很多现代医学的中枢神经系统疾病。

二、临床表现

1. 主要症状

缺血性脑卒中的常见症状为一侧脸部、手臂或腿部突然感到无力，猝然昏仆、不省人事。其他症状包括突然出现一侧脸部、手臂或腿麻木或突然发生口眼歪斜、半身不遂；神志迷茫、说话或理解困难；单眼或双眼视物困难；行路困难、眩晕、失去平衡或协调能力；无原因的严重头痛；昏厥等。

2. 辅助检查

（1）头颅 CT 及 MRI 扫描

电子计算机断层扫描（CT）：发病初期头颅 CT 扫描的重要性在于排除脑出血，但在脑梗死的早期可无异常发现，起病 24～28 小时后的梗死区呈明显低密度改变，无占位效应。而 MRI 在发病后 4 小时即可诊断。

核磁共振成像（MRI）：包括弥散加权成像（DWI）、灌注加权成像（PWI）、水抑制成像和梯度回波、磁敏感加权成像（SWI）等。DWI 在症状出现数分钟内就可发现缺血灶并可早期确定大小、部位与时间，对早期发现小梗死灶较常规 MRI 更敏感（图1）。梯度回波序列/SWI 可发现 CT 不能显示的无症状性微出血，PWI 可显示脑血流动力学状态。

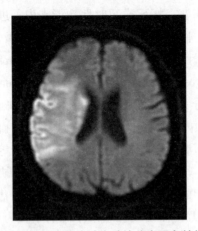

图1　MRI 示右侧大脑中动脉分布区急性梗死

（2）血管病变检查：常用检查包括颈动脉超声、经颅多普勒（TCD）、磁共振脑血管造影（MRA）、高分辨磁共振成像（HRMRI）、CT 血管造影（CTA）和数字减影血管造影（DSA）等。

颈动脉超声对发现颅外颈部血管病变，特别是狭窄和斑块很有帮助；TCD 可检查颅内血流、微栓子，监测治疗效果，但其局限性是受操作技术水平和骨窗影响较大。MRA 和 CTA 可提供有关血管闭塞或狭窄信息。以 DSA 为参考标准，MRA 发现椎动脉及颅外动脉狭窄的敏感度和特异度为 70%～100%（图2）。MRA 和 CTA 可显示颅内大血管近端闭塞或狭窄，但对远端或分支显示有一定局限。HRMRI 血管壁成像，在一定程度上可显示大脑中动脉、颈动脉等动脉管壁特征，为卒中病因分型和明确发病机制提供信息。其中 DSA 的准确性最高，仍是当前血管病变检查的金标准，但主要缺点是有创性，具有一定风险。

（3）实验室检查：对疑似卒中患者应进行常规实验室检查，以便排除类卒中或其他病因。

所有患者都应做的检查：①血糖、肝肾功能和电解质；②心电图和心肌缺血标志

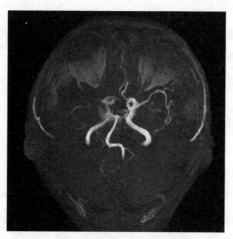

图2　MRA 提示右侧大脑中动脉未显示

物；③全血计数，包括血小板计数；④凝血酶原时间（PT）/国际标准化比率（INR）和活化部分凝血活酶时间（APTT）；⑤氧饱和度。

其他检查：①毒理学筛查；②血液酒精水平检测；③妊娠试验；④动脉血气分析（若怀疑缺氧）；⑤腰椎穿刺（怀疑蛛网膜下腔出血而 CT 未显示或怀疑卒中继发于感染性疾病）；⑥脑电图（怀疑癫痫性发作）；⑦胸部 X 线检查。

三、诊断

1. 疾病诊断

（1）急性起病。

（2）局灶神经功能缺损（一侧面部或肢体无力或麻木、语言障碍等），少数为全面神经功能缺损。

（3）影像学出现责任病灶或症状/体征持续 24 小时以上。

（4）排除非血管性病因。

（5）脑 CT / MRI 排除脑出血。

2. 诊断流程

急性缺血性脑卒中的诊断流程应包括如下 5 个步骤。

第一步，是否为脑卒中，排除非血管性疾病。

第二步，是否为缺血性脑卒中，进行脑 CT/MRI 检查，排除出血性脑卒中。

第三步，卒中严重程度，采用神经功能评价量表以评估神经功能缺损程度。

第四步，能否进行溶栓治疗，是否进行血管内机械取栓治疗？核对适应证和禁忌证。

第五步，结合病史、实验室、脑病变和血管病变等资料进行病因分型（多采用 TOAST 分型）。

3. 鉴别诊断方法

脑卒中的典型症状，仅为头痛、呕吐，很容易与其他疾病混淆。我们可以通过

"FAST"判断法鉴别。

F：face（脸）。要求患者笑一下，看看患者嘴歪不歪，脑卒中患者的脸部会出现不对称，患者也无法正常露出微笑。

A：arm（胳膊）。要求患者举起双手，看患者是否有肢体麻木及无力现象。

S：speech（言语）。请患者重复说一句话，看是否言语表达困难或者口齿不清。

T：Time（时间）。明确记下发病时间，立即送医。

4. 临床分型

（1）病因分型（TOAST 分型）

①大动脉粥样硬化性卒中（large-artery atherosclerosis，LAA）：这类患者应具备或脑成像提示脑的主干动脉或皮层分支动脉狭窄（>50%）或闭塞，其可能是由于动脉粥样硬化引起。

②心源性脑栓塞（cardioembolism，CE）：是指心源性疾病产生的栓子引起脑动脉闭塞所致的脑梗死。在 TOAST 分型法中，列出了造成心源性栓子的高度、中度的心源性疾病。

③小动脉闭塞性卒中（small-artery occlusion lacunar，SAA）：这种类型包括其他分类中经常被提到的腔隙性卒中的患者。

患者临床及影像学表现具有以下 3 项标准之一即可确诊：具有典型的腔隙性梗死的临床表现，影像学检查有与临床相对应的卒中病灶的最大直径<1.5cm；或临床有非典型腔隙性梗死的症状，影像学未发现病灶；或临床有非典型腔隙性梗死的症状，影像学检查有与临床相对应的<1.5cm 的卒中病灶。

④其他原因引发的缺血性卒中（acute stroke of other determined etiology，SOE）：这一类别包括由其他少见原因引发的脑梗死（感染性、免疫性、非免疫性血管病及血液病、遗传性血管病变、吸食毒品等）。这组患者应具备临床及 CT 或 MRI 检查提示急性缺血性卒中病灶的大小及位置；血液学检查或血管造影可展示这类卒中的少见原因；其他检查应排除心源性疾患及大动脉粥样硬化性病变的证据。

⑤原因不明的缺血性卒中（stroke of other undetermined etiology，SUE）：这种类型包括广泛评估后仍未发现病因的患者；评估资料不全的患者；有两个或更多的病因，但不能做最后诊断的病例。

（2）其他分型：根据脑动脉狭窄和闭塞后神经功能障碍的轻重和症状持续时间，可分为以下四种类型。

①短暂性脑缺血发作（TIA）：主要表现为短暂一过性、局限性、神经性功能障碍，持续时间不超过 24 小时，症状自行缓解，不遗留神经系统阳性体征。TIA 可反复发作，间歇时间无规律。如果颈动脉性 TIA 突发的对侧肢体麻木、力弱、感觉障碍、单眼黑蒙是在优势半球时，可有失语；如果椎动脉性 TIA 突发眩晕、复视、双眼黑蒙、共济障碍、构音及吞咽困难时，可有同向偏盲，每次发作轻瘫的部位不恒定，常伴有枕部

头痛。

②可逆性神经功能障碍（RIND）：发病似卒中，临床表现与 TIA 相似，但神经功能障碍时间超过 24 小时，一般在 1 周左右恢复正常。头颅 CT 或 MR 扫描，可发现脑内有小梗死灶。

③进展性卒中（SIE）：神经功能障碍逐渐发展，呈阶梯样加重，病情发展在 6 小时以上达到高峰。主要原因为颈内动脉和大脑中动脉栓塞。

④完全性卒中（CS）：突然出现中度以上的局限性神经功能障碍，病情发展在 6 小时内达到高峰，以后神经功能障碍长期存在，很少恢复。主要表现有偏瘫、偏盲、失语、感觉障碍，常有意识障碍。

5. 证候诊断

（1）中脏腑

1）闭证：主要表现为突然昏仆，不省人事，牙关紧闭，口噤不开，两手握固，二便闭，肢体强痉。

①痰蒙清窍证：意识障碍伴有痰鸣辘辘，面白唇暗，肢体瘫软，手足不温，静卧不烦，二便自遗。舌质紫暗，苔白腻，脉沉滑缓。

②痰热内闭证：意识障碍伴有身热，或口臭，或抽搐，或呕血。舌质红，苔黄腻，脉弦滑数。

2）脱证：主要表现为不省人事，目合口张，鼻鼾息微，手撒肢冷，多汗，二便自遗，肢体瘫软。舌痿，脉细弱或脉微欲绝等五脏衰败征象。

③元气败脱证：主要表现为昏愦不知，目合口开，四肢松懈瘫软，肢冷汗多，二便自遗。舌卷缩，舌质紫暗，苔白腻，脉微欲绝。

（2）中经络

①风火上扰证：半身不遂，口舌歪斜，语言謇涩，眩晕头痛，面红耳赤，口苦咽干，心烦易怒，尿赤便干。舌质红绛，苔黄腻而干，脉弦数。

②风痰阻络证：半身不遂，口舌歪斜，语言謇涩，头晕目眩，痰多而黏。舌质暗淡，苔薄白或白腻，脉弦滑。

③痰热腑实证：半身不遂，口舌歪斜，语言謇涩，腹胀，便干便秘，头痛目眩，咯痰或痰多。舌质暗红，苔黄腻，脉弦滑或偏瘫侧弦滑而大。

④阴虚风动证：半身不遂，口舌歪斜，语言謇涩，眩晕耳鸣，手足心热，咽干口燥。舌质红而体瘦，少苔或无苔，脉弦细数。

四、治疗方案

治疗原则及要点：按诊断流程对疑似脑卒中患者进行快速诊断，尽可能在到达急诊室后 60 分钟内完成脑 CT 等基本评估并开始治疗。有条件者，应尽量缩短进院至溶栓治疗时间（door - to - needle time，DNT）。

1. 西医治疗

（1）一般处理

①呼吸与吸氧：必要时吸氧，应维持氧饱和度＞94%。气道功能严重障碍者，应给予气道支持（气管插管或切开）及辅助呼吸。无低氧血症的患者，不需常规吸氧。

②心脏监测与心脏病变处理：脑梗死后24小时内应常规进行心电图检查，有条件时，进行持续心电监护24小时或以上，以便早期发现阵发性心房纤颤或严重心律失常等心脏病变；避免或慎用增加心脏负担的药物。

③体温控制：对体温升高的患者，应寻找和处理发热原因。如存在感染，应给予抗感染治疗。对体温＞38℃的患者，应给予退热措施。

④血压控制：缺血性脑卒中后24小时内血压升高的患者，应谨慎处理。应先处理紧张焦虑、疼痛、恶心呕吐及颅内压增高等情况。血压持续升高至收缩压≥200mmHg或舒张压≥110mmHg，或伴有严重心功能不全、主动脉夹层、高血压脑病的患者，可予降压治疗，并严密观察血压变化。可选用拉贝洛尔、尼卡地平等静脉药物，建议使用微量输液泵给予降血压药，避免使用引起血压急剧下降的药物。

准备溶栓及桥接血管内取栓者，血压应控制在收缩压＜180mmHg、舒张压＜100mmHg。对未接受静脉溶栓而计划进行动脉内治疗的患者，血压管理可参照该标准。根据血管开通情况，控制术后血压水平，避免过度灌注或低灌注，具体目标有待进一步研究。

卒中后病情稳定，若血压持续≥140/90mmHg而无禁忌证者，可于起病数天后恢复使用发病前服用的降压药物或开始启动降压治疗。

卒中后低血压的患者，应积极寻找和处理原因，必要时可采用扩容升压措施。可静脉输0.9%氯化钠溶液以纠正低血容量，处理可能引起心输出量减少的心脏问题。

⑤血糖控制：血糖超过10mmol/L时，可给予胰岛素治疗。应加强血糖监测，可将高血糖患者血糖控制在7.8～10mmol/L。血糖低于3.3mmol/L时，可给予10%～20%葡萄糖口服或注射治疗。其目标是达到正常血糖范围。

（2）特异性治疗

1）改善脑循环

①静脉溶栓治疗：静脉溶栓是目前最主要恢复血流的措施，药物包括重组组织型纤溶酶原激活剂（rt-PA）、尿激酶和替奈普酶。rt-PA和尿激酶是我国目前使用的主要溶栓药，现认为有效挽救半暗带组织时间窗为6小时内。

②血管内介入治疗：包括血管内机械取栓、动脉溶栓、血管成形术。

③抗血小板治疗：对于不符合静脉溶栓或血管内取栓适应证，且无禁忌证的缺血性脑卒中患者，应在发病后尽早给予口服阿司匹林150～300mg/d治疗。急性期后，可改为预防剂量（50～300mg/d）；溶栓治疗者，阿司匹林等抗血小板药物应在溶栓24小时后开始使用。如果患者存在其他特殊情况（如合并疾病），在评估获益大于风险后，

可以考虑在阿替普酶静脉溶栓 24 小时内使用抗血小板药物；对不能耐受阿司匹林者，可考虑选用氯吡格雷等抗血小板治疗；对于未接受静脉溶栓治疗的轻型卒中患者（NIHSS 评分≤3 分），在发病 24 小时内应尽早启动双重抗血小板治疗（阿司匹林和氯吡格雷）并维持 21 天，有益于降低发病 90 天内的卒中复发风险。

④抗凝治疗：如出血风险较小，致残性脑栓塞风险高，可在充分沟通后谨慎选择使用；特殊情况下，如溶栓后还需抗凝治疗，患者应在 24 小时后使用抗凝剂。

⑤降纤治疗：降纤制剂可显著降低血浆纤维蛋白原，并有轻度溶栓和抑制血栓形成作用，包括降纤酶、巴曲酶、蕲蛇酶等。

⑥扩容治疗：对于低血压或脑血流低灌注所致的急性脑梗死，如分水岭梗死可考虑扩容治疗，但应注意可能加重脑水肿、心功能衰竭等并发症；对有严重脑水肿及心功能衰竭的患者，不推荐使用扩容治疗。

⑦扩张血管治疗：主要补充液体，适用于低灌注患者。

⑧其他改善脑部血液循环药物：丁基苯酞、人尿激肽原酶。

2）他汀药物：如洛伐他汀、辛伐他汀、阿托伐他汀、瑞舒伐他汀等。

3）神经保护药物：依达拉奉、胞二磷胆碱、吡拉西坦。

（3）急性期并发症的预防处理

①脑水肿与颅内压增高：抬高头位、甘露醇、高张盐水等。

②梗死后出血性转化：适当停用抗栓药。

③癫痫：孤立发作一次或急性期痫性发作控制后，不建议长期使用抗癫痫药物；卒中后 2～3 个月再发的癫痫，建议按癫痫进行常规药物的长期治疗；卒中后癫痫持续状态，建议按癫痫持续状态的治疗原则处理。

④肺炎：早期评估和处理吞咽困难和呼吸问题，对意识障碍患者应特别注意预防肺炎。疑有肺炎的发热患者，应根据病因给予抗感染治疗。

⑤排尿障碍与尿路感染：有排尿障碍者，应早期评估和康复治疗；尿失禁者，应尽量避免留置尿管，可定时使用便盆或便壶；尿潴留者，应测定膀胱残余尿，配合物理按摩、针灸等方法以恢复排尿功能。必要时，可进行间歇性导尿或留置导尿。

⑥深静脉血栓形成和肺栓塞：鼓励患者尽早活动，抬高下肢；尽量避免下肢（尤其是瘫痪侧）静脉输液；抗凝治疗未显著改善神经功能及降低病死率，且增加出血风险，不推荐在卧床患者中常规使用预防性抗凝治疗（皮下注射低分子肝素或普通肝素）。对于已发生深静脉血栓（deep vein thrombosis，DVT）及肺栓塞高风险且无禁忌者，可给予低分子肝素或普通肝素；有抗凝禁忌者，给予阿司匹林治疗；可联合加压治疗（交替式压迫装置）和药物预防 DVT，不推荐常规单独使用加压治疗，但对有抗栓禁忌的缺血性卒中患者，推荐单独应用加压治疗，预防 DVT 和肺栓塞；对于无抗凝和溶栓禁忌的 DVT 或肺栓塞患者，首先建议肝素抗凝治疗；症状无缓解的近端 DVT 或肺栓塞患者，可给予溶栓治疗。

⑦压疮：定期翻身，以防止皮肤受压；保持良好的皮肤卫生，保持营养充足。对于易出现压疮患者，建议使用特定的床垫、轮椅坐垫和座椅，直到恢复行动能力。

⑧营养支持：注意营养支持，急性期伴吞咽困难者，应在发病7天内接受肠内营养支持。吞咽困难在短期内不能恢复者，可早期放置鼻胃管进食；若长期不能恢复者，可行胃造口进食。

⑨卒中后情感障碍：评估患者心理状态，注意卒中后焦虑与抑郁症状，必要时请心理专科医师协助诊治。

（4）预防治疗：对脑卒中的预防，遵循三级预防的策略。

一级预防：即针对具有脑卒中危险因素的人群给予积极治疗，同时定期监测其他危险因素的发生并采取针对性措施，减少疾病发生；已经证明，禁烟、限制膳食中的盐含量、多食新鲜水果蔬菜、有规律地进行身体锻炼、避免过量饮酒，可降低罹患心血管疾病的危险。此外，还需要对糖尿病、高血压和高血脂采取药物治疗，以减少心血管病的危险并预防脑卒中。

二级预防：即针对已发生过一次或多次脑卒中的患者给予早期诊断、早期治疗，防止严重脑血管病发生，常用的5类降压药均可用于脑卒中二级预防；对已经患有糖尿病等其他疾病的患者开展心血管疾病二级预防，这些干预措施与戒烟相结合，往往可以预防近75%的血管性反复发作事件。

三级预防：即对已患脑卒中的患者加强康复护理，防止病情加重。

2. 中医治疗

（1）辨证治疗

①痰蒙清窍证

治法：燥湿化痰，醒神开窍。

方药：涤痰汤（《奇效良方》）加减。制半夏、制南星、陈皮、枳实、茯苓、人参、石菖蒲、竹茹、甘草、生姜。

加减：痰盛窍闭、气滞神昏者，加服苏合香丸。

中成药：灌服或鼻饲苏合香丸，口服复方鲜竹沥液（二陈丸）等，静脉滴注血栓通注射液等。

②痰热内闭证

治法：清热化痰，醒神开窍。

方药：羚羊角汤（《普济本事方》）加减或羚角钩藤汤（《通俗伤寒论》）合温胆汤（《三因极一病证方论》）加减。羚羊角、钩藤、桑叶、贝母、竹茹、菊花、茯神、白芍、生地黄、甘草、制半夏、陈皮、枳实、茯苓。

加减：重在清热化痰，发热抽搐明显者，加人工牛黄、生石决明；无发热动风者，可以不用羚羊角；神昏窍闭者，加服清热化痰开窍的中成药。

中成药：灌服或鼻饲安宫牛黄丸，口服局方至宝丹、牛黄清心丸、紫雪散、珠珀猴枣散，静脉滴注醒脑静注射液或清开灵注射液等。

③元气败脱证

治法：益气回阳固脱。

方药：参附汤（《普济方》）加味。人参、附子加五味子、甘草、山茱萸、煅龙骨、煅牡蛎等，少量频频服用。

加减：汗出不止，加大剂浮小麦、炒山药、生黄芪、制龟甲水煎频服，收敛止汗。

中成药：参附注射液、参麦注射液等。

④风火上扰证

治法：清热平肝，潜阳息风。

方药：天麻钩藤饮（《中医内科杂病证治新义》）加减。天麻、钩藤、生石决明、山栀、黄芩、川牛膝、杜仲、益母草、桑寄生、夜交藤、茯神。

加减：头痛、眩晕明显者，加生龙牡、珍珠母、菊花平肝降逆。

中成药：天麻钩藤颗粒。

⑤风痰阻络证

治法：息风化痰通络。

方药：①化痰通络方（经验方）加减。半夏、橘红、枳壳、川芎、红花、远志、石菖蒲、茯神、党参、丹参、炙甘草。②半夏白术天麻汤（《医学心悟》）合桃红四物汤（《医垒元戎》）加减。半夏、白术、天麻、茯苓、橘红、甘草、生姜、大枣、桃仁、红花、熟地黄、当归、白芍、川芎。

加减：如半身不遂，肢软无力，加生黄芪大补元气。

中成药：中风回春丸、华佗再造丸、豨莶通栓胶囊等。

⑥痰热腑实证

治法：化痰通腑。

方药：星蒌承气汤（王永炎方）加减。生大黄、芒硝、胆南星、瓜蒌。

加减：大便闭结明显者，加炒枳实、人工牛黄，清热通腑；午后热甚者，加黄芩、石膏、栀子；痰热盛者，可加竹沥、浙贝母。

中成药：安脑丸、牛黄清心丸。

⑦阴虚风动证

治法：滋阴息风。

方药：育阴通络汤（张志雄方）加减。太子参、赤芍、白芍、元参、牛膝、地龙、忍冬藤、麦冬。

加减：阴虚阳亢明显者，用镇肝息风汤加减，药用生龙骨、生牡蛎、代赭石、龟甲、白芍、玄参、天冬、川牛膝、川楝子、茵陈、麦芽、甘草。五心烦热、潮热盗汗者，加黄柏、知母；腰膝酸软者，加女贞子、旱莲草、桑寄生等以补益肝肾。

中成药：大补阴丸、知柏地黄丸。

（2）针灸治疗：针灸治疗的时机，是在病情平稳后即可进行。

其治疗原则：按照经络理论，根据不同分期、不同证候选择合理的穴位配伍和适宜的手法治疗。

①中脏腑的闭证：可取百会、四神聪、水沟、合谷、太冲，以三棱针点刺，待血出尽为止；继以针刺水沟、合谷、太冲，快速捻转提插，施以泻法。

②中脏腑的脱证：则以回阳固脱为主，可灸神阙、关元，可隔盐灸，不拘艾炷壮数，以汗收、肢暖、脉起为度；并加灸气海、阴郄。

头针治疗，从百会至曲鬓，分段沿皮针4针，针尖方向由百会向曲鬓处。针后快速捻转5分钟，间隔5分钟后再捻转，重复3次，共计30分钟。

五、疗效评定标准

临床常用卒中量表评估病情严重程度。常用量表有：①美国国立卫生研究院卒中量表（the National Institutes of Health Stroke Scale，NIHSS）是目前国际上常用量表。②中国脑卒中患者临床神经功能缺损程度评分量表（1995）。③斯堪的纳维亚卒中量表（Scandinavian Stroke Scale，SSS）。

六、中西医结合时点

1. 早期甚至超早期

西医常规抗血小板、扩容治疗时，中药注射液如川芎嗪、血塞通等可以选用。对昏迷患者，选用清开灵、醒脑静、安宫牛黄丸、苏合香丸醒脑开窍。无论溶栓、取栓还是常规治疗，有条件者可以结合中医辨证治疗。

2. 恢复期

结合使用中医针灸辨证治疗，有利于患者肢体力量、语言能力等恢复，有利于患者整体功能改善，如纳眠、二便、生活质量等。

3. 后遗症期

中医治疗，一方面有助于进一步改善患者生活质量，缓解自我症状，如怕冷、乏力、麻木；另一方面，也可以预防和减少缺血性脑卒中的复发。

参 考 文 献

[1] 樊永平，周纤，熊飚，等. 258例急性中风中医证型变化的观察及小复方辨证治疗在卒中单元中的疗效评价 [J]. 中华中医药杂志，2006，21（1）：23 – 26.

[2] 熊飚，樊永平，周纤，等. 卒中单元中息风化痰活血法治疗急性脑梗死的作用机理研究 [J]. 中国卒中杂志，2006，1（7）：474 – 477.

[3] 樊永平，熊飚，周纤，等. 卒中单元中息风化痰活血法治疗急性脑梗死的临床观察 [J]. 中国中西医结合杂志，2007，27（3）：247 – 249.

［4］刘鸣，贺茂林．中国急性缺血性脑卒中诊治指南（2014）［J］．中华神经科杂志，2015，48（4）：246－257．

［5］王少卿，樊永平．浅谈息风法在缺血性中风急性期治疗中的运用［J］．中西医结合心脑血管病杂志，2017，15（15）：1845－1847．

［6］彭斌，吴波．中国急性缺血性脑卒中诊治指南（2018）［J］．中华神经科杂志，2018，51（9）：666－682．

［7］卜建宏，王长德，王岗，等．中国急性缺血性脑卒中急诊诊治专家共识中医救治解读［J］．中国急救医学，2018，38（11）：941－945．

［8］方邦江，李志军，李银平，等．中国急性缺血性脑卒中中西医急诊诊治专家共识［J］．中华危重病急救医学，2018，30（3）：193－197．

［9］王亚楠，吴思缈，刘鸣．中国脑卒中15年变化趋势和特点［J］．华西医学，2021，36（6）：803－807．

［10］Moran A，Gu D，Zhao D，et al. Future cardiovascular disease in china：markov model and risk factor scenario projections from the coronary heart disease policy model－china［J］. Circ Cardiovasc Qual Outcomes，2010，3（3）：243－252．

附 录

表1　美国国立卫生研究院卒中量表（NIHSS）

项　目	评分标准	得分
1a. 意识水平 即使不能全面评价（如气管插管、语言障碍、气管创伤及绷带包扎等），检查者也必须选择1个反应。只在患者对有害刺激无反应时（不是反射）才能记录3分	清醒，反应灵敏（0分） 嗜睡，轻微刺激能唤醒，可回答问题，执行指令（1分） 睡或反应迟钝，需反复刺激、强烈或疼痛刺激才有非刻板的反应（2分） 昏迷，仅有反射性活动或自发性反应或完全无反应、软瘫、无反射（3分）	
1b. 意识水平提问 询问患者当前月份、年龄。仅对初次回答评分。失语和昏迷，不能理解问题者，记2分；因气管插管、气管创伤、严重构音障碍、语言障碍或其他任何原因不能完成者（非失语所致），记1分，可书面回答	两项均正确（0分） 一项正确（1分） 两项均不正确（2分）	

续表

项　目	评分标准	得分
1c. 意识水平指令 睁闭眼；非瘫痪侧握拳松开。仅对最初反应评分，有明确努力但未完成的也给分。若对指令无反应，用动作示意，然后记录评分。对创伤、截肢或其他生理缺陷者，应予适当的指令	两项均正确（0分） 一项正确（1分） 两项均不正确（2分）	
2. 凝视 只测试水平眼球运动。对随意或反射性眼球运动记分。若眼球偏斜能被随意或反射性活动纠正，记1分。若为孤立的周围性眼肌麻痹，记1分。对失语者，凝视是可以测试的。对眼球创伤、绷带包扎、盲人或有其他视力、视野障碍者，由检查者选择一种反射性运动来测试，确定与眼球的联系，然后从一侧向另一侧运动，偶尔能发现部分性凝视麻痹	正常（0分） 部分凝视麻痹（单眼或双眼凝视异常，但无强迫凝视或完全凝视麻痹）（1分） 强迫凝视或完全凝视麻痹（不能被头眼反射克服）（2分）	
3. 视野 若能看到侧面的手指，记录正常。若单眼盲或眼球摘除，检查另一只眼。明确的非对称盲（包括象限盲）者，记1分。若全盲（任何原因）者，记3分。若濒临死亡者，记1分，结果用于回答问题11	无视野缺损（0分） 部分偏盲（1分） 完全偏盲（2分） 双侧偏盲（包括皮质盲）（3分）	
4. 面瘫 言语指令或动作示意，要求患者示齿和闭眼，对反应差或不能理解的患者，根据伤害性刺激时表情的对称性进行评分。有面部创伤/绷带、气管插管、胶带或其他物理障碍影响面部检查时，应尽可能移开	正常（0分） 轻微（微笑时鼻唇沟变平、不对称）（1分） 部分（下面部完全或几乎完全瘫痪）（2分） 完全（单侧或双侧瘫痪，上下面部缺乏运动）（3分）	

续表

项　目	评分标准	得分
5、6. 上下肢运动 肢体置于合适的位置：坐位时，上肢平举 90°。仰卧时，上肢上抬 45°，掌心向下；下肢抬高 30°。若上肢在 10 秒内，下肢在 5 秒内下落者，记 1～4 分。对失语者，用语言或动作鼓励，不用有害刺激。依次检查每个肢体，从非瘫痪侧上肢开始	上肢： 无下落，肢体置于 90°（或 45°），坚持 10 秒（0 分） 能抬起，但不能坚持 10 秒，下落时不撞击床或其他支持物（1 分） 试图抵抗重力，但不能维持坐位 90°或仰卧位 45°（2 分） 不能抵抗重力，肢体快速下落（3 分） 无运动（4 分） 截肢或关节融合，解释：5a 左上肢；5b 右上肢（9 分） 下肢： 无下落，于要求位置坚持 5 秒（0 分） 5 秒末下落，不撞击床（1 分） 5 秒内下落到床上，可部分抵抗重力（2 分） 立即下落到床上，不能抵抗重力（3 分） 无运动（4 分） 截肢或关节融合，解释：6a 左下肢；6b 右下肢（9 分）	
7. 肢体共济失调 目的是发现一侧小脑病变。检查时睁眼，若有视力障碍，应确保检查在无视野缺损中进行。进行双侧指鼻试验、跟－膝－胫试验，共济失调与无力明显不成比例时记分。若患者不能理解或肢体瘫痪，不计分。盲人用伸展的上肢摸鼻。若为截肢或关节融合者，记 9 分，并解释	无共济失调（0 分） 一个肢体有（1 分） 两个肢体有，共济失调在：右上肢 1 = 有，2 = 无（2 分） 截肢或关节融合，解释：左上肢 1 = 有，2 = 无（9 分） 截肢或关节融合，解释：右上肢 1 = 有，2 = 无（9 分） 截肢或关节融合，解释：左下肢 1 = 有，2 = 无（9 分） 截肢或关节融合，解释：右下肢 1 = 有，2 = 无（9 分）	
8. 感觉 检查对针刺的感觉和表情，或意识障碍及失语者对有害刺激的躲避。只对与脑卒中有关的感觉缺失评分。偏身感觉丧失者，需要精确检查，应测试身体多处，如上肢（不包括手）、下肢、躯干、面部等，确定有无偏身感觉缺失。严重或完全的感觉缺失者，记 2 分。昏睡或失语者，记 1 或 0 分。脑干卒中双侧感觉缺失者，记 2 分。无反应或四肢瘫痪者，记 2 分。昏迷患者（1a = 3），记 2 分	正常（0 分） 轻－中度感觉障碍，如患者感觉针刺不尖锐或迟钝，或针刺感缺失但有触觉（1 分） 重度－完全感觉缺失，如面、上肢、下肢无触觉（2 分）	

项　目	评分标准	得分
9. 语言 命名、阅读测试。做视觉缺损干扰测试，可让患者识别放在手上的物品，重复和发音。气管插管者手写回答。昏迷者记3分。给恍惚或不合作者选择一个记分，但3分仅给不能说话且不能执行任何指令者	正常（0分） 轻–中度失语：流利程度和理解能力部分下降，但表达无明显受限（1分） 严重失语：交流是通过患者破碎的语言（2分） 表达：听者须推理、询问、猜测，交流困难不能说话或者完全失语，无言语或听力理解能力（3分）	
10. 构音障碍 读或重复表上的单词。若有严重的失语，评估自发语言时发音的清晰度。若因气管插管或其他物理障碍不能讲话者，记9分，同时注明原因。不要告诉患者为什么做测试	正常（记0分） 轻–中度，至少有些发音不清，虽有困难但能被理解（1分） 言语不清，不能被理解，但无失语或与失语不成比例，或失音（2分） 气管插管或其他物理障碍解释（9分）	
11. 忽视 若患者严重视觉缺失影响双侧视觉的同时检查，皮肤刺激正常，记为正常。若失语，但确实表现为对双侧的注意，记分正常。视空间忽视或疾病失认也可认为是异常的证据	正常（0分） 视、触、听、空间觉或个人的忽视；或对一种感觉双侧同时刺激忽视（1分） 严重的偏侧忽视或一种以上的偏侧忽视；不认识自己的手；只能对一侧空间定位（2分）	
总得分		

出血性脑中风的中西医诊疗方案

一、概述

脑出血（intracerebral hemorrhage，ICH）又称脑溢血，是指脑血管破裂导致血液在脑实质内的聚集。其在脑卒中的发病率仅次于缺血性脑卒中，位居第二，我国脑出血发病率为每年（12～15）/10万。在西方国家，脑出血约占所有脑卒中的15%，占所有住院卒中患者的10%～30%；我国脑出血比例更高，占脑卒中的18.8%～47.6%。脑出血病情凶险，发病30天的病死率高达35%～52%，仅有约20%的患者在发病6个月后能够恢复生活自理能力，给社会和家庭带来了沉重的负担。

脑出血在中医学中属于"中风"范畴。中风有广义和狭义之分。狭义的中风是以猝然昏仆、不省人事、半身不遂、口眼歪斜、语言不利为主症，包括了外风中人所致的真中风和内因所致的类中风。本病属于狭义中风范畴。广义的中风有四，即偏枯、风痱、风懿、风痹，涵盖了很多现代医学的中枢神经系统疾病。

二、临床特点

1. 主要症状

ICH多见于50岁以上患者，男性多于女性，寒冷季节较易发病，常有高血压病史。多数在情绪激动或活动中突然发病，病情多于发病后的数分钟至数小时内达到高峰。少数也可在安静状态下发病，前驱症状一般不明显。ICH患者发病后，常有血压升高、颅内压升高、头痛、呕吐、嗜睡或昏迷等表现。

（1）基底核区出血

①壳核出血：最常见，占ICH的50%～60%，是由豆纹动脉尤其是其外侧支破裂所致，可分为扩延型和局限型（血肿仅局限于壳核内）两种。常见病灶为对侧偏瘫、偏身感觉障碍和同向性偏盲，也可出现双眼球向病灶对侧同向凝视不能，优势半球受累可有失语。

②丘脑出血：占ICH的10%～15%，是由丘脑膝状体动脉和丘脑穿通动脉破裂所致，可分为扩延型和局限型（血肿仅局限于丘脑）两种。常见对侧偏瘫、偏身感觉障碍，一般感觉障碍重于运动障碍。深浅感觉均受累，而深感觉障碍更明显。可有特征性眼征，如凝视鼻尖或上视不能、分离性斜视或眼球偏斜、眼球会聚障碍和无反应性小瞳孔等。少量丘脑出血可致丘脑中间腹侧核受累，出现运动性震颤和帕金森综合征样表现；累及纹状体或丘脑底核，可见偏身舞蹈投掷样运动；优势丘脑出血，可出现

丘脑性失语、认知障碍、精神障碍和人格改变等。

③尾状核头出血：较少见，多由血管畸形破裂和高血压动脉硬化所致。其出血量一般不大，多由侧脑室前角破入脑室。常有呕吐、头痛、颈强直、精神症状，而神经系统功能缺损症状不多见，故临床和蛛网膜下腔出血相似。

（2）脑叶出血：占脑出血的5%～10%，常由血管淀粉样病变、脑动静脉畸形、血液病等所致。出血以顶叶多见，其次为颞叶、枕叶和额叶，也有多发脑叶出血的情况。如额叶出血，可有偏瘫、Broca失语、摸索、尿便障碍和强握反射等；颞叶出血，可有精神症状、Wernicke失语、对侧上象限盲；枕叶出血，可见视野缺损；顶叶出血，可见轻偏瘫、偏身感觉障碍、对侧下象限盲；非优势半球受累，可见构象障碍。

（3）脑干出血

①脑桥出血：约占ICH的10%，多因基底动脉脑桥支破裂所致，出血灶常位于被盖部和脑桥基底部之间。大量出血（血肿5mL），可累及双侧被盖部和基底部，多破入第四脑室，患者可迅速出现昏迷、中枢性高热、双侧针尖样瞳孔、中枢性呼吸障碍、呕吐咖啡样胃内容物、眼球浮动、四肢瘫痪和去大脑强直发作等。少量出血，可无意识障碍，但可见共济失调性偏瘫和交叉性瘫痪、核间性眼肌麻痹或两眼向病灶侧凝视麻痹。

②中脑出血：少见，常有呕吐、头痛和意识障碍。轻症，常见一侧或双侧动眼神经不全麻痹、同侧肢体共济失调、眼球不同轴，也可表现为Benedikt或Weber综合征；重症，可见深昏迷、四肢弛缓性瘫痪，可迅速死亡。

③延髓出血：更为少见，临床可见突然意识障碍，影响生命体征，如心率、呼吸、血压改变，甚至死亡。轻症患者，可见不典型的Wallenberg综合征。

（4）小脑出血：约占ICH的10%，多因小脑上动脉分支破裂所致。常有眩晕、头痛、呕吐和共济失调，突然起病可见枕部疼痛。出血量较少者，常见小脑受损症状，如患侧共济失调、小脑性语言和眼震等，多无瘫痪；出血量较多者，尤其是小脑蚓部出血，病情进展迅速，发病时或病后12～24小时出现脑干受压征象及昏迷、双侧瞳孔针尖样缩小、呼吸不规则等。暴发型，常见突然昏迷，在数小时内迅速死亡。

（5）脑室出血：占ICH的3%～5%，分为原发性脑室出血和继发性脑室出血。原发性脑室出血多因室管膜下动脉或脉络丛血管破裂出血所致，继发性脑室出血是指脑实质出血突破脑室。临床上常有呕吐、头痛；严重者，出现意识障碍如深昏迷、针尖样瞳孔、脑膜刺激征、眼球分离斜视或浮动、四肢弛缓性瘫痪及去脑强直发作、呼吸不规则、高热、脉搏和血压不稳定等症状，易被误诊为蛛网膜下腔出血。

2. 辅助检查

（1）CT和CTA检查

颅脑CT扫描：是诊断脑出血的首选方法，可清楚显示出血的部位、出血量的大小、血肿的形态、是否破入脑室，以及血肿周围是否有低密度水肿带和占位效应等。

病灶多呈圆形或卵圆形的均匀高密度区，边界清楚，显示不同部位高密度出血灶（图3）；脑室大量积血，多呈高密度铸型，脑室扩大。1周后，血肿周围可有环形增强；血肿吸收后，可见低密度或囊性变。脑室积血常在2~3周完全吸收，而较大的脑实质血肿一般需6~7周才能彻底消散。脑出血后，动态CT能够评价出血的进展情况，并及时处理，减少因血肿扩大、救治不及时而给患者带来的影响。

血管CT成像技术（CTA）：有效运用血管CT成像技术可显著提高脑出血的诊断效果，表现出诸多优势：①呈现出简单操作特点，并且获得结果诊断的准确率较高，不会对患者造成创伤，安全性显著。通过对患者颅脑实施扫查，可获得准确结果，能够有效节约诊断时间，争取最佳治疗时机。②充分显示患者颅内血肿情况，直观观察血肿位置及数量，对血肿大小进行观察分析，从而就出血量及血肿体积进行有效计算，为临床针对性治疗提供有力依据。

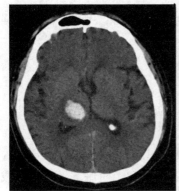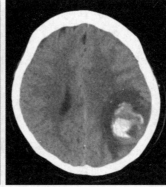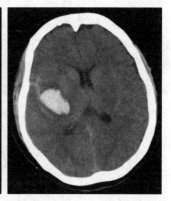

A. 右侧丘脑出血　　　　B. 左顶叶、左颞枕交界出血　　　　C. 右放射冠、基底节外囊区出血

图3　CT下脑不同部位高密度出血灶

（2）核磁共振检查（MRI）、核磁共振血管造影检查（MRA）和数字减影血管造影检查（DSA）：对于结构异常，明确脑出血的病因很重要。MRI扫描对诊断脑干和小脑的出血灶，监测脑出血的病变过程优于CT扫描，但对急性脑出血的诊断不及CT。MRA扫描能够发现血管瘤、脑血管畸形等病变。DSA能够清晰显示脑血管各级分支和动脉瘤的位置、大小、形态及分布，以及畸形血管的供血动脉及引流静脉；了解血流动力学的改变，为血管内栓塞的治疗或外科手术的治疗提供可靠的病因病理解剖，是当前血管病变检查的"金标准"。

（3）实验室检查：对脑出血患者应进行常规实验室检查，了解基本状况和排除相关系统疾病。此外，应根据患者病情和医院条件，进行必要的专科检查以明确病因。

常规检查一般包括：①血常规、肝肾功能、血糖和电解质；②心电图和心肌缺血标志物；③凝血酶原时间、活化部分凝血活酶时间和国际标准化比率（INR）；④氧饱和度。必要时，应行特殊检查。如疑似脑血管淀粉样变（cerebral amyloid angiopathy，CAA），可进行APOE基因检测；疑似毒药滥用时，可行有毒药物检查。

三、诊断

1. 疾病诊断标准

（1）急性起病。

（2）局灶神经功能缺损症状（少数为全面神经功能缺损），常伴有呕吐、头痛、高血压及不同程度意识障碍。

（3）头颅 CT 或 MRI 扫描显示出血灶。

（4）排除非血管性脑部病因。

2. 证候诊断

（1）中经络

①风痰入络证：手足麻木，肌肤不仁；突然发生口眼歪斜，语言不利，舌强语謇，口角流涎，甚则半身不遂。或兼见关节酸痛，手足拘挛等症。舌苔薄白，脉浮数。

②风阳上扰证：平素头痛头晕，目眩耳鸣；突然发生口眼歪斜，手足重滞或舌强语謇，甚则半身不遂等症。舌质红，苔黄，脉弦。

③阴虚风动证：平素耳鸣头晕，腰酸；突然发生口眼歪斜，手指瞤动，言语不利，甚至半身不遂。舌质红，苔腻，脉细弦数。

（2）中腑脏

1）闭证

①痰热腑实证：素有眩晕头痛，易怒心烦；突然发病，口舌歪斜，半身不遂，神识欠清或昏糊，舌强语謇或不语，痰多而黏，肢体强急；伴便秘，腹胀。舌质暗红或有瘀斑瘀点，苔黄腻，脉弦涩或弦滑。

②痰火瘀闭证：突然昏仆，不省人事，口噤不开，牙关紧闭，肢体强痉，两手握固；大小便闭，面赤身热，躁扰不宁，气粗口臭。苔黄腻，脉滑弦而数。

③痰浊瘀闭证：突然昏仆，不省人事，牙关紧闭，口噤不开，肢体强痉，两手握固；面白唇暗，静卧不烦，大小便闭，四肢不温，痰涎壅盛。苔白腻，脉沉缓滑。

2）脱证（阴竭阳亡）：突然昏仆，目合口张，不省人事，手撒肢冷，鼻鼾息微；汗多，大小便自遗，肢体软瘫。舌痿，脉细弱或脉微欲绝。

3）恢复期：中风病急性期经抢救治疗后，若神志渐清、饮食稍进、痰火渐平，渐入恢复期，但后遗症留有半身不遂、语言謇涩、口眼歪斜或失音等，此时仍须积极治疗并悉心护理。针灸与药物配合治疗，可以提高疗效。根据病情，可采用先标后本或标本兼顾等药物治疗。治标宜祛风化痰，通络行瘀；肝阳偏亢者，潜阳平肝。治本宜补气养血，滋补肝肾或阴阳并调。

①风痰瘀阻证：口眼歪斜，失语或舌强语謇，肢体麻木，半身不遂。苔滑腻，舌暗紫，脉弦滑。

②气虚络瘀证：肢软无力，肢体偏枯不用，面色萎黄。舌质淡紫或有瘀斑，苔薄白，脉细弱或细涩。

③肝肾亏虚证：患肢僵硬，半身不遂，舌强不语，拘挛变形，或偏瘫，肢体肌肉萎缩。舌淡红，脉沉细；或舌红，脉细。

四、治疗方案

治疗原则为安静卧床、调整血压、脱水降颅压、防治继续出血、加强护理、防治并发症，以降低死亡率、残疾率，挽救生命和减少复发。

1. 西医治疗

（1）内科治疗

1）一般治疗：ICH 患者在发病后的最初几天，病情往往不稳定，应予以持续生命体征监测、持续心肺监护，包括袖带血压监测、心电图监测、氧饱和度监测及神经系统评估。脑出血患者的吸氧、呼吸支持及心脏病的处理原则同《中国急性缺血性脑卒中诊治指南（2018）》。

2）血压管理：ICH 患者常出现血压升高，多种因素（疼痛、应激、高颅压等）均能够使血压升高，且> 180mmHg，与血肿扩大和预后不良有关。早期降压治疗的安全性很高，在血肿周围，并未发现缺血性半暗带。脑出血后数小时内，将收缩压降至< 140mmHg，不会降低血肿周围的脑血流量和脑灌注压，也不会增加脑缺血事件，是安全的。收缩压变异性越大，预后可能越差，早期通过持续与平稳地控制好血压可增强临床获益，且 130 ~ 139mmHg 的收缩压是理想的控制目标值。

3）血糖管理：患者无论既往有无糖尿病史，入院时的血糖升高均预示着脑出血患者不良转归风险增高甚至死亡。目前认为，对脑出血后高血糖应进行控制，但还需明确降糖药物的种类及目标血糖值。低血糖可导致脑水肿及脑缺血，甚至导致不可逆损害。然而，脑出血患者的最佳血糖管理方案和目标值尚未确定。

4）体温管理：早期，ICH 患者可出现中枢性发热，如在大量脑出血、丘脑出血或脑干出血者中常常出现。患者的临床转归与入院 72 小时内发热持续时间相关，目前尚无资料支持治疗发热能改善临床转归。发病 3 天后，如感染等原因引起发热时，应针对病因积极治疗。

5）药物治疗：止血药物如重组Ⅶa 因子（recombinant factor Ⅶa, rFⅦa）的 Ⅱ期临床试验结果表明，ICH 发病后 4 小时内，rFⅦa 治疗可改善临床转归和限制血肿扩大。rFⅦa 的Ⅲ期临床试验（FAST）表明，大剂量 rFⅦa（80μg/kg）不能改善临床预后，可能增加严重血栓栓塞性不良事件的发生。目前，rFⅦa 对脑出血患者的益处（无论是否接受口服抗凝剂治疗）尚无定论。氨甲环酸治疗脑出血与安慰剂相比，接受氨甲环酸治疗的 ICH 患者较少出现血肿扩大，而且 7 天时的病死率更低，但是 90 天时的主要结局［改良 Rankin 量表（mRS）评分］无获益。其他药物如神经保护剂（自由基清除剂 NXY－059）治疗脑出血是安全、可耐受的，但未改善临床预后。此外，还有一些神经保护剂，如依达拉奉在脑出血的临床研究中发现对改善患者神经功能起到了积极作用。

6）并发症治疗：①颅内压增高的治疗。ICH 患者不良预后与颅内压高的变异性相关。脑出血患者早期，把颅内压控制在合适的水平，能够改善患者的功能和预后。对于重症患者，可以对颅内压和脑灌注压进行监测。控制颅内压增高的方法包括镇痛和镇静、抬高床头及脱水降颅内压，尽管缺乏高质量的研究证据，但甘露醇仍然是我国目前脱水降颅压的首选药物。②痫性发作的治疗。ICH 尤其是脑叶出血更易引起痫性发作，出血后 2 周内的发生率为 2.7%～17%。尽管目前没有高质量证据，但也建议个性化治疗。③肺栓塞和深静脉血栓的防治。ICH 患者发生肺栓塞（pulmonary embolism）和深静脉血栓形成（deep vein thrombosis，DVT）的风险很高，脑出血后 DVT 和肺栓塞的 3 个月发生率分别为 1.1%～3.7% 和 1.1%～1.8%，一般于前两周内发生，并明显增加病死率。尽管目前没有高质量证据，但也建议个性化治疗。④在最初几周，下腔静脉滤网置入可降低近端 DVT 患者出现肺栓塞的风险，长期使用可能会增加静脉栓塞的风险。尽管目前尚没有脑出血后 DVT 与肺栓塞治疗的高质量证据，但也应该积极进行个体化治疗。

（2）外科治疗：当脑出血严重危及患者生命时，内科治疗通常无效，外科治疗则有可能挽救生命。主要手术方法，包括开颅血肿清除术、微创手术、去骨瓣减压术、钻孔血肿抽吸术和脑室穿刺引流术等。

目前，对于外科手术适应证、方法和时机的选择尚无定论，主要根据病因、出血部位、出血量及患者年龄、意识状态、全身状况决定。一般认为，手术宜在早期（发病后 6～24 小时内）进行。

通常下列情况需考虑手术治疗：小脑出血直径≥3cm，或出血量≥10mL，或合并明显脑积水；基底核区中等量以上出血（丘脑出血≥15mL，壳核出血≥30mL）；重症脑室出血（脑室铸型）；合并动脉瘤、脑血管畸形等血管病变。

（3）康复治疗：可参见《中国脑卒中早期康复治疗指南》。根据脑出血患者的实际情况，依据康复治疗总原则，尽早开始安全性好的和适合的康复治疗，适度强化康复治疗措施并逐步合理地增加幅度。建议对 ICH 患者进行多学科综合性康复治疗。实施家庭、社区及医院三级康复治疗措施，并力求妥善衔接，使患者获得最大益处。

2. 中医治疗

（1）辨证治疗

1）中经络

①风痰入络证

治法：祛风化痰通络。

方药：真方白丸子（《瑞竹堂方》）加减。半夏、白附子、天南星、天麻、川乌、全蝎、木香、枳壳。

加减：语言不清者，加远志、郁金、石菖蒲祛痰宣窍；舌紫瘀斑，痰瘀交阻，脉细涩者，可酌加川芎、桃仁、丹参、赤芍、红花等活血化瘀。

中成药：化风丹。

②风阳上扰证

治法：平肝潜阳，活血通络。

方药：天麻钩藤饮（《中医内科杂病证治新义》）加减。天麻、钩藤、生石决明、山栀、黄芩、川牛膝、杜仲、益母草、桑寄生、夜交藤、茯神。

加减：兼有胸闷恶心，痰多，苔腻，加石菖蒲、郁金、胆南星、清半夏宽胸豁痰，降逆和胃；头痛，加龙胆草、夏枯草、羚羊角以清肝息风。

中成药：天麻钩藤颗粒。

③阴虚风动证

治法：滋阴潜阳，息风通络。

方药：镇肝息风汤（《医学衷中参西录》）加减。生龙骨、生牡蛎、代赭石、龟甲、白芍、玄参、天冬、川牛膝、川楝子、茵陈、麦芽、甘草。

加减：痰热重，加浙贝母、胆星、竹沥清热化痰；烦热明显，加栀子、黄芩清热除烦；肝阳上亢，加生石决明、制龟甲平肝潜阳。

中成药：镇肝息风颗粒。

2）中腑脏

①闭证

a. 痰热腑实证

治法：通腑泄热，息风化痰。

方药：星蒌承气汤（王永炎方）、桃仁承气汤（《奇效良方》）加减。桃仁、大黄、芒硝、胆南星、瓜蒌、桂枝、炙甘草、芒硝。

加减：头痛、眩晕者，加生石决明、珍珠母、钩藤、菊花平肝降逆；失眠、烦躁者，加生地黄、焦山栀、夜交藤养阴清热安神。

中成药：大黄䗪虫丸、脑血康胶囊。

b. 痰火瘀闭证

治法：息风清火，豁痰开窍。

方药：羚角钩藤汤（《通俗伤寒论》）加减。羚羊角、钩藤、桑叶、贝母、竹茹、菊花、茯神、白芍、生地黄、甘草。

加减：肝火旺盛者，加龙胆草、夏枯草、焦山栀等清肝泻火；腑实便秘者，加生大黄、元明粉、枳实；痰热伤津者，在清热化痰基础上加北沙参、麦冬、生地黄养阴生津。

中成药：羚羊角口服液、安宫牛黄丸。

c. 痰浊瘀闭证

治法：化痰息风，宣郁开窍。

方药：涤痰汤（《奇效良方》）加减。南星、半夏、枳实、茯苓、橘红、石菖蒲、人参、竹茹、甘草、生姜。

加减：有化热之象者，加黄连、黄芩清热。瘀血明显者，加杏仁、桃仁、赤芍活血化瘀。神昏窍闭者，加石菖蒲、郁金化痰开窍醒神，或用苏合香丸化痰开窍。

中成药：礞石滚痰丸、华佗再造丸。

②脱证（阴竭阳亡）

治法：回阳救阴，益气固脱。

方药：参附汤（《普济方》）合生脉散（《医学启源》）加味。人参、附子、麦冬、五味子。

加减：汗出淋漓者，加生黄芪、煅龙牡、山萸肉、炒白芍、制龟甲益气敛阴固脱。

中成药：生脉饮、参附注射液。

3）恢复期

①风痰瘀阻证

治法：搜风化痰，行瘀通络。

方药：解语丹（《永类钤方》）加减。白附子、石菖蒲、远志、天麻、全蝎、羌活、僵蚕、木香、胆南星。

加减：痰盛者，加竹茹、瓜蒌、川贝母清化痰热；肝阳上亢者，加夏枯草、钩藤、生石决明平肝潜阳；痰瘀内阻者，加广地龙、僵蚕化痰通络。

中成药：脑得生片。

②气虚络瘀证

治法：益气养血，化瘀通络。

方药：补阳还五汤（《医林改错》）加减。黄芪、桃仁、当归尾、川芎、红花、赤芍、地龙、细辛。

加减：肢冷者，加桂枝配细辛温经通脉；血虚甚者，加首乌藤、炒白芍、枸杞子以补血通络；腰膝酸软者，加桑寄生、川续断、杜仲强腰膝，壮筋骨。

中成药：脑血疏口服液。

③肝肾亏虚证

治法：滋养肝肾。

方药：左归丸（《景岳全书》）合地黄饮子（《圣济总录》）加减。熟地黄、山药、枸杞、山萸肉、川牛膝、菟丝子、鹿胶、龟胶、巴戟天、石斛、肉苁蓉、炮附子、五味子、肉桂、白茯苓、麦冬、石菖蒲、远志。

加减：如同时兼有气血亏虚者，加益气养血之品，如生黄芪、当归、党参、炒白芍；兼瘀血者，加桃仁、红花，活血化瘀。

中成药：左归丸、六味地黄丸。

（2）针灸治疗

1）中经络

治则：醒脑开窍，滋补肝肾，疏通经络。以手厥阴、督脉、足太阴经穴为主。

主穴：内关、极泉、水沟、三阴交、尺泽、委中。

配穴：肝阳暴亢者，加太溪、太冲；风痰阻络者，加合谷、丰隆；痰热腑实者，加内庭、曲池、丰隆；气虚血瘀者，加气海、足三里；阴虚风动者，加风池、太溪；口角歪斜者，加地仓、颊车；上肢不遂者，加手三里、肩髃、合谷；下肢不遂者，加阳陵泉、阴陵泉、环跳、风市；头晕者，加完骨、风池、天柱；足内翻者，加丘墟透照海；便秘者，加归来、水道、丰隆、支沟；复视者，加天柱、风池、睛明、球后；尿失禁、尿潴留者，加曲骨、中极、关元。

操作：水沟用雀啄法，以眼球湿润为佳；内关用泻法；刺三阴交的方法，是沿胫骨内侧缘与皮肤成45°角，使针尖刺到三阴交穴，用补法；刺极泉的方法，是在原穴位置下2寸，心经上取穴，直刺进针，避开腋毛，用提插泻法，以患者上肢有抽动和麻胀感为度；尺泽、委中直刺，使肢体有抽动感。

2）中脏腑

治则：醒脑开窍，启闭固脱。以手厥阴及督脉穴为主。

主穴：水沟、内关。

配穴：闭证，加太冲、十二井穴、合谷；脱证，加气海、关元、神阙。

操作：水沟、内关同前。合谷、太冲，用泻法，强刺激。十二井穴，用三棱针点刺出血；神阙，用隔盐灸法；气海、关元，用大艾炷灸法，直至四肢转温为止。

3）其他治疗

①头针法：头针疗法在现代医学及传统针灸等理论的指导下，经过针灸医家发挥，广泛运用于临床。选顶旁1线、顶旁2线及颞前斜线，毫针平刺入头皮下，快速捻转2～3分钟，每次留针半小时，留针期间反复捻转2～3次。行针后，鼓励患者活动肢体。

②电针法：电针有利于恢复神经功能，可提高患者的生活能力及运动功能以显著提高患者的生活质量。在患侧上肢、下肢各选两个穴位，针刺得气后留针；然后接通电针仪，以患者肌肉微颤为度，每次通电约20分钟。

五、疗效评定标准

目前尚无统一的疗效评价标准。

六、中西医结合时点

1. 高血压脑出血能否苏醒，与出血部位、出血量、患者年龄、基础疾病和救治是否及时有关。年轻、出血少、非脑干出血、基础疾病少者，救治及时苏醒的机会多。

2. 对昏迷患者，在常规西医治疗的同时，应尽早使用针灸、中药开窍药物（见脑梗死部分）。其中，温开、凉开务必辨证精细，否则向背而行。昏迷时间越短，取效的概率越大；昏迷时间越长，开窍效果越差，促醒的机会越小。

3. 老年、基础疾病多的患者，尽早中西医结合，有助于改善整体状况。

4. 脑出血发病后，可以立即选择三七皂苷钠静滴，能减缓脑水肿。3 天后尽早使用活血化瘀甚至破血逐瘀剂，昏迷者鼻饲给药，清醒者口服给药。如有活动出血，不必担心，口服活血药物不是直接入血，不会加重出血，可以使用三七、蒲黄、茜草等活血又止血的药物，两者兼顾，活血而不出血。早期结合活血利水之品，如益母草、制水蛭有助于消除血肿及血肿引起的水肿，促进血肿与水肿的吸收。

5. 恢复期、后遗症期使用中药针灸，改善症状和神经功能。

参 考 文 献

［1］周仲瑛. 中医内科学（普通高等教育"十五"国家级规划教材）［M］. 北京：中国中医药出版社，2003.

［2］石学敏. 针灸学（新世纪全国高等中医药院校规划教材）［M］. 北京：中国中医药出版社，2017.

［3］贾建平. 神经病学（第 9 版）［M］. 北京：人民卫生出版社，2018.

［4］樊永平，周纤，熊飏，等. 258 例急性中风中医证型变化的观察及小复方辨证治疗在卒中单元中的疗效评价［J］. 中华中医药杂志，2006，21（1）：23 - 26.

［5］胡璘媛，樊永平. 应用中药活性成分治疗脑出血的机制研究［J］. 中国中西医结合杂志，2006，26（4）：376 - 380.

［6］中华医学会神经病学分会，中华医学会神经病学分会神经康复学组，中华医学会神经病学分会脑血管病学组. 中国脑卒中早期康复治疗指南［J］. 中华神经科杂志，2017，50（6）：405 - 412.

［7］中华医学会神经病学分会，中华医学会神经病学分会脑血管病学组. 中国急性缺血性脑卒中诊治指南（2018）［J］. 中华神经科杂志，2018，51（9）：666 - 682.

［8］王学建，汪志峰，陈杨，等. 电针与康复训练治疗脑出血偏瘫 52 例临床观察［J］. 转化医学电子杂志，2018，5（12）：32 - 34.

［9］Chinese Society of Neurology, Chinese Stroke Society. 中国脑出血诊治指南（2019）［J］. 中华神经科杂志，2019（12）：994 - 1005.

［10］边俊莉. 活血化瘀中药汤剂治疗脑出血急性期的临床效果［J］. 内蒙古中医药，2019，38（8）：31 - 32.

［11］何流，邱玲，欧阳建彬，等. 头针治疗脑出血的研究进展［J］. 湖南中医杂志，2020，36（12）：160 - 162.

［12］夏婕. 中频脉冲治疗仪结合电针康复护理在脑出血偏瘫患者中的应用效果［J］. 医疗装备, 2020, 33（17）：196－197.

［13］吴明玉, 陆东海. 血管 CTA 成像技术在脑出血早期诊断及其病因判断中的临床意义研究［J］. 影像研究与医学应用, 2021, 5（18）：100－101.

［14］Broderick J P, Brott T G, Duldner JE, et al. Volume of intracerebral hemorrhage. A powerful and easy－to－use predictor of 30－day mortality［J］. Stroke, 1993, 24（7）：987－993.

［15］Liu M, Wu B, Wang WZ, et al. Stroke in China：epidemiology, prevention, and management strategies［J］. Lancet Neurol, 2007, 6（5）：456－464.

［16］Kimura K, Iguchi Y, Inoue T, et al. Hyperglycemia independently increases the risk of early death in acute spontaneous intracerebral hemorrhage［J］. J Neurol Sci, 2007, 255（1－2）：90－94.

［17］Van Asch C J, Luitse M J, Rinkel GJ, et al. Incidence, case fatality, and functional outcome of intracerebral hemorrhage over time, according to age, sex, and ethnic origin：a systematic review and meta－analysis［J］. Lancet Neurol, 2010, 9（2）：167－176.

［18］Yang J, Liu M, Zhou J, et al. Edaravone for acute intracerebral haemorrhage［J］. Cochrane Database Syst Rev, 2011, 16（2）：CD007755.

［19］Tsai CF, Thomas B, Sudlow CL. Epidemiology of stroke and its subtypes in Chinese vs white populations：a systematic review［J］. Neurology, 2013, 81（3）：264－272.

［20］Rodriguez－Luna D, Piñeiro S, Rubiera M, et al. Impact of blood pressure changes and course on hematoma growth in acute intracerebral hemorrhage［J］. Eur J Neurol, 2013, 20（9）：1277－1283.

［21］Butcher K S, Jeerakathil T, Hill M, et al. The intracerebral hemorrhage acutely decreasing arterial pressure trial［J］. Stroke, 2013, 44（3）：620－626.

［22］Tian Y, Wang Z, Jia Y, et al. Intracranial pressure variability predicts short－term outcome after intracerebral hemorrhage：a retrospective study［J］. J Neurol Sci, 2013, 330（1－2）：38－44.

［23］Feigin V L, Forouzanfar M H, Krishnamurthi R, et al. Global Burden of Diseases, Injuries, and Risk Factors Study 2010（GBD 2010）and the GBD Stroke Experts Group. Global and regional burden of stroke during 1990－2010：findings from the Global Burden of Disease Study 2010［J］. Lancet, 2014, 18（1）：245－54.

［24］Yang J, Cui X, Li J, et al. Edaravone for acute stroke：meta－analyses of data from randomized controlled trials［J］. Dev Neurorehabil, 2015, 18（5）：330－335.

［25］Morgenstern L B, Hemphill J C 3rd, Anderson C, et al. Guidelines for the management of spontaneous intracerebral hemorrhage：aguideline for healthcare professionals from the American Heart Association/American Stroke Association ［J］. Stroke, 2015, 46 (7)：2032 – 2060.

［26］ Chinese Society of Neurology, Chinese Society of Neurorehabilitation, Chinese Stroke Society. Guidelines for early rehabilitation of stroke in China ［J］. Chin J Neurol, 2017, 50 (6)：405 – 412.

［27］ Chinese Society of Neurology, Chinese Stroke Society. Chinese guidelines for diagnosis and treatment of acute ischemicstroke 2018 ［J］. Chin J Neurol, 2018, 51 (9)：666 – 682.

［28］ Wu S, Wu B, Liu M, et al. China Stroke Study Collaboration. Stroke in China：advances and challenges in epidemiology, prevention, and management ［J］. Lancet Neurol, 2019, 18 (4)：394 – 405.

烟雾病的中西医诊疗方案

一、概述

烟雾病（moyamoya disease，MMD）是一种脑血管慢性进展性狭窄或闭塞的疾病。临床以双侧颈内动脉末端和（或）大脑前动脉、大脑中动脉起始端的严重狭窄甚至闭塞，并伴颅底部和软脑膜烟雾状、细小血管形成为特征。该病因于全脑血管造影下呈现出"异常血管网模糊不清，形似烟雾"的特征性改变，而被取名"moyamoya"，即日语"烟雾"的意思。MMD 具有明显的种族差异，黄种人发病率最高。MMD 具有双峰年龄模式，男女发病比例为 1：(1.8～1.9)，女性多发，其发病率在 (3.16～10.5)/10 万，病死率、致残率高。MMD 的临床表现有短暂性脑缺血发作、脑卒中、头痛、癫痫发作和智力障碍。

中医学中尚无确切的病名与之相对应，因其临床表现与中风相似，故主要归入"中风"范畴。如以"头痛""癫痫"症状为主要表现者，可归入中医"头痛"和"痫证"范畴。

二、临床特点

1. 主要症状

根据 MMD 发病时不同的临床表现，可分为出血型、梗死型、短暂性脑缺血发作型（TIA）、频发 TIA 型、头痛型、癫痫型等，但主要表现还是出血与梗死。

缺血事件是 MMD 最重要的临床表现之一。由于进行性大血管闭塞导致的脑低灌注，使得儿童或成人 MMD 患者反复出现 TIA 或缺血性脑卒中。临床上因栓塞或血栓性闭塞而发生局部梗死的情况，主要累及前循环，最常见的缺血性症状是偏瘫，其次是言语障碍和半球感觉异常。

约有30%的 MMD 患者出现出血性症状，表现为蛛网膜下腔出血，主要是由于动脉瘤或脉络膜前动脉破裂或异常增生的烟雾状血管破裂引起，且出血的位置多位于脑室、丘脑和基底节周围。

2. 辅助检查

烟雾病的 MRI 改变，主要表现为因脑动脉狭窄和闭塞所致的相应供血区的梗死和烟雾状血管破裂所致的脑出血。MRA 提示双侧大脑中动脉显示不清，局部似见纤细血管影。左侧大脑前动脉纤细，显影浅淡，部分显示不清；右侧大脑前动脉未见显示；双侧后交通动脉开放（图4）。

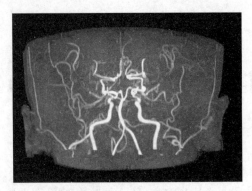

图4　烟雾病的 MRA 影像学表现

三、诊断

1. 诊断标准

（1）MR 血管造影：显示颅内 ICA 的末端部分或 ACA 或 MCA 的近端部分的狭窄或闭塞。

（2）MR 成像：显示在闭塞或狭窄病变附近存在异常血管网络，证明每个半球上的基底神经节附近有 2 个或更多个流动空隙。

2. 临床分型

尽管 MMD 临床症状表现多样，体征多变，发病类型繁杂，但始终基于脑组织的缺血或出血性改变。

脑组织缺血性病变多见于儿童。患儿可反复、阵发性发作神经功能缺损症状，如意识障碍、偏瘫、肢体颤抖、感觉异常、癫痫、头痛等；过度运动、乐器演奏、哭泣等每易诱发过度通气，即可诱使儿童发作脑缺血事件。频发的脑缺血事件不仅可使神经功能缺损症状愈发加重，尚可影响患者智力，使其认知功能进行性下降。

成人 MMD 患者多为脑实质出血、脑室内出血、蛛网膜下腔出血等颅内出血的方式发病，起病急，患者神经功能障碍，如头痛、意识障碍、肢体运动和（或）感觉障碍等在短期内可进行性加重。

3. 证候诊断

（1）风火上扰证：半身不遂，口舌歪斜，语言謇涩或不语，感觉减退或消失；病势突变，神识迷蒙，颈项强急，呼吸气粗，头晕目眩，便干便秘，尿短赤。舌质红绛，舌苔黄腻而干，脉弦数。

（2）痰热腑实证：半身不遂，口舌歪斜，语言謇涩或不语，感觉减退或消失；头痛目眩，颈项强急，咯痰或痰多，食少纳差，腹胀便干便秘。舌质暗红，苔黄腻，脉弦滑。

（3）风痰瘀阻证：半身不遂，口舌歪斜，语言謇涩或不语，感觉减退或消失；头痛目眩，头昏蒙，口黏，痰多而黏。舌苔薄白或白腻，脉弦滑。

（4）瘀阻脉络证：半身不遂，口舌歪斜，语言謇涩或不语，感觉减退或消失，肢体麻木；但欲漱水不欲咽，肌肤甲错，面色黧黑，疼痛夜间加重。舌紫暗或有瘀点瘀斑，脉涩不利。

（5）气虚血瘀证：半身不遂，口舌歪斜，语言謇涩或不语，感觉减退或消失；自汗畏寒，气短乏力，肢体麻木，面色无华，短气少言。舌淡苔白，脉细弱无力。

（6）阴虚风动证：半身不遂，口舌歪斜，语言謇涩或不语，感觉减退或消失；五心烦热，盗汗，咽干口燥，乏力腰酸，眩晕耳鸣。舌红瘦，少苔或无苔，脉弦细数。

四、治疗方案

由于病因不明，所以只能对症治疗，包括以减少脑出血、梗死及预防再发作为目的的药物治疗和外科搭桥。

1. 西医治疗

（1）手术治疗：是目前最主要的烟雾病治疗方式，可分为直接血运重建术、间接血运重建术及联合（直接＋间接）血运重建术。手术治疗的目的，是使用来自颈外动脉系统的血液供应来增加颅内血流，从而改善脑血流量和脑血流储备能力。目前，血运重建术可有效增加脑血流量，进而降低缺血性卒中发生率的观点已被大多数学者接受，但其在预防出血方面的有效性仍需进行长期随访研究。

①缺血型烟雾病手术治疗：直接血管重建术，主要应用颈外动脉的分支（最常用颞浅动脉）作为供体血管吻合到皮质动脉（通常是大脑中动脉的分支），如颞浅动脉和大脑中动脉吻合，或枕动脉与大脑中、后动脉吻合等。间接血管重建术，是使用血管化的组织（如肌肉、硬脑膜或颞浅动脉）放置在大脑表面，促进形成新的血管网，如脑－硬脑膜－动脉血管贴敷/融通术（EDAS）、颞肌敷贴、脑－硬膜贴敷术、多点颅骨钻孔术、脑－硬脑膜－动脉－肌－血管贴敷/融通术。

②出血型烟雾病手术治疗：血管重建术，可减少颅内自发性侧支血管过度扩张所致微动脉瘤形成，以及其破裂引起的颅内出血。但目前血管重建术对于出血型烟雾病患者的疗效存在争议。国内大部分专家也认为，血管重建术可增加出血型烟雾病患者的脑血流灌注，从而降低再出血发生率。因此，出血型烟雾病患者可选择积极手术治疗，但一定要与患者及家属沟通，使之充分知情。

（2）内科治疗：针对烟雾病目前没有有效的单纯药物治疗，主要是对症支持治疗或是用于围术期管理。单纯内科药物治疗，主要适用于病情较轻或不能耐受手术的烟雾病患者。其主要目的，是为了防治脑血栓形成并维持脑血容量，针对患者的症状（如头痛、癫痫）给予相应的药物治疗。

①抗血小板药：国内专家认为，对慢性缺血型和脑梗死急性期烟雾病患者给予抗血小板治疗。如果患者不耐受阿司匹林或长期服用阿司匹林对预防缺血发作无效，可换用其他抗血小板药如氯吡格雷。长期联合应用阿司匹林和氯吡格雷已被证实会增加

出血风险，因此不推荐使用。对于无症状和出血型烟雾病患者，因为可能会增加出血和再出血风险，所以应该慎用抗血小板药。

②钙通道阻滞药：一些钙通道阻滞药如尼莫地平、尼卡地平等可选择性扩张脑血管。合并高血压的烟雾病患者，可使用钙通道阻滞药如硝苯地平、氨氯地平等作为降压药来维持血压平稳。对于以阵发性剧烈头痛，尤其是偏头痛，以及眩晕为临床症状的烟雾病患者，可使用盐酸氟桂利嗪等钙通道阻滞药进行对症治疗，但治疗过程中一定要注意监测患者血压。如果发现低血压时，要及时调整剂量或停药。

③他汀类药物：辛伐他汀可联合血管重建治疗，且能显著改善脑缺血区域血运，促进脑缺血区血管再生和侧支循环的建立；他汀类药物如辛伐他汀能动员骨髓内皮干细胞，诱导内源性细胞增殖，增强神经细胞的可塑性，促进血管生成，协同血管重建，增加局部脑组织供血。他汀类药物在烟雾病中的广泛应用，目前尚缺乏客观证据。

④神经保护药：目前较常用的神经保护药包括依达拉奉、丁苯酞，以及一些改善微循环的中药制剂如金纳多、丹参等。神经保护药在烟雾病患者中的使用仍需谨慎，需要更多临床实践来证实。

2. 中医治疗

（1）辨证治疗

①风火上扰证

治法：清热泻火，平肝息风。

方药：羚角钩藤汤（《通俗伤寒论》）、天麻钩藤饮（《中医内科杂病证治新义》）加减。天麻、钩藤、生决明、山栀、黄芩、川牛膝、杜仲、益母草、桑寄生、夜交藤、茯神。

加减：如大便秘结者，可加用当归龙荟丸以泄肝通腑；阳动化风较重者，加生龙骨、生牡蛎、珍珠母等以镇肝息风。

中成药：天麻钩藤颗粒。

②痰热腑实证

治则：清热化痰，通腑泄热。

方药：星蒌承气汤（王永炎方）加减。生大黄、芒硝、胆南星、瓜蒌。

加减：若痰热较重者，加黄连、竹沥、川贝母以清化痰热；若热扰心神较重者，可加栀子、羚羊角、石决明、珍珠母等清热安神之品。

中成药：礞石滚痰丸、牛黄清心丸。

③风痰瘀阻证

治法：清热化痰，通经活络。

方药：涤痰汤（奇效良方）加减。南星、半夏、枳实、茯苓、橘红、石菖蒲、人参、竹茹、甘草、生姜。

加减：如痰热较重者，可加全瓜蒌、大黄、黄芩、黄连等加强清热化痰之力；如瘀血阻络者，加桃仁、红花、地龙、丹参等增加活血化瘀之效；痰化风动者，加天麻、僵蚕、钩藤息风。

中成药：醒脑再造胶囊。

④络虚瘀阻证

治法：益气养营，通络活血。

方药：圣愈汤（《兰室秘藏》）加减。熟地黄、白芍、川芎、人参、当归、黄芪。

加减：如气虚较重者，可加重生黄芪的量，以增强补气之功效；如血瘀较甚者，可加水蛭、地龙、桃仁、红花等破血活血。

中成药：血府逐瘀口服液、华佗再造丸。

⑤气虚血瘀证

治法：补气活血，化瘀通络。

方药：补阳还五汤（《医林改错》）加减。黄芪、桃仁、当归尾、川芎、红花、赤芍、地龙。

加减：如精亏血虚者，可加熟地黄、阿胶、紫河车、鸡血藤、生晒参填精益髓生血；如瘀血较重，经络不通，见舌紫暗、有瘀斑、肌肤甲错等症，可加桃仁、红花、水蛭等，加强活血通络、破血逐瘀之功效；如口眼歪斜、肢体活动不利者，可加全蝎、蜈蚣、白附子、僵蚕、白蒺藜等祛风通络。

中成药：消栓颗粒、复方地龙胶囊。

⑥阴虚风动证

治法：滋阴潜阳，息风通络。

方药：镇肝息风汤（《医学衷中参西录》）加减。生龙骨、生牡蛎、代赭石、龟甲、白芍、玄参、天冬、川牛膝、川楝子、茵陈、麦芽。

加减：痰热较重者，加胆星、竹沥清化痰热；心中烦热者，加栀子、黄芩以清热除烦；头痛较重者，加羚羊角、石决明、夏枯草以清热息风；失眠多梦者，加珍珠母、龙齿、夜交藤、茯神以镇静安神。

中成药：杞菊地黄丸、左归丸合化风丹。

（2）针灸治疗

治则：醒脑开窍，滋补肝肾，补益脑髓。

取穴与操作：醒脑开窍，取双侧内关，捻转提插，用泻法1分钟；人中雀啄，用泻法，以眼球湿润为度。滋补肝肾，取双侧三阴交提插，用补法，以肢体抽动3次为度。疏通经络，取双侧极泉、尺泽、委中提插（不留针），用泻法，至肢体抽动3次为度。补益脑髓，取双侧风池、完骨、天柱捻转，用补法1分钟，留针20分钟，每天1次。补益督脉，取华佗夹脊穴，以提插补法，留针20分钟，每天1次。

根据临床表现，随症加减：如视力及视野障碍，加睛明、四白、头皮针视区等；下肢肌肉萎缩，加足阳明、少阳经穴位；排尿障碍，加关元、气海、中极等；便秘，加水道、归来等。疲劳乏力，加百会、四神聪、风池、足三里等；可用温灸法补肾益气，调补中气，选穴关元、气海、足三里等。

五、疗效评定标准

1. 临床神经功能评分的评估，采用改良 Rankin 量表（mRS）进行，具体评分标准如下。

0 分：完全没有症状。

1 分：尽管有症状，但无明显功能障碍，能完成所有日常工作和生活。

2 分：轻度残疾，不能完成病前所有活动，但不需要别人帮助照料自己的日常事务。

3 分：中度残疾，需部分帮助，但能独立行走。

4 分：中重度残疾，不能独立行走，日常生活需要别人帮助。

5 分：重度残疾，卧床，二便失禁，日常生活完全依赖他人。

临床疗效判定标准，具体见附录一。

2. 中医证候评分标准及中医证候疗效判定标准，均参照国家中医药管理局《中风病诊断与疗效评定标准》《中药新药治疗中风病的临床研究指导原则》制定，具体见附录二、三。

3. 日常生活能力评分标准，采用日常生活活动能力（ADL）分级法评价预后，具体见附录四。

六、中西医结合时点

1. 手术治疗，重建血运，是本病的根治方法。我院的烟雾病手术治疗在全国乃至世界范围内享有盛誉。适合手术者，在围手术期也可以使用中医辨证治疗，尤其是术后尽早结合中医治疗，有助于患者的早期康复。

2. 病情较轻或不能耐受手术者，可以单纯内科药物治疗或中西医结合治疗。其主要目的，是为了防治脑血栓形成并维持脑血容量，针对患者症状（如头痛、癫痫）给予相应的药物治疗。有出血倾向者，要慎用抗血小板药物（如阿司匹林、氯吡格雷），使用中医辨证治疗更为妥当。

3. 症状少而轻，暂时不考虑手术者，可以单独或结合中医药辨证治疗，减少症状发作，如头痛、癫痫、肢体无力。

参 考 文 献

［1］崔丽英．神经内科诊疗常规［M］．北京：人民卫生出版社，2004．

［2］王新德．现代神经病学［M］．北京：人民军医出版社，2008．

［3］王永炎．鲁兆麟．中医内科学［M］．北京：人民卫生出版社，2011．

［4］田德禄．中医内科学［M］．北京：人民卫生出版社，2012．

［5］中国神经科学会．脑血管疾病分类诊断要点［J］．中华神经科杂志，1996，29（6）：379－383．

［6］国家中医药管理局脑病急症协作组．中风病诊断与疗效评定标准（试行）［J］．北京中医药大学学报，1996，19（1）：55－56．

［7］史万超，段炼．出血型烟雾病的临床特征［J］．中国卒中杂志，2008，3（7）：534－537．

［8］任斌，段炼．2012年烟雾病（Willis环自发性闭塞）诊断治疗指南（日本）的解读［J］．中国脑血管病杂志，2014，11（1）：6－9．

［9］段炼．烟雾病治疗中国专家共识［J］．国际脑血管病杂志，2019，27（9）：645－650．

附　　录

一、临床疗效评定标准

1. 神经功能缺损疗效评定标准

（1）基本痊愈：功能缺损评分减少90%～100%，病残程度0级。

（2）显效：功能缺损评分减少46%～89%，病残程度1～3级。

（3）有效：功能缺损评分减少18%～45%。

（4）无效：功能缺损减少或增加在18%以内。

（5）恶化：功能缺损评分增加18%以上。

（6）总有效率＝（痊愈例数＋显效例数＋有效例数）／总人数×100%。

2. 患者总生活能力状态疗效评定分级标准

0级：能恢复工作或操持家务。

1级：独立生活，部分工作。

2级：基本独立生活，小部分需人帮助。

3级：部分生活活动可自理，大部分需人帮助。

4级：可站立步行，但需人随时照料。

5级：卧床，能坐，各项生活需人照料。

6级：卧床，有部分意识，可喂食。

7级：植物人状态。

二、中医证候评分表（表2）

表2　中医证候评分表

证候	评分标准			
半身不遂	无：0	精细动作不能：2	抬起困难：4	活动不能：6
口舌歪斜	无：0	略显歪斜：2	歪斜：4	严重歪斜：6
言语謇涩或不语	无：0	语音不清，能分辨词句：2	语音不清，不能分辨词句：4	有发声，不能说出词句：6
感觉减退或消失	无：0	自觉麻木，触之有感觉：2	自觉麻木，触之感觉减退：4	自觉麻木，触之无感觉：6
头痛目眩	无：0	偶尔出现：1	经常出现，尚可忍受：2	频繁出现，难以忍受：3
咯痰或痰多	无：0	偶有咯痰：1	咯痰较多：2	痰涎壅盛或喉中痰鸣：3
腹胀	无：0	轻微，偶有：1	经常腹胀，尚可忍受：2	腹胀重，较难忍受：3
便干便秘	无：0	大便干，每日1次：1	大便干，2~3日1次：2	大便干硬，数日不行：3

注：参照国家药品监督管理局2002年颁发的《中药新药临床研究指导原则》所载的《中药新药治疗中风病的临床研究指导原则》及1995年《中风病诊断与疗效评定标准》的标准制定。

三、中医证候疗效判定

1. 证候计分标准

按症状的轻重，分无、轻、中、重四级，分别计0分、2分、4分、6分。

2. 证候疗效判定标准（参考2002年《中药新药临床研究指导原则》）

临床痊愈：中医临床症状、体征消失或基本消失，证候积分减少>95%。

显效：中医临床症状、体征明显改善，证候积分减少>70%。

有效：中医临床症状、体征明显改善，证候积分减少>30%。

无效：中医临床症状、体征无明显改善，证候积分减少不足30%。

注：计算公式（尼莫地平法）＝［（治疗前积分－治疗后积分）/治疗前积分］×100%。

四、日常生活能力（ADL）量表，Barthel 指数（BI）记分法（表3）

表3 日常生活能力（ADL）量表，Barthel 指数（BI）记分法

日常活动项目	独立	部分独立或部分帮助	需极大帮助	完全依赖
进餐	10	5	0	—
洗澡	5	0	—	—
修饰（洗脸、刷牙、刮脸、梳头）	5	0	—	—
穿衣（包括系鞋带）	10	5	0	—
可控制大便	10	5（偶尔失控）*	0（失控）	—
可控制小便	10	5（偶尔失控）**	0（失控）	—
用厕（包括拭净、整理衣裤、冲水）	10	5	0	—
床椅平移	15	10	5	0
平地行走45 米	15	10	5	0
上下楼梯	10	5	0	—

* 每周少于1 次；** 每24 小时少于1 次。

　　总积分由 0～100 分，按其依赖程度分为：100 分，独立；75～95 分，轻度依赖；50～70 分，中度依赖；25～45 分，重度依赖；0～20 分，完全依赖。

多发性硬化的中西医诊疗方案

一、概述

多发性硬化（multiple sclerosis，MS）是一种青壮年时期的中枢神经系统的脱髓鞘疾病。其特点为时间多发性与空间多发性，病程中常呈波动性的缓解和复发，病灶多发，临床表现复杂多变。特别好发在北半球的寒冷与温带地区，而在极北地区又不多见。2020年，全球MS患者约280万人，较2013年增加30%，患病率西方高于东方。如西方高发区居住高加索人的患病率为（50~100）/10万；东方中国的发病率，儿童为0.055/10万，成人为0.288/10万。其差异可能与种族有关。据加拿大普查发现，亚裔多发性硬化总患病率为4.8/10万，这与一般亚洲国家相近，明显低于西方。本病好发年龄为20~40岁，女性稍多，男女比为1:（1.5~2）。多发性硬化的临床表现以视力下降、复视、肢体感觉障碍、肢体运动障碍、共济失调、膀胱或直肠功能障碍等为特征。

中医学中尚无确切的病名与之相对应，因其以肢体瘫痪、视力下降、感觉异常为主症，故尚可主要归入"痿证""视瞻昏渺""麻木不仁"范畴。

二、临床特点

1. 主要症状

多发性硬化可急性、亚急性或慢性起病，我国多发性硬化患者的急性或亚急性起病较多，临床表现复杂，病变呈空间上的多发和时间上的多发，即病程中的缓解复发，构成了多发性硬化的临床经过及其症状和体征的主要特点。

首发症状，包括一个或多个肢体力弱、单眼或双眼的视力减退或失明、感觉异常、肢体疼痛或麻木、复视、共济失调、膀胱功能障碍、智能或情绪改变等。

首次发病后，有数月或数年的缓解期，可再现新的症状或原有症状再发，感染可引起复发。复发次数可多达10余次或更多，多次复发及不完全缓解可使症状愈来愈重。

常见体征：肢体瘫痪、视力障碍、眼震、感觉障碍、共济失调、周围神经损伤体征、锥体束征、Lhermitte征及Charcot征。

2. 辅助检查

（1）脑脊液（CSF）检查：CSF-IgG指数>0.7；CSF-IgG寡克隆带阳性。

（2）MRI检查：可见大小不一的类圆形T1低信号、T2高信号，常见于侧脑室前角与后角周围、半卵圆中心及胼胝体，或为融合斑，多位于侧脑室体部；脑干、小脑和脊髓可见斑点状不规则 T1 低信号及 T2 高信号斑块；多数病程长的患者，可伴脑室系统扩张、脑沟增宽等脑白质萎缩征象。

（3）诱发电位：视觉诱发电位、脑干听觉诱发电位和体感诱发电位等，50%～90% 的患者可有一项或多项异常。

三、诊断

1. 疾病诊断标准

西医诊断标准参照《多发性硬化诊断和治疗中国专家共识（2018 版）》。

成人 MS：推荐使用 2017 年 McDonald MS 诊断标准（表 4），适合于典型发作的 MS 诊断。

表 4　2017 年 McDonald MS 诊断标准

临床表现	诊断 MS 所需辅助指标
≥2 次发作；有 ≥2 个以上客观临床证据的病变	无
≥2 次发作；1 个（并且有明确的历史证据证明以往的发作涉及特定解剖部位的一个病灶）	无
≥2 次发作；具有一个病变的客观临床证据	通过不同 CNS 部位的临床发作或 MRI 检查，证明了空间多发性
1 次发作；具有 ≥2 个病变的客观临床证据	通过额外的临床发作或 MRI 检查，证明了时间多发性，或具有脑脊液寡克隆带的证据
有 1 次发作；存在 1 个病变的客观临床证据	通过不同 CNS 部位的临床发作或 MRI 检查，证明了空间多发性，并且通过额外的临床发作；或 MRI 检查证明了时间多发性或具有脑脊液寡克隆带的证据
提示 MS 隐匿的神经功能障碍进展（PPMS）	疾病进展 1 年（回顾性或前瞻性确定），同时具有下列 3 项标准的 2 项：①脑病变的空间多发证据；MS 特征性的病变区域（脑室周围、皮层/近皮质或幕下）内 ≥1 个 T2 病变；②脊髓病变的空间多发证据或脊髓 ≥2 个 T2 病变；③脑脊液阳性（等电聚焦电泳显示寡克隆带）

注：CNS 为中枢神经系统；MS 为多发性硬化；PPMS 为原发进展型 MS。

如果患者满足 2017 年 McDonald 标准，并且临床表现没有更符合其他疾病诊断的解释，则诊断为 MS；如有因临床孤立综合征怀疑为 MS，但并不完全满足 2017 年 McDonald 标准，则诊断为可能的 MS；如果评估中出现了另一个可以更好解释临床表现的诊断，则排除 MS 诊断。（图 5）

a：不需要用额外检测来证明空间和时间的多发性。除非 MRI 不可用，否则所有考虑诊断为 MS 的患者均应接受脑 MRI 检查。此外，临床证据不足而 MRI 提示 MS，表现为典型临床孤立综合征（指由单次发作的 CNS 炎性脱髓鞘事件组成的临床综合征）以外表现或具有典型特征的患者，应考虑脊髓 MRI 或脑脊液检查；如果完成影像学或其他检查（如脑脊液）且结果为阴性，则在做出 MS 诊断之前需要谨慎，并且应该考虑其他可替代的诊断。

b：基于客观的 2 次发作的临床发现做出诊断是最保险的。在没有记录在案的客观神经系统发现的情况下，既往 1 次发作的合理历史证据可以包括具有症状的历史事件，以及先前炎性脱髓鞘发作的演变特征；但至少有一次发作必须得到客观结果的支持。在没有神经系统残余客观证据的情况下，诊断需要谨慎。

c：尽管脑脊液特异性寡克隆带阳性本身并未体现出时间多发性，但可以作为这项表现的替代指标。

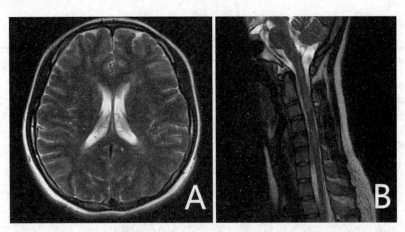

A. 双侧脑室旁多发脱髓鞘病灶　　　　B. 脑干、颈髓多发脱髓鞘病灶

图 5　多发性硬化 MRI 影像学表现

2. 疾病临床分型

（1）复发缓解型 MS：临床最常见，80%～85% 疾病早期出现多次复发和缓解，可急性发病或病情恶化，之后可以恢复，两次复发间病情稳定。

（2）继发进展型 MS：复发 - 缓解型患者经过 10～15 年后，有 50% 患者转为此型。病情不再有复发—缓解，而呈缓慢进行性加重，伴或不伴急性复发。

（3）原发进展型 MS：约占 10%，起病年龄偏大（40～60 岁），病程大于 1 年，发病后轻偏瘫或轻截瘫，在相当长时间内缓慢进展，出现小脑或脑干症状。MRI 增强时，显示病灶较继发进展型少；脑脊液（CSF）炎性改变较少。

（4）其他类型

①良性型 MS：约占 10%，病程呈现自发缓解。

②恶性型 MS：暴发起病，短时间内迅速达到高峰，神经功能严重受损甚至死亡。

3. 证候诊断

（1）肝肾阴虚证：遇热症状加重，腰膝疼痛，足跟痛，酸重痛；手足心热，阵发烘热；视歧，视力减退；盗汗，骨蒸潮热，健忘，急躁易怒，颧红。舌红，少苔，脉细。

（2）脾肾阳虚证：遇冷症状加重，肢体关节僵硬，肢体关节冷痛；四肢凉，下肢冷甚，面色㿠白，经常畏寒，排便无力，便秘，小便失禁，遗尿阳痿，性欲减退，智力减退，失聪。脉沉。

（3）痰湿热证：足跟痛，酸重痛；视歧，视力减退；肢体困重，头蒙如裹，头晕目眩，呕吐，排尿无力。苔白腻或黄腻，脉滑或滑数。

（4）气虚血瘀证：劳累后症状加重，肢体拘急；肌肤肢体麻木，局部感觉发紧或束带感，肢体关节刺痛；倦怠乏力，肢体困重，食少纳呆，面色少华，自汗，出虚汗或容易汗出，口淡，面色晦暗或黧黑。舌暗，苔白腻，脉紧。

四、治疗方案

治疗原则及要点：抑制炎性脱髓鞘病变进展，防止急性期病变恶化及缓解期复发，晚期采取对症和支持疗法，减轻神经功能障碍带来的痛苦。

1. 西医治疗

（1）急性期治疗

治疗目标：减轻恶化期症状，缩短病程，改善残疾程度和防治并发症。

适应证：并非所有复发均需处理。有客观神经缺损证据的功能残疾症状，如视力下降、运动障碍和小脑/脑干症状等方面需治疗。

主要药物及用法：①糖皮质激素，为急性发作和复发的一线治疗药物。大剂量，短疗程。甲基泼尼松龙冲击疗法 1g/d，静滴 3～5 日一疗程，如临床神经功能缺损明显恢复，可直接停用。如临床神经功能缺损恢复不明显，可改为口服醋酸泼尼松或泼尼松龙 60～80mg，1 次/日，每 2 日减 5～10mg，直至减停，原则上总疗程不超过 3～4 周。②血浆置换，为二线治疗方法。急性重症或对激素治疗无效者，可于起病 2～3 周内应用 5～7 日的血浆置换。③静脉丙种球蛋白（IVIG）治疗，缺乏有效证据，仅作为一种备选治疗手段。

（2）缓解期治疗

治疗目标：控制疾病进展为主要目标，推荐使用疾病修饰治疗（DMT）治疗。

主要用药及方法：

①特立氟胺，为 DMT 中的一线口服药物，适用于已确诊的复发型 MS 患者。早期、长期应用，14mg 口服，1 次/日。应尽早开始、长期应用。注意：刚开始服用时，每月应监测谷丙转氨酶（ALT）水平，持续 6 个月，且妊娠或计划妊娠患者禁用。

②注射用重组人 β-1b 干扰素，为 DMT 中的一线治疗药物，适用于有可能发展为 MS 的高危临床孤立综合征（CIS），或已确诊的复发缓解型多发性硬化（RRMS），或仍有复发的继发性进展型多发性硬化（SPMS）患者。早期、序贯、长期应用，250μg

皮下注射，隔日 1 次。起始剂量为 62.5μg，隔日 1 次；以后每注射 2 次后，增加 62.5μg，直至推荐剂量。

③阿仑珠单抗：适用于已确诊的复发型 MS 患者（RRMS 和有复发的 SPMS 患者），12mg/d 静滴，持续 2 个疗程。

④米托蒽醌：第一个被 FDA 批准用于治疗 MS 的免疫抑制剂。由于其有严重的心脏毒性和白血病等不良反应，建议用于病情快速进展而其他治疗无效的患者，8 ~ 12mg/m^2，静脉注射，每 3 个月 1 次，疗程不宜超过 2 年。

⑤西尼莫德：对于存在炎性活动证据（复发和/或 MRI 活动）的继发进展型 MS（SPMS）患者，考虑给予西尼莫德治疗。

（3）对症治疗：痛性痉挛，可应用卡马西平、替扎尼定、巴氯芬等药物治疗；慢性疼痛、感觉异常、焦虑，可用阿米替林、普瑞巴林、选择性 5 - 羟色胺及去甲肾上腺素再摄取抑制剂（SNRI）及去甲肾上腺素能与特异性 5 - 羟色胺能抗抑郁（NaSSA）类药物治疗。此外，常见抑郁、焦虑、乏力、疲劳、震颤、膀胱直肠功能障碍及性功能障碍等症时，可到相应科室对症治疗。

（4）康复治疗与生活指导：对伴有肢体、语言、吞咽等功能障碍的患者，应早期在专业医生的指导下进行相应的功能康复训练。在应用大剂量激素治疗时，避免过度活动，以免加重骨质疏松及股骨头负重。在对疾病的认识上，医务工作者应耐心对患者及其亲属进行宣教指导，强调早期干预、早期治疗的必要性，合理交代病情及预后，增加患者治疗疾病的信心，提高治疗的依从性。医务工作者还应在遗传、婚姻、妊娠、饮食、心理及用药等生活的各个方面提供合理建议，包括避免预防接种、避免洗过热的热水澡、避免在强烈阳光下高温暴晒、保持心情愉快、不吸烟、作息规律、适量运动、补充维生素 D 等。

2. 中医治疗

（1）辨证治疗

①肝肾阴虚证

治法：滋补肝肾。

方药：二黄汤（樊永平经验方）、左归丸（《景岳全书》）、六味地黄丸（《小儿药证直诀》）或大补阴丸（《丹溪心法》）加减。熟地黄、生地黄、制首乌、水蛭、浙贝母、全蝎、连翘、天麻、益母草。

加减：如有头晕，加枸杞、菊花；热象明显，加知母、黄柏；视力减退、视物昏花，可加女贞子、茺蔚子、青葙子、密蒙花；肢体无力，可加龟甲、鹿角胶、生黄芪；感觉障碍如肢体麻木、疼痛等症，可加桃仁、红花、桂枝、桑枝、路路通、钩藤、僵蚕等；如阴虚动风，出现头晕、面部麻木等症，则需加用白蒺藜、沙苑子、菊花等养阴清肝息风药。

中成药：补肾益髓胶囊、左归丸、六味地黄丸。

②脾肾阳虚证

治法：温补脾肾。

方药：右归丸（《景岳全书》）、金匮肾气丸（《金匮要略》）、地黄饮子（《圣济总录》）加减。熟地黄、附子、肉桂、山药、山茱萸、菟丝子、鹿角胶、枸杞子、当归、杜仲。

加减：如见面色㿠白、畏寒肢冷、腹中冷痛，可加黑附子、干姜等；如见腹泻、下利清谷，可加补骨脂、肉豆蔻、五味子、吴茱萸等；如有小便不利、面肢浮肿，可加白术、泽泻、猪苓、茯苓等；如阳虚动风，出现肢体瞤动，可加僵蚕、全蝎、天麻、钩藤、蜈蚣、蝉蜕等祛风药。MS 患者脾肾阳虚症状较视神经脊髓炎谱系病患者多见，在 MS 的治疗中更应强调温脾补肾药物的使用。

中成药：右归丸、金匮肾气丸。

③痰湿热证

治法：清热化痰或清热化湿。

方药：温胆汤（《三因极一病证方论》）或二妙散（《丹溪心法》）加减。半夏、竹茹、枳实、陈皮、甘草、茯苓、苍术、黄柏。

加减：如症见头昏沉、健忘、舌强语謇等，可予菖蒲郁金汤加减；如痰热内扰心神，出现失眠多梦、舌红苔黄腻，可予黄连温胆汤加减；如见下肢沉重僵硬、小便频数、舌红苔黄，可用四妙散加减；如舌苔黄腻且厚而干燥、大便干结不下、肢体麻木，可予升降散加减；如热盛动风出现高热惊厥等，可予羚羊角面、生石决明、人工牛黄等。

中成药：痰热为主，用黄连温胆丸；湿热为主，用四妙丸。

④气虚血瘀证

治法：补气活血。

方药：补阳还五汤（《金匮要略》）加减。黄芪、当归尾、赤芍、地龙、川芎、红花、桃仁。

加减：如症状偏于上肢，可用黄芪桂枝五物汤加减；症状偏于下肢，可用黄芪赤风汤加减。如兼血虚，伴月经不调、睡眠不佳、少寐多梦，可选用归脾汤，以补脾养心为主，忌单纯使用活血化瘀药物；如血瘀较重，症见明显的瘀点瘀斑、皮肤粗糙、肌肤甲错、月经愆期甚至闭经或局部针刺样疼痛、夜间加重，则需加强活血化瘀药物的运用。

中成药：消栓颗粒。

（2）针灸治疗：多取百会、曲鬓、率谷、玉枕、神门、风池、心俞、脾俞、肝俞、环跳、三阴交等穴，一般单取患侧；也可先针健侧，再针患侧。采用平补平泻法，每次留针 30 分钟，每日 1 次，10 次一疗程。亦可采用灸法，取患处穴位 2～3 处，用清艾条温和灸 20～30 分钟，效果较好。

五、疗效评定标准

目前多以 Kurtzke 功能量表及 Kurtzke 扩充后的多发性硬化伤残量表（EDSS）分别对患者在治疗前和治疗后进行评分，以判断治疗是否有效。具体见附录。

六、中西医结合时点

本病大多有复发—缓解、反复发作、神经损伤累加、症状逐渐加重的特点，目前治疗尚不能完全阻止疾病的进程，中西医在疾病全程中结合，但各自特点不同。

1. 急性发作期

一般首选激素冲击，尤其对表现为运动、视觉障碍者，短程、足量是激素使用原则。对激素不敏感者，考虑丙球。对于单纯感觉障碍者，中医辨证治疗也可完全缓解。急性期结合中医治疗，可减少激素副作用，如失眠、痤疮、便秘、肝功能异常等。

2. 缓解期

中医辨证治疗不但可以改善乏力、失眠、多汗、怕风等症状，也能改善如运动、视觉、感觉、二便障碍等神经功能。长期中医调治，可以调节机体免疫功能，减少复发，减轻复发时的神经损伤。

缓解期也可以使用免疫修饰药物治疗，但要检测血象、肝功能，如果有明显骨髓抑制和肝功能损伤时须停药。对于有肿瘤等基础疾病者，慎用免疫修饰药物。也可中医调治与免疫修饰剂同用，取长补短，减少复发及引起免疫抑制的风险。

此外，也可考虑单抗治疗，如奥法土木单抗，但价格昂贵。

中医调节免疫在于恢复机体原来的免疫稳态，有"补不足、损有余"的特点；而西医免疫修饰就是免疫抑制，"损有余"是其特点。

3. 其他

（1）对于感觉障碍或视神经损伤者，尽早结合针灸治疗，提高疗效。

（2）中西医均强调预防，减少复发，保持心情愉快。急性期忌海鲜、羊肉、小家禽，避免烟酒、暴晒、温泉、各种疼痛刺激或外伤、不必要的免疫接种，以及感冒。

参 考 文 献

[1] 樊永平，张星虎. 多发性硬化 100 问 [M]. 北京：中国中医药出版社，2009.

[2] 许贤豪. 多发性硬化研究进展 [J]. 中华神经科杂志，2004（1）：7-10.

[3] Tian D C, Zhang C, Yuan M, et al. Incidence of multiple sclerosis in China：A nationwide hospital-based study. Lancet Reg Health West Pac, 2020（1）：100010.

[4] 樊永平，张庆. 多发性硬化症状的中医诠译、脏腑属性分析 [J]. 首都医科大学学报，2013，34（6）：885-890.

［5］樊永平，吴畏．500例多发性硬化患者中医证候研究［J］．北京中医药大学学报，2014，37（1）：68-72.

［6］邱伟，徐雁．多发性硬化诊断和治疗中国专家共识（2018）［J］．中国神经免疫学和神经病学杂志，2018，25（6）：387-394.

［7］樊永平，王少卿．多发性硬化/视神经脊髓炎中医临床诊疗规范［J］．首都医科大学学报，2018，39（6）：833-835.

［8］李娜，杨涛，李珊，等．梓醇通过抗氧化应激对少突胶质细胞前体细胞突起的影响［J］．中华中医药杂志，2020，35（6）：3184-3187

［9］Thompson A J, Banwell B L, Barkhof F, et al. Diagnosis of multiple sclerosis：2017 revisions of the McDonald criteria［J］. Lancet Neurol, 2018, 17（2）：162-173.

［10］Mitchell T Wallin, William J Culpepper, Emma Nichols, et al. Global, regional, and national burden of neurological disorders, 1990-2016：a systematic analysis for the Global Burden of Disease Study 2016［J］. Lancet Neurol, 2019, 18（5）：459-480.

［11］Walton C, King R, Rechtman L, et al. Rising prevalence of multiple sclerosis worldwide：Insights from the Atlas of MS, third edition［J］. Mult Scler, 2020, 26（14）：1816-1821.

［12］Zhao Xuesong, Yang Tao, Cheng Fang, et al. Abnormal cortical thickness in relapsing-remitting multiple sclerosis, the correlations with cognition impairment, and the effect of modified bushenyisui decoction on the cognitive function of multiple sclerosis, Journal of Traditional Chinese Medicine. https：//doi. org/10. 19852/j. cnki. jtcm. 20200730. 001

［13］Yang Tao, Zhao XueSong, Yang Xiao, et al. Association between symbol digit modalities test and regional cortex thickness in young adults with relapsing-remitting multiple sclerosis Clinical Neurology and Neurosurgery 207（2021）https：//106805 doi. org/10. 1016/j. clineuro. 2021. 106805.

［14］Haolong Liu, Yiyi Zhao, Qi Zheng, et al. Identification and Quantification of Bu Shen Yi Sui Capsule by UPLC-LTQ-Orbitrap-MSn and UPLC-QTOF-MS/MS Journal of Chromatographic Science, 2022, Vol. 60, No. 5, 450-457.

附　　录

一、Kurtzke 功能量表（表5）

表5　　Kurtzke 功能量表

功能分类	评分标准	评分
锥体功能	正常	0
	仅有异常病理体征，无伤残	1
	轻微伤残	2
	轻度至中度的截瘫或偏瘫，或严重的单瘫	3
	显著的截瘫或偏瘫，或中度的四肢瘫，或完全性单瘫	4
	完全性截瘫或偏瘫，或显著的四肢瘫	5
	完全性四肢瘫	6
小脑功能	正常	0
	仅有异常体征，无伤残	1
	轻度共济失调	2
	躯干或肢体中度共济失调	3
	所有肢体均有严重共济失调	4
	不能完成共济检查	5
脑干功能	正常	0
	仅有异常体征	1
	中度眼震或其他轻度伤残	2
	明显眼震，显著眼外肌力弱，或其他颅神经中度伤残	3
	显著构音障碍或其他显著性伤残	4
	不能吞咽或说话	5
感觉功能	正常	0
	振动觉轻度减退，累及1~2个肢体	1
	振动觉中度减退和（或）触觉、痛觉轻度减退，累及1~2个肢体；或3~4个肢体的振动觉轻度减退	2
	1~2个肢体振动觉消失和（或）触觉、痛觉中度减退；或3~4个肢体的所有振动觉中度减退和（或）触觉、痛觉轻度减退	3
	1~2个肢体的振动觉消失和（或）触觉、痛觉重度减退；或3~4个肢体的振动觉重度减退和（或）触觉、痛觉中度减退	4
	1~2个肢体的所有感觉消失；或头部以下振动觉消失和（或）触觉、痛觉中度减退	5
	头部以下所有感觉消失	6

续表

功能分类	评分标准	评分
大小便功能	正常	0
	轻度尿频、尿急或尿潴留	1
	中度尿失禁，可伴有肠道功能异常	2
	严重尿失禁	3
	持续保留导尿	4
	膀胱功能消失	5
	直肠和膀胱功能均消失	6
视觉功能	正常	0
	病理性盲点，视力＞0.7	1
	病理性盲点，视力为0.7~0.3	2
	盲点很大或视野中度缩小，最好视力为0.3~0.2	3
	视野显著缩小，以及其最好的视力为0.2~0.1；或第3级加上另一只眼的视力不超过0.3	4
	患眼的视力不超过0.3；或第4级加上另一只眼的视力不超过0.3	5
	第5级加上另一只眼的视力不超过0.3	6
大脑功能	正常	0
	仅有情绪的改变	1
	轻度下降	2
	中度下降	3
	显著下降	4
	严重受损	5

二、Kurtzke 扩充后的 MS 伤残量表（EDSS，表6）

表6 Kurtzke 扩充后的 MS 伤残量表（EDSS）

评分标准	评分
所有功能评分为0，但可包括大脑功能评分为1	0.0
任何一项功能评分为1，但不包括大脑功能评分为1	1.0
一项以上功能评分为1，但不包括大脑功能评分为1	1.5
仅一项功能评分为2，其余均为0或1	2.0
2项功能评分为2，其余均为0或1	2.5
1项功能评分为3，其余均为0或1；或3~4项功能评分为2，其余为0或1	3.0

续表

评分标准	评分
能自由行走，一项功能评分为3，1～2项功能评分为2；或2项功能评分为3，其余均为0或1；或5项功能评分为2，其余均为0或1	3.5
能自由连续行走500米，一项功能评分为4，其余为0或1；或没有一项功能评分为4，但综合功能评分指数超过3.5分等级	4.0
能自由连续行走300米，并能全天工作，但日常活动多少受到限制，有时需要轻微帮助，一项功能评分为4，其余均为0或1；或功能评分不到4，但综合的功能评分等级超过4分等级	4.5
能自由连续行走200米，伤残已使日常活动受制，一项功能评分为5，其余均为0或1；或功能评分不到5，但综合功能评分等级超过4分等级	5.0
能自由连续行走100米，伤残使日常活动明显受制，一项功能评分为5，其余均为0或1；或功能评分不到5，但综合的功能评分等级超过4分等级	5.5
基本上使用一侧拐杖，或间断使用双侧拐杖，能行走100米，中途可稍休息，2个以上功能评分大于3	6.0
持续使用双侧拐杖或支架，能一次连续行走20米，2项以上功能评分大于3	6.5
在别人的搀扶下亦不能行走5米，基本上坐在轮椅上，每天12小时内能自行驱动手动轮椅，1项以上功能评分大于4（有时仅有锥体系功能评分为5）	7.0
挪动几步都很困难，依赖轮椅，能自行驱动，有时需别人推动，1项以上功能评分大于4	7.5
基本卧床，双上肢尚能照顾自己，几项功能评分大于4	8.0
基本卧床，双上肢保留部分自助功能，几项功能评分大于4	8.5
完全卧床，无自助能力，仅能说话和进食，多数功能评分大于4	9.0
完全卧床，丧失自助能力，说话和进食有困难，几乎所有功能评分均大于4	9.5
死于多发性硬化	10.0

解释：

（1）EDSS 在8个功能系统定量残疾程度：锥体系、小脑、脑干、感觉、大小便、视觉、大脑及其他。

（2）8个功能系统的分级为0～5或6级。0级正常，5或6级残疾最重。

（3）EDSS 1.0～4.5分，提示 MS 患者能自由活动；5.0～9.5提示活动受限。

（4）当锥体系功能在3级或以上影响此项检查时，应注明 X 符号。

（5）视乳头颞侧出现苍白，应注明 X 符号。视力应在矫正后测定。

视神经脊髓炎的中西医诊疗方案

一、概述

视神经脊髓炎（neuromyelitis optica，NMO）是一种免疫介导的以视神经和脊髓受累为主的中枢神经系统脱髓鞘疾病。其病因与水通道蛋白抗体（AQP4 - IgG）相关，是不同于多发性硬化的独立疾病实体。在白人为主的队列中，NMO/NMOSD 发病率为（0.07～0.4）/10 万；在亚洲人群中，发病率为（0.39～0.6）/10 万。临床多以严重的视神经炎和长节段横贯性脊髓炎为特征表现，常于青壮年起病，女性居多，复发率及致残率高。随着研究不断深入，NMO 的临床特征不仅局限于视神经和脊髓，也包括一些非视神经和脊髓病变表现。2007 年，Wingerchuk 提出视神经脊髓炎谱系疾病（neuromyelitis optica spectrum disorders，NMOSD）的名称，涵盖了传统 NMO 和一些不完全符合 NMO 但免疫病理机制相近的综合征。

视神经脊髓炎在历代中医文献中并没有确切的病名与之相对应，本病首发症状以视力减退、肢体无力及感觉障碍常见，病在"脑与髓"。以肢体无力甚至瘫痪者，符合《黄帝内经》中"骨枯髓减，发为骨痿"的描述，将其归为"痿证"中的"骨痿"最为恰当；以视觉障碍为主要症状者，应诊为"视瞻昏渺""青盲""暴盲"；肢体麻木，属"麻木不仁"。

二、临床特点

1. 主要症状

NMOSD 有 6 组核心症状，其中视神经炎、急性脊髓炎、延髓最后区综合征的临床及影像表现最具特征性（表7）。

表7　NMOSD 的临床表现及影像特征

疾病	临床表现	MRI 影像特征
视神经炎	可为单眼、双眼同时或相继发病。多起病急，进展迅速。视力多显著下降，甚至失明；多伴有眼痛，也可发生严重视野缺损。部分病例的治疗效果不佳，残余视力<0.1	更易累及视神经后段及视交叉，病变节段可大于1/2 视神经长度。急性期可表现为视神经增粗、强化，部分伴有视神经鞘强化等。慢性期可以表现为视神经萎缩，形成双轨征

续表

疾病	临床表现	MRI 影像特征
急性脊髓炎	多起病急，症状重。急性期多表现为严重的截瘫或四肢瘫，尿便障碍，脊髓损害平面常伴有根性疼痛或 Lhermitte 征；高颈髓病变严重者，可累及呼吸肌而致呼吸衰竭。恢复期较易发生阵发性、痛性或非痛性痉挛，长期瘙痒，有顽固性疼痛等	脊髓病变多较长，纵向延伸的脊髓长节段横贯性损害是 NMOSD 最具特征性的影像表现。矢状位多表现连续病变，其纵向延伸往往超过 3 个椎体节段以上，少数病例可纵贯全脊髓，颈髓病变可向上与延髓最后区病变相连。轴位病变多累及中央灰质和部分白质，呈圆形或 H 型，脊髓后索易受累。急性期病变可以出现明显肿胀，呈长 T1、长 T2 表现；增强后，部分呈亮斑样或斑片样、线样强化，相应脊膜亦可强化（图 6）。慢性恢复期病变可见脊髓萎缩、空洞，长节段病变可转变为间断、不连续长 T2 信号。少数脊髓病变首次发作时，可以小于 2 个椎体节段；急性期多表现为明显肿胀及强化
延髓最后区综合征	可为单一首发症状。表现为顽固性呃逆、恶心、呕吐，不能用其他原因解释	延髓背侧为主，主要累及最后区域，呈片状或线状长 T2 信号，可与颈髓病变相连
急性脑干综合征	头晕、复视、共济失调等，部分病变无明显临床表现	脑干背盖部、四脑室周边弥漫性病变
急性间脑综合征	嗜睡、发作性睡病样表现、低钠血症、体温调节异常等。部分病变无明显临床表现	位于丘脑、下丘脑、三脑室周边弥漫性病变
大脑综合征	意识水平下降、认知语言等高级皮层功能减退、头痛等，部分病变无明显临床表现	不符合典型 MS 影像特征，幕上部分病变体积较大，呈弥漫云雾状，无边界，通常不强化。可以出现散在点状、泼墨状病变。胼胝体病变多较为弥漫，纵向可大于 1/2 胼胝体长度。部分病变可沿基底节、内囊后支、大脑脚锥体束走行，呈长 T2、高 Flair 信号。少部分病变亦可表现为类急性播散性脑脊髓炎、肿瘤样脱髓鞘或可逆性后部脑病样特征

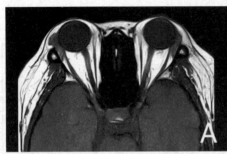
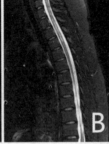
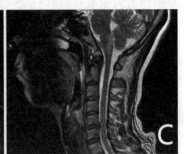

A. 左侧视神经较对侧萎缩　　　B. 胸髓长节段脊髓炎　　　C. 延髓最后区病变

图 6　视神经脊髓炎谱系疾病

2. 辅助检查

（1）MRI 检查：不同临床综合征的 MRI 影像特征见表6。

（2）脑脊液检查：多数患者急性期脑脊液白细胞 $> 10 \times 10^6/L$，部分患者脑脊液中性粒细胞增高，甚至可见嗜酸性粒细胞；脑脊液寡克隆区带阳性率 $< 20\%$；脑脊液蛋白多明显增高，可 $> 1g/L$。

（3）血清及脑脊液 AQP4 - IgG：AQP4 - IgG 是 NMO 特有的生物免疫标志物，具有高度特异性。公认的特异性和灵敏度均较高的方法有细胞转染免疫荧光法及流式细胞法。

（4）血清其他自身免疫抗体检测：近 50% NMOSD 患者合并其他自身免疫抗体阳性，如血清抗核抗体（ANAs）、抗 SSA 抗体、抗 SSB 抗体、抗甲状腺抗体等。

（5）NMOSD 的视功能相关检查

①视敏度：（最佳矫正）视力下降，部分患者残留视力小于 0.1。严重者，仅存在光感甚至全盲。

②视野：可表现为单眼或双眼受累，出现各种形式的视野缺损。

③视觉诱发电位：多表现为 P100 波幅降低及潜伏期延长，严重者引不出反应。

④OCT 检查：多出现较明显的视网膜神经纤维层变薄且不易恢复。

三、诊断

1. 疾病诊断标准

以病史、核心临床症状及影像特征为诊断基本依据，以 AQP4 - IgG 作为诊断分层，可分为 AQP4 - IgG 阳性组与阴性组，并参考其他亚临床及免疫学证据做出诊断。此外，还需排除其他疾病可能。现参照 2015 年国际 NMO 诊断小组（IPND）指定的 NMOSD 诊断标准制定。

（1）AQP4 - IgG 阳性的 NMOSD 诊断标准

①至少 1 项核心临床特征。

②用可靠的方法检测 AQP4 - IgG 阳性（推荐 CBA 法）。

③排除其他诊断。

（2）AQP4 - IgG 阴性或 AQP4 - IgG 未知状态的 NMOSD 诊断标准

①在 1 次或多次临床发作中，至少 2 项核心临床特征并满足下列全部条件：至少 1 项临床核心特征为视神经炎（ON）、急性长节段横贯性脊髓炎（LETM）或延髓最后区综合征；空间多发（2 个或以上不同的临床核心特征）；满足 MRI 附加条件。

②用可靠的方法检测 AQP4 - IgG 阴性或未检测。

③排除其他诊断。

（3）AQP4 - IgG 阴性或 AQP4 - IgG 未知状态 NMOSD 的 MRI 附加条件

①急性 ON：脑 MRI 需有下列之一表现。即脑 MRI 正常或仅有非特异性白质病变；视神经长 T2 信号或 T1 增强信号 $> 1/2$ 视神经长度，或病变累及视交叉。

②急性脊髓炎：长脊髓病变 > 3 个连续椎体节段，或有脊髓炎病史的患者相应脊髓

萎缩>3个连续椎体节段。

③最后区综合征：延髓背侧/最后区病变。

④急性脑干综合征：脑干室管膜周围病变。

2. 证候诊断

视神经脊髓炎与多发性硬化的临床表现相似，中医病因病机相似，证候诊断类似，但两种疾病在病情轻重，不同症状如视力下降、复视等眼部症状出现的概率上又有所不同。

（1）肝肾阴虚证：遇热症状加重，腰膝疼痛，足跟痛，酸重痛；肢体抽搐、抽痛；手足心热，阵发烘热；视歧，视力减退；盗汗，骨蒸潮热，健忘，急躁易怒；口眼干燥，颧红。舌红，少苔，脉细数。

（2）气虚血瘀证：倦怠，易感冒，劳累后症状加重，肢体困重，拘急僵硬感；肌肤肢体麻木，局部感觉发紧或束带感，肢体关节刺痛；食少纳呆，面色少华，自汗，出虚汗或容易汗出，尿频尿急，排尿困难，排便无力，面色晦暗或黧黑，口淡。舌暗，苔白腻，脉紧。

（3）脾肾阳虚证：遇冷症状加重，畏寒，肢体关节僵硬，行路不稳；肢体关节冷痛；四肢凉，下肢冷甚，面色㿠白；排便无力，便秘、便溏并见；小便失禁，遗尿，阳痿；性欲减退，智力减退，失聪，女性月经紊乱。舌淡白，脉沉。

（4）痰湿热证：足跟痛，酸重痛；视歧，视力减退；肢体困重，头蒙如裹，头晕目眩，呕吐，排尿无力，面部痤疮。舌淡，苔白腻或黄腻，脉滑或滑数。

四、治疗方案

1. 西医治疗

（1）急性期治疗

1）治疗目的：减轻急性期症状，缩短病程，改善残疾程度，防治并发症。

2）适应对象：为有客观神经功能缺损证据的发作或复发期患者。

3）主要药物及用法

①糖皮质激素：原则是大剂量冲击，缓慢阶梯减量，长期维持。首选大剂量甲泼尼龙冲击疗法，1g/d，静脉点滴，连用3天；500mg/d静脉点滴，共3天；240mg/d静脉点滴，共3天；120mg/d静脉点滴，共3天；改换口服，缓慢减量。

②血浆置换：对使用激素无效的患者，尽早开始行血浆置换治疗，在5～14天内进行5～7次血浆置换，每次置换1～2L血浆容量。

③大剂量静脉注射免疫球蛋白（intravenous immunoglobulin, IVIG）：对激素冲击反应差的患者，可选大剂量IVIG 0.4g/（kg·d），连续5天为1个疗程。

④激素联合免疫抑制剂：在激素冲击治疗收效不佳时，因经济情况不能行静脉注射大剂量免疫球蛋白或血浆置换治疗者，可以联用环磷酰胺治疗。

（2）序贯治疗

1）治疗目的：预防复发，减少神经功能障碍累积。

2）适应对象：对于 AQP4 - IgG 阳性的 NMOSD 及 AQP4 - IgG 阴性的复发型 NMOSD 应早期预防治疗。

3）主要药物及用法：一线药物，包括硫唑嘌呤、吗替麦考酚酯、甲氨蝶呤、利妥昔单抗等。二线药物，包括环磷酰胺、他克莫司、米托蒽醌，定期静脉注射用丙种球蛋白（IVIG）。可用于 NMOSD 预防治疗，特别适用于不宜应用免疫抑制剂者，如儿童及妊娠期患者。

①硫唑嘌呤（azathioprine，AZA）：单用或联合小剂量糖皮质激素，口服硫唑嘌呤（2.0～3.0）mg/（kg·d）和泼尼松 0.75mg/（kg·d）或相等剂量隔日联合，直到硫唑嘌呤充分起效。4～5 个月后，可以开始逐渐减少泼尼松的剂量。

②吗替麦考酚酯（mycophenolate，MMF）：口服（1～1.5）g/d。

③利妥昔单抗（rituximab，RTX）：按体表面积 375mg/m^2 静脉滴注，每周 1 次，连用 4 周；或 1000mg 静脉滴注，共用 2 次（间隔 2 周）。国内经验为单次 500mg 静脉点滴，6～12 个月后重复应用；或 100mg 静脉点滴，1 次/周，连用 4 周，6～12 个月后重复应用。

④环磷酰胺（cyclophosphamicle，CTX）：600mg，静脉滴注，1 次/2 周，连续 5 个月；600mg，静脉滴注，每月 1 次，共 12 个月。

⑤米托蒽醌（mitoxantrone）：（10～12）mg/m^2，每月 1 次，3 个月后，每 3 个月 1 次，再用 3 次。

⑥激素：小剂量泼尼松维持治疗能减少视神经脊髓炎谱系疾病（NMOSD）的发生，可联合免疫抑制剂使用。

⑦其他：可能有效的治疗，包括间断小剂量 IVIG、甲氨蝶呤、环孢素 A。

（3）对症治疗：包括痛性痉挛、慢性疼痛、感觉异常、抑郁、焦虑、乏力、疲劳、震颤、膀胱直肠功能障碍及性功能障碍等可到相应科室就诊。

（4）康复治疗与生活指导：对伴有肢体、吞咽等功能障碍的患者，应早期在专业医生的指导下进行相应的功能康复训练。在应用大剂量激素治疗时，避免过度活动，以免加重骨质疏松及股骨头负重。当激素减量到小剂量口服时，可鼓励活动，进行相应的康复训练。在对疾病的认识上，医务工作者应耐心对患者及亲属进行宣教指导，强调早期干预、早期治疗的必要性，合理交代病情及预后，增强患者治疗疾病的信心，提高治疗的依从性。医务工作者还应在遗传、婚姻、妊娠、饮食、心理及用药等生活的各个方面提供合理建议，包括避免预防接种、避免洗过热的热水澡及在强烈阳光下的高温暴晒、保持心情愉快、不吸烟、作息规律、适量运动、补充维生素 D 等。

2. 中医治疗

（1）辨证治疗

①肝肾阴虚证

治法：滋补肝肾。

方药：二黄汤（樊永平经验方）、左归丸（《景岳全书》）、六味地黄丸（《小儿药证直诀》）或大补阴丸（《丹溪心法》）加减。熟地黄、生地黄、制首乌、水蛭、浙贝母、全蝎、连翘、天麻、益母草。

加减：如有头晕，加枸杞、菊花；热象明显，加知母、黄柏；视力减退、视物昏花，可加女贞子、茺蔚子、青葙子、密蒙花；肢体无力，可加龟甲、鹿角胶、生黄芪；感觉障碍如肢体麻木、疼痛等症，可加桃仁、红花、桂枝、桑枝、路路通、钩藤、僵蚕等；如阴虚动风，出现头晕、面部麻木等症，则需加用白蒺藜、沙苑子、菊花等滋阴清肝息风药。

NMOSD 患者的视力下降、复视等眼部症状的发生率较 MS 患者高，且症状重，应重视补肾明目药物的使用。NMOSD 患者肝肾阴虚证较 MS 多见，且 NMOSD 患者复发率更高。中医认为，病情复发与"肝风内动"相关，在本病的治疗中应重视平肝调肝法的使用。

中成药：补肾益髓胶囊、左归丸、六味地黄丸。

②气虚血瘀证

治法：补气活血。

方药：补阳还五汤（《医林改错》）加减。黄芪、当归尾、赤芍、地龙、川芎、红花、桃仁。

加减：如症状偏于上肢，可用黄芪桂枝五物汤加减；症状偏于下肢，可用黄芪赤风汤加减。如兼血虚伴月经不调，睡眠不佳，少寐多梦，可选用归脾汤以补脾养心为主，忌单纯使用活血化瘀药物。NMOSD 患者的血瘀证出现概率较 MS 高，如血瘀较重，症见明显的瘀点瘀斑，皮肤粗糙，肌肤甲错，月经愆期甚至闭经或局部针刺样疼痛，夜间加重，则需加强活血化瘀药物的运用。

中成药：消栓颗粒。

③脾肾阳虚证

治法：温补脾肾。

方药：右归丸（《景岳全书》）、金匮肾气丸（《金匮要略》）、地黄饮子（《圣济总录》）加减。熟地黄、附子、肉桂、山药、山茱萸、菟丝子、鹿角胶、枸杞子、当归、杜仲。

加减：如见面色㿠白、畏寒肢冷、腹中冷痛，可加黑附子、干姜等；如见腹泻、下利清谷，可加补骨脂、肉豆蔻、五味子、吴茱萸等；如有小便不利、面肢浮肿，可加白术、泽泻、猪苓、茯苓等；如阳虚动风，出现肢体瞤动，可加僵蚕、全蝎、天麻、钩藤、蜈蚣、蝉蜕等祛风药。

NMOSD 较 MS 患者肝肾阴虚者多见，在 NMOSD 的治疗中更应强调补益肝肾药物的使用。

中成药：右归丸、金匮肾气丸。

④痰湿热证

治法：清热化痰或清热化湿。

方药：温胆汤（《三因极一病证方论》）或二妙散（《丹溪心法》）加减。半夏、竹茹、枳实、陈皮、甘草、茯苓、苍术、黄柏。

加减：如症见头昏沉、健忘、舌强语謇等，可予菖蒲郁金汤加减；如痰热内扰心神，出现失眠多梦，舌红苔黄腻，可予黄连温胆汤加减；如见下肢沉重僵硬、小便频数、舌红苔黄，可用四妙散加减；如舌苔黄腻且厚而干燥、大便干结不下、肢体麻木，可予升降散加减；如热盛动风，出现高热惊厥等，可予羚羊角面、生石决明、人工牛黄等。

中成药：痰热为主，用黄连温胆丸；湿热为主，用四妙丸。

（2）针灸治疗：同"多发性硬化"。

五、疗效评定标准

目前多以 Kurtzke 功能量表及 Kurtzke 扩充后的多发性硬化伤残量表（EDSS）分别对患者在治疗前和治疗后进行评分，以判断治疗是否有效。

六、中西医结合时点

1. 视神经脊髓炎谱系病的中西医结合要点基本上同"多发性硬化"，可以参考使用。两者的差异，是视神经脊髓炎的复发率更高、致残率更高。

2. 减少复发，防止神经损伤的累加，在疾病的全过程均很重要，西医用少量激素结合免疫修饰剂，或定期使用单抗治疗。中医对症治疗。

3. 病情不稳定者，尤其是血清 AQP4 滴度较高者，要定期检测。中医在辨证论治基础上，适当加入清热解毒药物，如白花蛇舌草、黄芩等。

参 考 文 献

［1］樊永平，张星虎. 多发性硬化 100 问［M］. 北京：中国中医药出版社，2009.

［2］樊永平，胡蕊，鲍显慧，等 . 63 例视神经脊髓炎患者临床特点和中医证型分布［J］. 中国中西医结合杂志，2013，33（3）：322 – 325.

［3］王苏，樊永平，张永超，等 . 中医辨证论治对视神经脊髓炎年复发率影响的临床观察［J］. 中华中医药杂志，2014，29（12）：3814 – 3816.

［4］中国免疫学会神经免疫学分会，中华医学会神经病学分会神经免疫学组，中国医师协会神经内科分会神经免疫专业委员会 . 中国视神经脊髓炎谱系疾病诊断与治疗指南［J］. 中国神经免疫学和神经病学杂志，2016，23（3）：155 – 166.

［5］樊永平，王少卿 . 多发性硬化/视神经脊髓炎中医临床诊疗规范［J］. 首都医科大

学学报，2018，39（6）：833 – 835.

［6］仝延萍，杨涛，王静文，等．基于聚类分析的缓解期视神经脊髓炎谱系疾病中医证候规律研究［J］.中华中医药杂志，2020，35（6）：3098 – 3101.

［7］赵天佑，杨涛，仝延萍，等．肝肾阴虚型视神经脊髓炎谱系病患者下丘脑 – 垂体 – 肾上腺轴功能改变研究［J］.中华中医药杂志，2020，35（10）：5226 –5229

［8］王静文，杨涛，仝延萍，等．补肾化痰活血法对缓解期视神经脊髓炎谱系病患者外周血 Th17、Th1 细胞的影响［J］.中华中医药杂志，2020，35（10）：5838 –5841

［9］Papp V，Magyari M，Aktas O，et al. Worldwide Incidence and Prevalence of Neuromyelitis Optica：A Systematic Review［J］. Neurology，2021，96（2）：59 –77.

癫痫的中西医诊疗方案

一、概述

癫痫（epilepsy）俗称"羊角风"或"羊癫风"，是大脑神经元突发性异常放电，导致短暂的大脑功能障碍的一种慢性疾病。《临床诊疗指南·癫痫病分册》（2015 修订版）中明确指出，癫痫不是单一的疾病实体，而是一种有着不同病因基础、临床表现各异，但以反复癫痫发作为共同特征的慢性脑部疾病状态。临床除癫痫发作外，还合并认知减退、行为异常、抑郁等脑部功能异常及相应社会、心理的变化。据我国最新流行病学资料显示，国内癫痫的总体患病率为 7.0‰，年发病率为 28.8/10 万，1 年内有发作的活动性癫痫患病率为 4.6‰。据此估计，我国有 900 万左右的癫痫患者，其中 500 万~600 万是活动性癫痫患者，同时每年新增加癫痫患者约 40 万，已经成为神经科仅次于头痛的第二大常见病。

癫痫相当于中医学中的"痫证"，为临床常见的精神失常疾病。癫病以精神抑郁，表情淡漠，沉默痴呆，语无伦次，静而多喜为特征；痫病是一种反复发作性神志异常病证，亦名"癫痫"，俗称"羊痫病"。

二、临床特点

1. 主要症状

癫痫可见于各个年龄段。儿童癫痫的发病率较成人高，随着年龄的增长，癫痫发病率有所降低。进入老年期（65 岁以后），由于脑血管病、老年痴呆和神经系统退行性病变增多，癫痫发病率又见上升。由于异常放电的起始部位和传递方式的不同，癫痫发作的临床表现复杂多样。

（1）全面强直－阵挛性发作（GTCS）：以突发意识丧失和全身强直和抽搐为特征，典型的发作过程可分为强直期、阵挛期和发作后期。一次发作持续时间一般小于 5 分钟，常伴有舌咬伤、尿失禁等，并容易造成窒息等伤害。强直－阵挛性发作，可见于任何类型的癫痫和癫痫综合征中。

（2）失神发作：典型失神表现为突然发生，动作中止，凝视，叫之不应，可有眨眼，但基本不伴有或伴有轻微的运动症状，结束也突然。通常持续 5~20 秒，罕见有超过 1 分钟者。主要见于儿童失神癫痫。

（3）强直发作：表现为发作性全身或者双侧肌肉的强烈持续的收缩，肌肉僵直，使肢体和躯体固定在一定的紧张姿势，如轴性的躯体伸展背屈或者前屈。常持续数秒至数十秒，但是一般不超过 1 分钟。强直发作多见于有弥漫性器质性脑损害的癫痫患者，一般为病情严重的标志，主要为儿童，如 Lennox - Gastaut 综合征。

（4）肌阵挛发作（GTCS）：是肌肉突发快速短促的收缩，表现为类似于躯体或者肢体电击样抖动，有时可连续数次，多出现于觉醒后；可为全身动作，也可为局部的动作。肌阵挛临床常见，但并不是所有的肌阵挛都是癫痫发作，既存在生理性肌阵挛，也存在病理性肌阵挛。同时伴 EEG 多棘慢波综合的肌阵挛属于癫痫发作，但有时脑电图的棘慢波可能记录不到。肌阵挛发作既可见于一些预后较好的特发性癫痫患者（如婴儿良性肌阵挛性癫痫、少年肌阵挛性癫痫），也可见于一些预后较差的、有弥漫性脑损害的癫痫综合征中（如早期肌阵挛性脑病、婴儿重症肌阵挛性癫痫、Lennox - Gastaut 综合征等）。

（5）痉挛：指婴儿痉挛，表现为突然、短暂的躯干肌和双侧肢体的强直性屈性或者伸性收缩，多表现为发作性点头，偶有发作性后仰。其肌肉收缩的整个过程有 1~3 秒，常成簇发作。常见于 West 综合征，其他婴儿综合征有时也可见到。

（6）失张力发作：是由于双侧部分或者全身肌肉张力突然丧失，导致不能维持原有的姿势，出现猝倒、肢体下坠等表现，发作时间相对短暂，持续数秒至 10 余秒多见，一般不伴有明显的意识障碍。失张力发作多与强直发作、非典型失神发作交替出现于有弥漫性脑损害的癫痫，如 Lennox - Gastaut 综合征（伦诺克斯 - 加斯托综合征）、Doose 综合征（多泽综合征，肌阵挛 - 站立不能性癫痫）、亚急性硬化性全脑炎早期等。但也有某些患者仅有失张力发作，但病因不明。

（7）单纯部分性发作：发作时意识清楚，持续时间数秒至 20 余秒，很少超过 1 分钟。根据放电起源和累及的部位不同，单纯部分性发作可表现为运动性、感觉性、自主神经性和精神性，后两者较少单独出现，常发展为复杂部分性发作。

（8）复杂部分性发作：发作时伴有不同程度的意识障碍。表现为突然动作停止，两眼发直，叫之不应，不跌倒，面色无改变。有些患者可出现自动症，为一些不自主、无意识的动作，如舔唇、咂嘴、咀嚼、吞咽、摸索、擦脸、拍手、无目的走动、自言自语等，发作过后不能回忆。其大多起源于颞叶内侧或者边缘系统，但也可起源于额叶。

（9）继发全面性发作：简单或复杂部分性发作均可继发全面性发作，最常见继发全面性强直阵挛发作。部分性发作继发全面性发作仍属于部分性发作的范畴，其与全面性发作在病因、治疗方法及预后等方面明显不同，故两者的鉴别在临床上尤为重要。

2. 辅助检查

（1）脑电图检查：脑电图出现棘波、尖波、棘 - 慢复合波等痫性发作波形。局限性发作为局限部位的痫性波形，GTCS 强制期呈低电压快活动，阵挛期为与节律性肌收缩相应的暴发尖波和与停止肌收缩相应的慢波。失神发作，可见各导程同步发生短暂 3Hz 的棘 - 慢波放电，背景电活动正常。此外，24 小时动态脑电图连续描记可进一步获得脑电图异常放电的资料。

（2）影像学检查：磁共振波谱检查，能较好诊断癫痫，可提供癫痫灶中电流的位置、深度和方向等精确空间信息，且能分辨原发灶和继发灶。

（3）其他检查：单光子发射计算机断层成像术（SPECT）、正电子发射断层成像术（PET）通过测定脑组织内放射性核素的聚集或摄取来显示病灶，有较好的敏感性。

三、诊断

1. 疾病诊断标准

疾病诊断标准应符合《国际抗癫痫联盟癫痫发作的国际分类及癫痫综合征的国际分类意义》中的相关规定，主要体现在患者发病时会有意识模糊、肢体发生抽搐。与此同时，还会出现一些功能性障碍现象。

既往癫痫诊断多分为 3 步，即判断是否癫痫、判断癫痫类型、寻求癫痫病因。新诊疗指南提倡将癫痫诊断分 5 个步骤，即判断是否癫痫、在判断癫痫类型中将发作类型及癫痫综合征的类型分作 2 步、在寻求癫痫病因后增加了确定残障和共患病的情况。

（1）判断是否癫痫：详细询问患者本人及其亲属或同事等目击者，尽可能获取详细而完整的发作史，是准确诊断癫痫的关键。脑电图检查是诊断癫痫发作和癫痫的最重要手段，并且有助于癫痫发作和癫痫的分类。临床怀疑癫痫的病例均应进行脑电图检查。需要注意的是，一般常规脑电图的异常率很低，为 10% ~ 30%。而规范化脑电图，应适当延长描图时间，保证诱发各种试验，特别是睡眠诱发，必要时加作蝶骨电极描记。因此，明显提高了癫痫放电的检出率，可使阳性率提高至 80% 左右，并使癫痫诊断的准确率明显提高。

（2）癫痫发作的类型：主要依据详细的病史资料、规范化的脑电图检查，必要时行录像脑电图检测等进行判断。

（3）癫痫综合征的类型：主要区分特发性癫痫综合征、症状性癫痫综合征、可能的症状性癫痫综合征或隐源性癫痫。

（4）癫痫的病因：在癫痫诊断确定之后，应设法查明病因。应询问有无家族史，出生及生长发育情况，有无脑炎、脑膜炎、脑外伤等病史。查体中，有无神经系统体征、全身性疾病等。然后选择有关检查，如头颅磁共振成像（MRI）、CT、血糖、血钙、脑脊液等检查，以进一步查明病因。

（5）其他：确定残障和共患病的情况。

此外，国际抗癫痫联盟（ILAE）于 2014 年发布了癫痫的临床实用性定义，提出诊断癫痫的条件是：①至少两次间隔 > 24 小时的非诱发性发作（或反射性发作）；②1 次非诱发性发作（或反射性发作），在未来 10 年再发风险与两次非诱发性发作再发风险相当（至少 60%）；③诊断某种癫痫综合征。

2. 疾病临床分型

（1）癫痫发作分类：目前普遍应用的是国际抗癫痫联盟在 1981 年提出的癫痫发作分类方案。癫痫发作，分为部分性发作、全面性发作、继发全面性发作。2017 年，国际抗癫痫联盟提出了最新的癫痫发作分类方案，对癫痫发作进行了重新分类和补充。目前修订后的癫痫发作的主要分类有全面性发作、局灶性发作、发作类型不明型发作。

①部分性/局灶性发作：是指发作起始症状及脑电图改变，提示"大脑半球某部分神经元首先被激活"的发作，包括单纯部分性发作、复杂部分性发作、继发全面性发作。

②全面性发作：是指发作起始症状及脑电图改变提示"双侧大脑半球同时受累"的发作，包括失神、肌阵挛、强直、阵挛、强直-阵挛、失张力等发作。

③不能分类的发作：由于资料不充足或不完整而不能分类，或在目前分类标准中无法归类的发作（如痉挛性发作）。

④近年新确认的发作类型：包括肌阵挛失神、负性肌阵挛、眼睑肌阵挛、痴笑发作等。

（2）癫痫综合征的分类

①特发性癫痫综合征：除了癫痫，没有大脑结构性损伤和其他神经系统症状与体征的综合征。多在青春期前起病，预后良好。

②症状性癫痫综合征：由于各种原因造成的中枢神经系统病变或者异常，包括脑结构异常或者影响脑功能的各种因素。随着医学的进步和检查手段的不断发展和丰富，能够寻找到病因的癫痫病例越来越多。

③可能的症状性癫痫综合征或隐源性癫痫：认为是症状性癫痫综合征，但目前病因未明。

④反射性癫痫综合征：指几乎所有的发作均由特定的感觉或者复杂认知活动诱发的癫痫，如阅读性癫痫、惊吓性癫痫、视觉反射性癫痫、热浴性癫痫、纸牌性癫痫等。去除诱发因素，发作也消失。

⑤良性癫痫综合征：指易于治疗或不需要治疗也能完全缓解，不留后遗症的癫痫综合征。

⑥癫痫性脑病：指癫痫性异常本身所造成的进行性脑功能障碍，包括 West 综合征、LGS（伦诺克斯-加斯托综合征）、LKS（获得性癫痫失语征）及大田原综合征、Dravet 综合征等。其原因主要或者全部是由于癫痫发作或者发作间歇期频繁的癫痫放电引起。大多为新生儿、婴幼儿，以及儿童期发病。脑电图明显异常，药物治疗效果差。

3. 证候诊断

（1）风痰闭阻证：发作时突然仆倒，神志丧失，颈项及全身强直；继而抽搐，两目窜视，牙关紧闭，口吐白沫，口唇及面部色青。舌苔白，脉弦滑。

（2）阳虚湿盛证：面色晦暗萎黄，手足清冷，双眼半开半合；神志昏聩，抽搐时发，口吐涎沫，一般不啼叫或声音微小。舌淡，苔白厚腻，脉细或沉迟。

（3）脾虚痰盛证：平素倦怠乏力，胸闷，眩晕，纳差，便溏；发作时口吐涎沫，啼声低怯。舌质淡，苔白腻，脉濡滑或弦细滑。

（4）肝火痰热证：平日情绪急躁，心烦失眠，咳痰不爽，口苦口干，便秘尿黄；

发作时抽搐吐涎沫，或有吼叫，二便自遗。舌红，苔黄或黄腻，脉弦滑数。

（5）肝肾阴虚证：癫痫频发之后，神思恍惚，面色晦暗，头晕目眩，两目干涩，健忘失眠，腰膝酸软，大便干燥。舌红，苔薄白，脉细数或弦数。

四、治疗方案

1. 西医治疗

（1）药物治疗：目前国内外对于癫痫的治疗，主要以药物治疗为主。癫痫经过正规的抗癫痫药物治疗，约70%患者的发作是可以得到控制的，其中50% ~60%的患者经过2~5年的治疗是可以痊愈的，可以和正常人一样地工作和生活。因此，合理、正规的抗癫痫药物治疗是关键。

①抗癫痫药物使用指征：癫痫的诊断一旦确立，应及时应用抗癫痫药物以控制发作。但对首次发作、发作有诱发因素或发作稀少者，可酌情考虑。

②选择抗癫痫药物的总原则：对癫痫发作及癫痫综合征进行正确分类是合理选药的基础。此外，还要考虑患者的年龄（儿童、成人、老年人）、性别、伴随疾病，以及抗癫痫药物潜在的副作用可能对患者未来生活质量的影响等因素。

如婴幼儿患者不会吞服药片，应用糖浆制剂，既有利于患儿服用，又方便控制剂量。儿童患者选药时，应注意尽量选择对认知功能、记忆力、注意力无影响的药物。

老年人共患病多，合并用药多，药物间相互作用多，而且老年人对抗癫痫药物更敏感，副作用更突出。因此，老年癫痫患者在选用抗癫痫药物时，必须考虑药物副作用和药物间的相互作用。

对于育龄期女性癫痫患者，应注意抗癫痫药对激素、性欲、女性特征、怀孕、生育及致畸性等的影响。传统抗癫痫药物（如苯妥英钠、苯巴比妥）虽有一定临床疗效，但是副作用较多，如齿龈增生、毛发增多、致畸率高、多动、注意力不集中等，患者不易耐受。

抗癫痫新药（如拉莫三嗪、左乙拉西坦、托吡酯、奥卡西平等）不仅临床疗效肯定，而且副作用小，患者容易耐受。

③抗癫痫药物治疗应尽可能采用单药治疗，直至达到有效或最大耐受量。单药治疗失败后，可联合用药。尽量将作用机制不同、很少或没有药物间相互作用的药物配伍使用。合理配伍用药应当以临床效果最好、患者经济负担最轻为最终目标。

④在抗癫痫药物治疗过程中，并不推荐常规监测抗癫痫药物的血药浓度。只有当怀疑患者未按医嘱服药或出现药物毒性反应、合并使用影响药物代谢的其他药物以及存在特殊临床情况（如癫痫持续状态、肝肾疾病、妊娠）时，才考虑进行血药浓度监测。

⑤抗癫痫治疗需持续用药，不应轻易停药。目前认为，至少持续3年以上无癫痫发作时，才可考虑是否逐渐停药。在停药过程中，每次只能减停一种药物，并且需要1年左右时间逐渐停用。

（2）手术治疗：经过正规抗癫痫药物治疗，仍有 20%～30% 患者为药物难治性癫痫。癫痫的外科手术治疗为这一部分患者提供了新的治疗手段，估计约有 50% 的药物难治性癫痫患者可通过手术，使发作得到控制或治愈，从一定程度上改善了难治性癫痫的预后。

其手术适应证：①药物难治性癫痫，影响日常工作和生活者；②对于部分性癫痫，癫痫源区定位明确，病灶单一而局限；③手术治疗不会引起重要功能缺失。

（3）生酮饮食治疗：为合适的高脂肪、低碳水化合物、蛋白质和其他营养素的配方饮食，既不影响正常的生长发育，同时又可以治疗难治性癫痫。

（4）神经调控治疗：是一项新的神经电生理技术，已经成为国外治疗癫痫最有发展前景的一种治疗方法。目前包括重复经颅磁刺激术（rTMS）、中枢神经系统电刺激术（脑深部电刺激术、癫痫灶皮层刺激术等）、周围神经刺激术（迷走神经刺激术）。

2. 中医治疗

（1）辨证治疗

①风痰闭阻证

治法：开窍醒神，涤痰息风。

方药：黄连解毒汤（《肘后备急方》）合定痫丸（《医学心悟》）加减。黄芩、黄连、黄柏、栀子、天麻、贝母、半夏、茯苓、茯神、胆南星、石菖蒲、全蝎、甘草、僵蚕、琥珀、陈皮、远志、丹参、麦冬、辰砂、竹沥、生姜。

加减：癫痫发作频繁者，加天麻、钩藤、生石决明清肝息风。

中成药：热盛者，可用清开灵注射液或安宫牛黄丸、紫雪丹。

②阳虚湿盛证

治法：温阳化痰，顺气定痫。

方药：五生饮（《医学六要·治法汇》）合二陈汤（《太平惠民和剂局方》）加减。南星、半夏、生白附子、陈皮、川乌、黑豆、茯苓、甘草、生姜。

加减：阳虚甚者，加干姜、附子温阳；痰湿盛者，加苏子、白芥子、莱菔子理气化痰。

中成药：病重脉微欲绝者，予参附注射液；偏阴竭者，予生脉饮或参脉注射液；抽搐者，予紫雪丹；喉中痰鸣者，灌服鲜竹沥。

③脾虚痰盛证

治法：健脾化痰。

方药：六君子汤（《医学正传》）加减。党参、白术、茯苓、甘草、半夏、陈皮。

加减：痰多者，加胆南星、瓜蒌化痰；呕吐者，加竹茹、陈皮、旋覆花理气和胃，降逆化痰；便溏者，加白扁豆、炒山药、莲子肉、神曲健脾止泻；发作频繁者，加天麻、钩藤息风止痫。

中成药：六君子丸、香砂六君丸。

④肝火痰热证

治法：清肝泻火，化痰宁心。

方药：龙胆泻肝汤（《医方集解》）合涤痰汤（《奇效良方》）加减。龙胆草、栀子、黄芩、柴胡、生地黄、车前子、木通、半夏、胆南星、石菖蒲、枳实、茯苓、橘红、人参、竹茹、甘草、生姜。

加减：大便秘结者，加大黄、芒硝、炒枳实；彻夜难寐者，加琥珀粉、生龙齿、柏子仁、酸枣仁镇静安神。

中成药：龙胆泻肝丸。

⑤肝肾阴虚证

治法：滋养肝肾。

方药：大补元煎（《景岳全书》）。人参、山药、熟地黄、杜仲、当归、山茱萸、枸杞、炙甘草。

加减：可酌情加龟甲胶、鹿角胶、阿胶等补髓养阴，牡蛎、鳖甲滋阴潜阳。若心中烦热者，加竹叶、灯心草、焦山栀清心除烦；大便干燥者，加火麻仁、黑芝麻润肠通便。

中成药：六味地黄丸、左归丸。

（2）针灸治疗：针刺治疗癫痫常用的 10 个穴位是百会、丰隆、大椎、内关、风池、人中、足三里、神门、申脉、三阴交。常用的穴位组合为百会和丰隆、丰隆和大椎，以及百会和大椎。治疗频次多为每日 1 次，疗程以 3～4 个为主，常不设疗程间隔或设为 3 天。针刺对于癫痫的短期疗效较好，对于控制癫痫发作次数、减少脑部异常放电均有积极作用，有效率较高，且安全性较好。

五、疗效评定标准

关于治疗癫痫患者疗效的评估量表，可分为药物治疗后和手术后两种情况。

内科治疗后症状控制情况，由治疗前后癫痫严重程度量表对照得出结论。

关于癫痫术后预后，第五届国际癫痫学会通过了一个新的建议，将预后共分 6 型。1～3 型以术后癫痫发作绝对天数为标准，4～6 型是比较术前、术后癫痫发作的相对变化（有明显改善为 4 型，无明显变化为 5 型，癫痫发作恶化为 6 型），各型均以术前情况为参照。按这一分类，对慢性癫痫患者的发作预后分类和频率应以年为周期，在术后周年日逐年报告。对同一患者，每一年的发作预后类型可能发生变化。尽管如此，新的权威分类仍未确定。

除此以外，还有认知功能评估量表，如韦氏智力量表、韦氏记忆量表及简易智力状态检查、罗氏墨迹测验量表（Rorschach ink blot test）；癫痫严重程度量表，如 Chalfont 国立医院癫痫严重程度量表（Chalfont – national hospital seizure severity scale, NHS3）、利物浦癫痫严重程度量表（Liverpool seizure severity scale）；以及生活质量量表

QOLIE－31 等。

六、中西医结合时点

1. 癫痫诊断分清原发性癫痫，还是症状性癫痫。对于其他疾病引起的症状性癫痫，首先要治疗原发病，如肿瘤引起的治疗肿瘤、炎症引起的治疗炎症。原发病治疗以西医为主。

2. 癫痫的西医治疗要严格遵循原则，对于儿童、老年患者尤其要注意；对于难治性癫痫，只要符合手术标准者，就考虑手术治疗。

3. 原发性癫痫，发作次数少，发病时间短，可以首先考虑中医辨证治疗，尤其对于儿童需进行规范的中医治疗，可以临床治愈。症状性癫痫，若原发病治疗后癫痫仍没有完全控制者，或者老年患者合并多种基础疾病者，可以中医辨证治疗，或者中西医结合抗癫痫治疗。

参 考 文 献

［1］田德禄．中医内科学［M］．北京：人民卫生出版社，2002.

［2］周东，程新旺，耿嘉．量表在癫痫诊治中的应用［J］．中华神经科杂志，2004（6）：99－100.

［3］樊永平，曹静，丁成赟．羚羊角胶囊治疗癫痫中医临床症状观察［J］．云南中医学院学报，2007，30（4）：41－44.

［4］曹静，丁成赟，樊永平，等．羚羊角胶囊治疗癫痫的生活质量疗效观察［J］．湖南中医药大学学报，2007，27（4）：46－48.

［5］曹静，樊永平，丁成赟．癫痫中医临床症状观察［J］．中国中医药信息杂志，2007，14（4）：22－25.

［6］曹静，樊永平，丁成赟．癫痫中医证候相关因素调查［J］．北京中医药大学学报，2007，30（4）：285－288.

［7］王宇卉．解读"中国抗癫痫药物治疗专家共识（2011）"［J］．世界临床药物，2012，33（1）：63－67.

［8］丁晶，汪昕．癫痫诊疗指南解读［J］．临床内科杂志，2016，33（2）：142－144.

［9］肖波，周罗．癫痫最新临床诊疗指南：机遇与挑战并存［J］．协和医学杂志，2017，8（Z1）：122－126.

［10］唐颖莹，陆璐，周东．中国癫痫诊断治疗现状［J］．癫痫杂志，2019，5（3）：161－164.

［11］张心悦，姚琴，安雨，等．针刺治疗癫痫诊疗特点的文献分析［C］．新时代 新思维 新跨越 新发展——2019 中国针灸学会年会暨 40 周年回顾论文集，2019.

帕金森病的中西医诊疗方案

一、概述

帕金森病（Parkinson's disease，PD）是一种常见的神经系统退行性疾病，主要以黑质多巴胺能神经元进行性退变和路易小体形成、纹状体区多巴胺递质降低、多巴胺与乙酰胆碱递质失衡为主要病理生化改变。临床表现以震颤、肌强直、动作迟缓、姿势平衡障碍的运动症状和睡眠障碍、嗅觉障碍、自主神经功能障碍、认知和精神障碍等非运动症状为显著特征，随着疾病的进展，帕金森病的运动和非运动症状会逐渐加重。流行病学调查研究显示，我国 65 岁以上人群的患病率为 1.7%，随着我国步入老龄社会，未来帕金森病的患病人数将从 2005 年的 199 万人上升到 2030 年的 500 万人，几乎占到全球帕金森病患病人数的一半。尽管 PD 目前多见于老年人群，但近期有研究发现，有些患者的发病年龄早于 50 岁，称之为早发型 PD（early – onset Parkinson's disease，EOPD），占 PD 的 5% ~ 10%。

本病可归属于中医学的"颤证""震颤""痉病""肝风"等范畴。颤证是以头部或肢体摇动颤抖，不能自制为主要临床表现的病证。中医辨证主要从肝入手，因为"风气通于肝""肝主风"，故又名"肝风"。

二、临床特点

1. 主要症状

（1）运动症状：主要包括静止性震颤，表现为"搓丸样"动作，安静状态或紧张时加剧，随意运动时减轻；肌强直；运动迟缓，常常有双眼凝视、瞬目减少，呈现"面具脸"；精细动作困难，写字呈现"小写征"。疾病进入中晚期后的运动症状进一步加重，出现姿势平衡障碍、冻结步态、容易跌倒；甚至出现运动并发症，如剂末恶化、开 – 关现象、剂峰异动症、双相异动症和肌张力障碍。

（2）非运动症状：包括睡眠障碍、感觉障碍、自主神经功能障碍和精神及认知障碍。非运动症状在整个帕金森病的各个阶段都可能出现，某些非运动症状，如嗅觉减退、快速眼球运动期睡眠行为障碍（rapid eye movement sleep behavior disorder，RBD）、便秘和抑郁，可以比运动症状更早出现。

2. 辅助检查

（1）电生理检查：肌电图震颤检测，有助于震颤频率、振幅、类型的分析与评估。

（2）影像学检查：结构性颅脑 CT 和 MRI 常规序列检查，有助于与脊髓小脑性共济失调（spinocerebellar ataxia，SCA）、亨廷顿病（huntington's disease，HD）、脑组织铁沉积神经变性病（neurodegeneration with brain iron accumulation，NBIA）等的鉴别。正电子发射计算机断层成像（positron emission computerized tomography，PET/PET-CT）和单光子发射计算机断层成像（single photon emission computed tomography，SPECT）对EOPD 患者有重要的辅助诊断价值。尤其是特异放射性示踪剂的应用，可以探查多巴胺能通路突触前后功能有无异常。超声检测显示，黑质回声异常增强（> 20 mm²）有助于 EOPD 的诊断与鉴别诊断。当黑质超声显示出更大的黑质回声体积、显著增强的黑质回声时，更能提示为 EOPD。

（3）嗅觉评估：Sniffin's Sticks 测试等有助于嗅觉功能评估。

（4）心脏间碘苄胍闪烁显像：可显示心脏去交感神经支配，有助于临床诊断。

（5）基因检测：可以明确病因，协助诊断与鉴别诊断。基因检测技术的方法与策略，包括 Sanger 测序、新一代测序；对 Parkin、SNCA 等基因必须应用多重连接探针扩增（multiplex ligation-dependent probe amplification，MLPA）等技术，完成基因拷贝数检测；采用变性聚丙烯酰胺电泳及毛细管电泳等技术检测多核苷酸重复扩增突变，可排除 SCA、HD 等。依据中国人群中 EOPD 患者的基因突变频率，依次进行 Parkin、GBA、LRRK2、PLA2G6、PINK1、SNCA、VPS13C、ATP13A2、VPS35、DJ-1 等基因的检测。

三、诊断

1. 疾病诊断标准

2015 年，国际运动障碍协会提出了新的 PD 诊断标准。诊断标准首先要符合帕金森综合征的诊断，即运动迟缓为核心，静止性震颤或肌强直至少有一项。新的诊断标准将支持项简化为 4 条，分别为单个肢体静止性震颤（既往或本次检查）、多巴胺能药物治疗具有明确且显著的有效应答、出现左旋多巴诱导的异动症（疾病早期不易出现）、存在嗅觉丧失或心脏间碘苄胍（metaiodobenzylguanidine，MIBG）闪烁显像法显示存在心脏去交感神经支配。将原来的排除标准进行了分层，分为绝对排除项和警示项。临床确诊的 PD，为不符合绝对排除标准，至少两条支持性标准，没有警示征象。很可能的 PD，需要具备不符合绝对排除标准，如果出现警示征象需要通过支持性标准来抵消一条警示征象，必须至少一条支持性标准；两条警示征象，必须至少两条支持性标准。

需要注意的是，关于锥体束征的解释：轻微的反射不对称也可以在 PD 中出现；单独的足跖反射阳性也要注意可能是 PD 足趾肌张力障碍的表现，不是病理征；轻微的颈椎病也可能锥体束征阳性但不能作为警示项，除此之外的不能解释的病理征阳性作为警示项。此外，新的标准也强调了非运动症状，如果发病 5 年内不出现任何一种非运动症状，则需要警惕 PD 的诊断。

2. 疾病临床分型

临床上可以将 PD 分为临床前期、前驱期、临床期三型。

（1）临床前期：是指神经变性已经出现，但是没有明显的临床症状和体征。

（2）前驱期：是指已经出现某些非运动症状或轻微的症状体征，但仍不足以做出 PD 的诊断。

（3）临床期：基于典型的运动症状做出 PD 的诊断。

3. 证候诊断

（1）气血两虚证：头摇肢颤，乏力，头晕眼花，心悸而烦，动则短气懒言，纳呆乏力，自汗出；甚则畏寒肢冷，溲便失常。舌体胖大，舌质淡，舌苔薄，脉沉细无力。

（2）髓海不足证：头摇肢颤，善忘，甚或神呆；头晕目眩，耳鸣，记忆力差，或溲便不利，寤寐颠倒，甚则啼笑反常，言语失序。舌质淡红，舌体胖大，舌苔薄白，脉多沉弱或弦细。

（3）血瘀风动证：手足震颤，肌肉强直；动作减少，迟缓，肢体屈伸不利，时有头部刺痛或头部摇动。舌质暗红或有瘀点瘀斑，脉涩或细涩或弦涩。

（4）痰热动风证：肢体震颤，咯吐黄稠痰，或形体肥胖；肢体麻木，头晕目眩，躁扰不宁，口干口苦；或胸闷泛恶，呕吐痰涎，咳喘，痰涎如缕如丝，吹拂不断。舌体胖大有齿痕，舌质红，苔厚腻或白或黄，脉弦滑或弦滑数。

（5）风阳内动证：头摇肢颤，不能自主；头晕头胀，面红，急躁易怒，或项强不舒。舌质红，苔黄，脉弦或弦数。

四、治疗方案

1. 西医治疗

2020 年出版了最新的中国帕金森病治疗指南（第 4 版），其中提到的治疗原则包括：①对帕金森病的运动症状和非运动症状采取全面综合治疗；②多学科治疗，治疗方法和手段包括药物治疗、手术治疗、肉毒素治疗、运动疗法、心理干预、照料护理等；③由于目前无论药物或手术，只能改善症状，不能阻止病情的发展，更无法治愈，因此，治疗不仅立足当前，而且需全程管理，以达到长期获益。

（1）药物治疗：应坚持"剂量滴定"，以避免产生药物急性不良反应，力求实现"尽可能以小剂量达到满意临床效果"的用药原则，可避免或降低运动并发症，尤其是异动症的发生率。

1）早期帕金森病的药物治疗：主要包括单胺氧化酶 B 型抑制剂（monoamine oxidase type B inhibitor，MAO‐BI）和多巴胺受体激动剂（dopamine receptor agonists，DAs），如复方左旋多巴（多巴丝肼、卡比双多巴）、麦角类 DAs 和非麦角类 DAs、儿茶酚‐O‐甲基转移酶抑制剂（catechol‐O‐methyltransferase inhibitor，COMTI）等；还包括恩他卡朋（entacapone）、托卡朋（tolcapone）和奥匹卡朋（opicapone），以及与复方左旋多巴组合的恩他卡朋双多巴片（为恩他卡朋/左旋多巴/卡比多巴复合制剂，按左旋多巴剂量不同分成 4 种剂型）、抗胆碱能药、金刚烷胺。

早发型帕金森病患者不伴智能减退，可有如下选择：①非麦角类 DAs；②MAO - BI；③复方左旋多巴；④恩他卡朋双多巴片；⑤金刚烷胺；⑥抗胆碱能药。如伴智能减退，应选择复方左旋多巴。首选药物并非按照以上顺序，需根据不同患者的具体情况而选择不同方案。

2）中晚期帕金森病的药物治疗

①运动症状及姿势平衡障碍的治疗：疾病进入中晚期阶段，容易出现姿势平衡障碍、冻结步态，容易跌倒，治疗需增加在用药物的剂量或添加尚未使用的不同作用机制的抗帕金森病药物。此外，适应性运动康复、暗示治疗，例如步态和平衡训练、主动调整身体重心、踏步走、大步走、视觉提示（地面线条，规则图案或激光束）、听口令、听音乐或按拍子行走或跨越物体（真实的或假想的）等可能有益。必要时，使用助行器甚至轮椅，做好防护。

②运动并发症的治疗：运动并发症（症状波动和异动症）是帕金森病中晚期阶段的常见症状，通过提供持续性多巴胺能刺激（continuous dopaminergic stimulation，CDS）的药物或手段，可以对运动并发症起到延缓和治疗的作用。调整服药次数、剂量或添加药物，可能改善症状，手术治疗如脑深部电刺激（deep brain stimulation，DBS）亦有效。

3）非运动症状的治疗

①睡眠障碍：首先可能由于影响夜间睡眠的抗帕金森病药物或与帕金森病夜间运动症状有关，需适当调整药物用量。对顽固性患者，可以使用精神兴奋剂莫达菲尼；发作频繁，可在睡前给予氯硝西泮或褪黑素。而氯硝西泮有增加跌倒的风险，一般不作为首选。

②感觉障碍：常见的感觉障碍，主要包括嗅觉减退、疼痛或麻木。目前尚缺乏改善嗅觉障碍的有效措施；针对疼痛、麻木，可给予相应的治疗，如非阿片类（多乙酰氨基酚和非甾体类抗炎药）和阿片类镇痛剂（羟考酮）、抗惊厥药（普瑞巴林和加巴喷丁）和抗抑郁药（度洛西汀）。通常采用非阿片类和阿片类镇痛剂治疗肌肉骨骼疼痛，抗惊厥药和抗抑郁药治疗神经痛。

③自主神经功能障碍：常见的自主神经功能障碍，包括便秘、泌尿障碍和位置性低血压等。对于便秘，可摄入足够的液体、水果、蔬菜、纤维素；或其他温和的导泻药，如乳果糖（lactulose）、龙荟丸、大黄片等以改善；也可加用胃蠕动药，如多潘立酮、莫沙必利等，以及增加运动来改善。需要停用抗胆碱能药。对泌尿障碍中的尿频、尿急和急迫性尿失禁的治疗，可采用外周抗胆碱能药，如奥昔布宁（oxybutynin）、溴丙胺太林（propantheline）、托特罗定（tolterodine）和莨菪碱（hyoscyamine）等；而对逼尿肌无反射者，则给予胆碱能制剂（但需慎用，可加重帕金森病的运动症状）；若出现尿潴留，应采取间歇性清洁导尿；若由前列腺增生肥大引起严重者，必要时可行手

术治疗。位置性低血压患者，应增加盐和水的摄入量；睡眠时，抬高头位，不要平卧；可穿弹力裤；不要快速地从卧位或坐位起立；首选α-肾上腺素能激动剂米多君（midodrine）治疗，且最有效；也可使用屈昔多巴和选择性外周多巴胺受体拮抗剂多潘立酮。

④精神及认知障碍：常见的精神及认知障碍，包括抑郁和（或）焦虑、幻觉和妄想、冲动强迫行为和认知减退及痴呆。首先需要甄别可能是由抗帕金森病药物诱发，还是由疾病本身导致。若是前者因素，则需根据最易诱发的概率而依次逐减或停用如下抗帕金森病药物，如抗胆碱能药、金刚烷胺、MAO-BI、DAs；若仍有必要，最后减少复方左旋多巴剂量，但要警惕可能带来加重帕金森病运动症状的后果。如果药物调整效果不理想，则提示可能是后者因素，就要考虑对症用药。

（2）手术治疗：手术方法主要有神经核毁损术和脑深层刺激手术（deep brain stimulation，DBS）。因DBS相对无创、安全和可调控性，已成为目前的主要手术选择。但需要强调的是，手术虽然可以明显改善运动症状，但并不能根治疾病；术后仍需应用药物治疗，但可减少剂量，同时需对患者进行优化程控，适时调整刺激参数。手术须严格掌握适应证，非原发性帕金森病的帕金森叠加综合征患者对手术无效，是手术的禁忌证。手术对肢体震颤和（或）肌强直有较好疗效，但对中轴症状如严重语言吞咽障碍、步态平衡障碍的疗效不显著或无效。此外，对一些非运动症状如认知障碍亦无明确疗效，甚至有可能恶化。

（3）康复与运动疗法：应根据不同的行动障碍进行相应的康复或运动训练，如健步走、太极拳、瑜伽、舞蹈、有氧运动、抗阻训练等。国外已证明，有效的帕金森病康复治疗，包括物理与运动治疗（physiotherapy and physical activity）、作业治疗（occupational therapy）、言语和语言治疗（speech and language therapy）及吞咽治疗（swallowing therapy）。需要针对不同的患者特点，制订个体化和适应性康复和运动训练计划，同时需要确保长期依从性。

（4）心理干预：对帕金森病患者的神经、精神症状，应予以有效的心理干预治疗，与药物应用并重，以减轻身体症状，改善心理精神状态，达到更好的治疗效果。

（5）照料护理：针对运动症状和非运动症状进行综合护理，包括药物护理、饮食护理、心理护理及康复训练。向患者普及药物的用法和注意事项，有利于药物的规范使用，避免药物不良反应的发生；制订针对性饮食方案，改善患者营养状况和便秘等症状；及时评估患者的心理状态，予以积极引导，调节患者的负面情绪，提高患者生活质量；与家属配合，督促患者进行康复训练，以维持患者良好的运动功能，提高患者的自理能力。

（6）人工智能及移动技术：通过远程医疗，对其指导治疗；通过可穿戴设备，对症状进行客观评估与监测；通过智能手机应用，采集患者信息；通过虚拟现实技术，进行康复训练。

2. 中医治疗

（1）辨证治疗

①气血两虚证

治法：益气养血，息风通络。

方药：八珍汤（《瑞竹堂经验方》）加减。人参、白术、茯苓、当归、川芎、白芍药、熟地黄、甘草。

加减：肝风内动者，可加天麻、钩藤、全蝎等平肝息风；气虚明显者，加炙黄芪；血虚明显者，加阿胶、桂圆肉等；身体抖动、行走不稳者，加重镇潜阳之品，如生石决明、生龙骨、生牡蛎；便秘明显者，加火麻仁、黑芝麻、桑椹养血润肠。

中成药：八珍颗粒。

②髓海不足证

治法：填精益髓。

方药：龟鹿二仙膏（《医便》）加减。鹿角、龟甲、人参、枸杞子。

加减：阴血亏虚明显者，可加入制首乌、黄精等补益阴血；阴虚风动者，加天麻、全蝎、钩藤等息风定颤。盗汗明显者，加女贞子、旱莲草、山萸肉；动辄汗出者，加炒山药、浮小麦、煅龙骨、煅牡蛎，也可适当加入清热之品如黄连、黄芩、焦山栀；便秘者，加火麻仁、黑芝麻。

中成药：补肾益精丸、左归丸、右归丸。

③血瘀风动证

治法：活血化瘀，息风定颤。

方药：通窍活血汤（《医林改错》）加减。赤芍、川芎、桃仁、红花、老葱、麝香、生姜。

加减：可加入天麻、全蝎息风定颤，加水蛭增强活血之功。方中麝香昂贵，可用冰片或辛夷代替。

中成药：心脑舒通胶囊。

④痰热动风证

治法：清热化痰息风。

方药：导痰汤（《重订严氏济生方》）加减。半夏、陈皮、茯苓、甘草、南星、枳实。

加减：可加入羚羊角清肝热而息风，生石决明、全蝎、地龙等重镇息风或虫类搜风剔络；痰热腑实者，可加生大黄、瓜蒌清热化痰通腑。

中成药：热盛者，可用清开灵注射液或安宫牛黄丸、紫雪丹。

⑤风阳内动证

治法：育阴潜阳。

方药：六味地黄丸（《小儿药证直诀》）合天麻钩藤饮（《中医内科杂病证治新

义》）加减。熟地黄、酒萸肉、牡丹皮、山药、茯苓、泽泻、天麻、钩藤、生决明、山栀、黄芩、川牛膝、杜仲、益母草、桑寄生、夜交藤、茯神。

加减：风动明显者，加生石决明、生龙骨、生牡蛎等重镇潜阳。

中成药：六味地黄丸、天麻钩藤颗粒。

（2）针灸治疗：主要是体针和头针相结合。

体针主穴，选取太冲、百会、合谷、风池等，经脉以督脉、大肠经、胆经等为主。头针主穴，常选用舞蹈震颤控制区、运动区等。

有些医家在治疗基础上加特殊的治疗手法，如重用秦氏头八针（百会、印堂，以及双侧风池、头临泣、率谷）、镇静六针（神门、足三里、迎香，以及耳穴中神门、心、肺穴位）等均取得较好的临床疗效，不仅改善了临床症状，而且还降低了西药的剂量。

五、疗效评定标准

国际运动障碍学会帕金森病综合评定量表（movement disorder society – unified Parkinson's disease rating scale，MDS – UPDRS）、Hoehn – Yahr 分期量表等可以评估患者的运动症状、运动并发症及病情严重程度等；非运动症状评定量表（non motor symptom scale，NMSS）、简易精神状态检查量表（mini – mental status examination，MMSE）、蒙特利尔认知量表（montreal cognitive assessment，MoCA）、汉密尔顿抑郁量表（hamilton depression scale，HAMD）等可评估患者的非运动症状；可根据情况，选用某一类专门的评分量表对疾病某一特定方面进行详细评估，如老年颤病功能障碍评分。

六、中西医结合时点

1. 帕金森病适合全病程的中西医结合干预治疗。因为两者互有长短，中医西医并用，取长补短，让患者获益最大。

2. 治疗帕金森的西药有取效的时间和阈值，结合中医辨证论治，可以有效延长西药作用的时间，降低西药的取效阈值。

3. 一般而言，西药长于改善运动功能，中医长于调节非运动功能，但也并非绝对，两者结合，才能更好地改善患者运动功能。

4. 中医治疗可以提高患者睡眠质量，改善患者心悸、乏力、多汗、便秘等症状，减轻骨质疏松，明显提高患者生活质量。对于中晚期帕金森病患者，中医治疗更不可缺少。

5. 单纯药物治疗的疗效不满意或者药物治疗的副作用大。患 4～5 年原发性帕金森病，可以考虑深度脑刺激（deep brain stimulation，DBS）治疗。

参 考 文 献

[1] 田德禄. 中医内科学 [M]. 北京：人民卫生出版社，2002.

［2］肖卫忠，刘娜．帕金森病的诊断与治疗［J］．神经疾病与精神卫生，2019，19（1）：2-6.

［3］鲍倩，赵亚伟，霍晓晓，等．中医药治疗帕金森病的研究进展［J］．现代中西医结合杂志，2019，28（30）：3416-3420.

［4］王庆庆，彭伟．中医药治疗帕金森病研究概况［J］．实用中医内科杂志，2020，34（10）：37-39.

［5］中华医学会神经病学分会帕金森病及运动障碍学组，中国医师协会神经内科医师分会帕金森病及运动障碍学组．中国帕金森病治疗指南（第4版）［J］．中华神经科杂志，2020，53（12）：973-986.

［6］中华医学会神经病学分会帕金森病及运动障碍学组，中国医师协会神经内科医师分会帕金森病及运动障碍学组．早发型帕金森病的诊断与治疗中国专家共识［J］．中华神经医学杂志，2021，20（2）：109-116.

肌营养不良的中西医诊疗方案

一、概述

肌营养不良（muscular dystrophy，MD）是一类慢性、进行性、遗传性骨骼肌疾病。其遗传方式，包括常染色体显性遗传、隐性遗传和 X 连锁遗传。全球的发病率及出生患病率分别为 7.1/10 万和 19.8/10 万，出生患病率远高于发病率。其发病与肌纤维的结构蛋白缺失、信号分子异常、酶蛋白缺陷、mRNA 加工异常，以及蛋白质翻译后修饰缺失等有关；临床特点，为缓慢进行性加重的对称性肌无力和肌萎缩；病理改变特点，是肌纤维出现肥大、发育不良及间质结缔组织增生，可以伴随肌纤维坏死和再生，一般无炎细胞浸润。肌酸激酶（CK）多存在不同程度的升高，肌电图检查显示为肌源性损害。

肌营养不良，表现为缓慢进行的肌肉萎缩、肌力减弱及不同程度的运动障碍，属于中医"痿证"范畴。痿证是指肢体筋脉弛缓，软弱无力，不能随意运动，或伴有肌肉萎缩的一种病证。临床以下肢痿弱较为常见，亦称"痿躄"。"痿"是指机体痿弱不用；"躄"是指下肢软弱无力，不能步履之意。相关的神经系统疾病很多，本病是其中之一。

二、临床特点

1. 主要症状

（1）假肥大型

①骨骼肌症状：绝大多数患者散发出现，起病于儿童早期（3~5 岁），一般有出生后运动发育延迟，学会行走后跑步易跌倒。肌无力以躯干和四肢近端为主，下肢重于上肢。由于髂腰肌和股四头肌无力而登楼及蹲位站立困难，故行走时腰椎前突，身体向两侧摇摆，形似鸭步；由仰卧站立时，须先转为俯卧位，然后屈曲膝关节及髋关节，同时双手顺次支撑地面、双足背、双膝和双大腿，方能直立（Gower 征阳性）。较晚出现举臂无力，因前锯肌和斜方肌无力，不能固定肩胛内缘，使肩胛游离呈翼状支于背部，宛如鸟翼（翼状肩胛）。腓肠肌假性肥大，见于 90% 以上患儿。膝跳反射常在病程早期即减弱或消失，跟腱反射可存在多年。随病情发展，在 4~5 岁开始出现踝关节的挛缩，伴随出现四肢近端肌萎缩，多在 12 岁前不能独立行走。一般死亡年龄为15~25 岁，常死于呼吸和心力衰竭。

②其他系统：10 余岁时出现心肌病变，则 18 岁后均有心肌病表现。1/3 患儿有智

力下降。骨密度低，容易骨折。早期因平滑肌受累，出现胃动力障碍，也可出现巨结肠、肠扭转、肠痉挛和吸收障碍等。

（2）面肩肱型：常染色体显性遗传，性别无差异，多在青少年时期起病，也可见儿童及中年发病者。常为面部和肩胛带肌肉最先受累，患者面部表情少，眼睑闭合无力，吹口哨、鼓腮困难，逐渐延及肩胛带（翼状肩胛）、三角肌、肱二头肌、肱三头肌和胸大肌上半部。肩胛带和上臂肌肉萎缩十分明显，可不对称。因口轮匝肌假性肥大，嘴唇增厚而微翘，称为"肌病面容"，可见三角肌假性肥大。病情缓慢进展，逐渐累及躯干和骨盆带肌肉，可有腓肠肌假性肥大、视网膜病变和听力障碍。大约20%患者需坐轮椅，生命年限接近正常。

（3）肢带型：常染色体隐性或显性遗传，散发病例也较多。10～20岁起病，首发症状多为骨盆带肌肉萎缩、腰椎前凸、鸭步、下肢近端无力而出现上楼困难，可有腓肠肌假性肥大。逐渐发生肩胛带肌肉萎缩、抬臂和梳头困难、翼状肩胛，面肌一般不受累。病情缓慢发展，平均起病后20年左右即可丧失劳动能力。

（4）眼肌型：常染色体显性遗传，也有散发病例。40岁左右起病，首发症状为对称性上睑下垂和眼球运动障碍，逐步出现轻度面肌及眼肌无力和萎缩、吞咽困难、构音不清。

（5）远端型：较少见，多呈常染色体显性遗传。10～50岁起病，肌无力和萎缩始于四肢远端、腕踝关节周围及手和足的小肌肉，如大小鱼际肌萎缩。伸肌受累明显，亦可向近端发展。无感觉障碍和自主神经损害。

2. 辅助检查

（1）血清酶测定

①血清肌酸磷酸激酶（CPK）：CPK增高是诊断本病重要而敏感的指标，可在出生后或出现临床症状之前已有增高。当病程迁延时，活力逐渐下降。也可用于检查基因携带者，阳性率为60%～80%。

②血清肌红蛋白（MB）：在本病早期及基因携带者中也多显著增高。

③血清丙酮酸激酶（PK）：此指标敏感。20岁以下正常男女血清PK值为119.00；20岁以上男性为84.30，女性为77.50。

以上三项血清酶中，CRK、PK的阳性率高于MB，三项综合检出率为70%左右。

④其他酶：如醛缩酶（ADL）、乳酸脱氢酶（LDH）、谷草转氨酶（GOT）、谷丙转氨酶（GPT）等也可增高，但均非肌病的特异改变，也不敏感。

（2）尿检查：尿肌酸排出增多，肌酐减少。

（3）肌电图：各型肌营养不良症均可见到肌源性受损的肌电图表现，包括运动单位平均时限缩短、运动单位电位平均幅度下降、多相电位增加。重收缩时，出现干扰相、运动单位范围缩小、运动单位电位最大幅度下降等。此外，还可见到纤颤电位、正相电位等。

（4）肌活检：可见如前述的病理改变。有条件时，可应用 X－CT 或核磁共振检查技术，能发现肌肉变性的程度和范围，为临床提供肌肉活检的优选部位。

三、诊断

1. 疾病诊断标准

根据临床表现、遗传方式、起病年龄、家族史，加上血清酶测定及肌电图、肌肉病理检查和基因分析，此病的诊断不难。如基因检测阴性或检测所有基因突变点有困难，用特异性抗体对肌肉组织进行免疫组化检测，可以明确诊断。

（1）假肥大型：又称抗肌萎缩蛋白病，包括杜氏进行性肌营养不良（Duchenne muscular dystrophy，DMD）和贝氏进行性肌营养不良（Becker muscular dystrophy，BMD）。呈 X 连锁隐性遗传，男性患病，女性携带。在幼儿期发病，表现为走路年龄推迟，行走缓慢、易跌，跌倒后不易爬起。多数伴小腿肌的肥大，初期肥大肌的肌力相对较强。臀中肌受累致骨盆左右上下摇动；跟腱挛缩而使足跟不能着地；腰大肌受累可致腹部前凸，脑后仰，呈鸭形步态。从蹲位只能靠两手撑着自己身体而逐步站直大腿，逐步挺起身子。骨盆带肌肉受累之后，逐步出现肩胛带肌肉萎缩、无力，两臂不能高举。菱形肌、前锯肌、肩胛肌、冈上及冈下肌萎缩，使肩胛游离、肩胛骨呈翼状耸起，称"翼状肩"。病程逐渐发展，部分儿童由于本身生长发育的影响，出现病程的相对稳定或好转。多数患儿在 10 岁时丧失行走能力，依靠轮椅或坐卧不起，出现脊柱和肢体畸形。晚期出现四肢挛缩，完全不能活动；智商有不同程度减退；半数以上可伴心脏损害，心电图异常。早期呈现心肌肥大，除心悸外，常无其他症状。

（2）面肩肱型：呈常染色体显性遗传，男女均可发病，病情轻重不一。轻者可无任何症状，常在偶然情况下或医师进行家谱分析时发现。幼年或青春期隐匿发病，发病数年后才被发现。面肌受累较早，表现为睡眠时闭眼不紧、吹气无力、苦笑面容，逐步出现颈肌、肩胛带肌、肱肌的萎缩、无力。肩胛带和肱部肌肉萎缩，两侧肩峰明显隆突。整个肩胛部类似"衣架"。前臂肌肉正常。病情发展缓慢，躯干和骨盆带肌较晚累及。肢体远端肌肉很少萎缩，偶伴腓肠肌肥大，多数病例不影响寿命。

（3）肢带型：较复杂，非单一疾病，部分呈常染色体隐性遗传。男女均可发病。多数在青少年起病，个别较晚。首发症状为骨盆带肌肉的无力、萎缩。病情发展缓慢，逐步累及肩胛带，出现两臂上举困难、翼状肩等典型症状。晚期患者也可出现肌肉挛缩、行动不能。无智力障碍。病情严重程度和进展速度差异很大，不影响寿命。

（4）眼肌型：少见。部分患者是常染色体显性遗传，发病年龄不一，表现为眼睑下垂和进行性眼外肌麻痹。部分患者出现头面部、咽喉部、颈部或其他肢体肌肉无力和萎缩；少数患者可伴随脊髓、小脑和视网膜受损，智力低下和脑脊液蛋白质异常增高。

（5）远端型：根据发病年龄，自幼年至中年后期不等，也可分为数种亚型，为常染色体显性或隐性遗传。表现为进行性远端小肌肉萎缩，逐步向近端发展，进展缓慢，不影响寿命。

2. 证候诊断

（1）脾胃虚弱证：行走容易跌倒，鸭形步态，上楼梯困难，足尖走路，四肢近端肌肉无力萎缩，双小腿腓肠肌假性肥大，神疲肢倦，少气懒言，纳呆便溏。舌淡，苔薄白，脉细弱。

（2）肝肾亏损证：行走缓慢，容易跌倒，鸭形步态，上楼及下蹲起立困难，肢体痿软无力，尤以下肢明显，形体消瘦。舌红，少苔，脉细数。

（3）脉络瘀阻证：病久四肢痿弱，肌肉瘦削或者假性肌肉肥大，行走困难，手足麻木不仁，四肢青筋显露，可伴有肌肉活动时隐痛不适。严重时可出现心肺脾肾皆衰，最终多因心力衰竭或者呼吸衰竭而死亡。舌质暗淡或有瘀点、瘀斑，脉细涩。

（4）脾肾两虚证：肩背软弱，不能抬举，面肌萎缩，肢体肌肉渐进性萎缩，四肢乏力，行走困难；伴有面色㿠白或萎黄，气短懒言，语声低微，精神萎靡，喜倦卧，纳呆便溏，小便清长，四肢欠温。舌质淡，苔白，脉细弱或沉细无力。

四、治疗方案

1. 西医治疗

进行性肌营养不良无特异性治疗，只能对症及支持治疗，如增加营养、适当锻炼。物理疗法和矫形治疗可预防及改善脊柱畸形和关节挛缩，对维持活动功能很重要。鼓励患者尽可能从事日常活动，避免长期卧床。药物可选用激素、ATP、肌苷、维生素E、肌生注射液等。

2. 中医治疗

（1）病机治则：肌营养不良表现为缓慢进行的肌肉萎缩，肌力减弱及不同程度的运动障碍，属于中医"痿证"范畴。病机特点为先天之精不足及后天脾胃气虚。治疗以健脾补肾、活血通络为主要原则。

（2）辨证治疗

①脾胃虚弱证

治法：补中益气，健脾升清。

方药：参苓白术散（《太平惠民和剂局方》）合补中益气汤（《内外伤辨惑论》）加减。人参、茯苓、炒白术、莲子肉、薏苡仁、砂仁、桔梗、白扁豆、山药、黄芪、炙甘草、当归、陈皮、升麻、柴胡。

加减：兼有肝郁者，加柴胡、香附以疏肝理气；腹泻，加葛根、荷叶升清阳止泻。

中成药：参苓白术颗粒、补中益气丸。

②肝肾亏损证

治法：补益肝肾，滋阴清热。

方药：虎潜丸（《丹溪心法》）加减。虎骨（狗骨代）、牛膝、熟地黄、龟甲、知母、黄柏、锁阳、当归、白芍、陈皮、干姜。

加减：肾虚明显者，加桑寄生、续断、狗脊以补肾强骨。

中成药：虎潜丸、左归丸。

③络虚瘀阻证

治法：益气养营，活血行瘀。

方药：圣愈汤（《医宗金鉴》）合补阳还五汤（《医林改错》）加减。人参、黄芪、当归、川芎、熟地黄、白芍、川牛膝、地龙、桃仁、红花。

加减：瘀阻甚者，可适当加入活血通络药物，如鸡血藤、钩藤等；或者虫类剔络，如全蝎、蜈蚣等。

中成药：消栓颗粒、血府逐瘀口服液。

④脾肾两虚证

治法：补益脾肾，培养气血。

方药：补阳还五汤（《医林改错》）合大补元煎（《景岳全书》）加减。黄芪、当归、地龙、川芎、桃仁、赤芍、红花、人参、山药、熟地黄、杜仲、枸杞子、山茱萸、炙甘草。

加减：阳虚明显者，加附子、干姜；脾肾两虚兼腹泻者，可加四神丸温脾暖肾而止泻。

中成药：脾肾双补丸、无比山药丸。

（3）针灸治疗：捏脊部位以 17 对夹脊穴和足太阳膀胱经在背部第一条侧线为主；捏脊刺激夹脊穴，可以治疗相应的心肺及上肢疾病、肠胃疾病、腰腹及下肢疾病；刺激足太阳膀胱经背部侧线的背俞穴，可以治疗相应脏腑、经络病证。捏脊可起到健脾补肾、疏通经络的作用。体针取穴如肩髃、曲池、内关、合谷、足三里、合阳、三阴交、丰隆、太冲等穴位，共同达到健脾化痰、活血散结的作用。

五、疗效评定标准

症状改善：四肢力量变化，跌倒减少，跟腱挛缩情况，假肥大腓肠肌变化情况。心肌酶谱、肌容量测定。

六、中西医结合时点

本病总体治疗的疗效欠满意，但中医辨证治疗、针灸、按摩、理疗与西医对症治疗有机结合，对于改善肌力、缓解跟腱挛缩、减少心脏不适、降低血清 CPK、LDH 水平、延缓疾病进程有一定的帮助。心理纾困也有帮助。

参 考 文 献

［1］左刚. 强直性肌营养不良症的中医分型证治及验案举隅［J］. 光明中医，2013，28（10）：2162－2163.

［2］熊禄，夏阳. 浅析假肥大型肌营养不良症之中医病机与治则［J］. 环球中医药，

2014, 7 (10): 771 - 773.

[3] 熊禄, 沙力. 沙海汶教授中医辨治假肥大型进行性肌营养不良症经验 [J]. 环球中医药, 2014, 7 (1): 50 - 51.

[4] 黄涛, 陈金亮. 禀赋调控与进行性肌营养不良症的中医防治 [J]. 新中医, 2015, 47 (5): 319 - 321.

[5] 张成. 中国假肥大型肌营养不良症诊治指南 [J]. 中华神经科杂志, 2016, 49 (1): 17 - 20.

[6] 张成.《中国假肥大型肌营养不良症诊治指南》解读 [J]. 中国现代神经疾病杂志, 2018, 18 (7): 475 - 479.

[7] 甘佳乐, 贾爱民, 陈卫川. 名老中医陈卫川治疗肢带型肌营养不良症经验举隅 [J]. 中国民族民间医药, 2019, 28 (19): 73 - 74.

[8] 谭虎, 梁德生, 邬玲仟. 杜氏进行性肌营养不良的临床实践指南 [J]. 中华医学遗传学杂志, 2020 (3): 258 - 262.

[9] Crisafulli S, Sultana J, Fontana A, et al. Global epidemiology of Duchenne muscular dystrophy: an updated systematic review and meta - analysis [J]. Orphanet J Rare Dis, 2020, 15 (1): 141.

[10] 孙怡, 杨任民, 韩景献. 实用中西医结合神经病学 [M]. 2 版. 北京: 人民卫生出版社, 2011.

重症肌无力的中西医诊疗方案

一、概述

重症肌无力（myasthenia gravis，MG）是一种自身抗体介导的、补体参与的神经 - 肌肉接头（neuromuscular junction，NMJ）传递障碍的获得性自身免疫性疾病。全身骨骼肌均可受累，表现为波动性无力和易疲劳性，症状呈"晨轻暮重"，活动后加重，休息后减轻。乙酰胆碱受体（acetylcholine receptor，AChR）是最常见的致病性受体，肌肉特异性受体酪氨酸激酶（muscle - specific receptor tyrosine kinase，MuSK）、低密度脂蛋白受体相关蛋白 4（low - density lipoprotein receptor - related protein 4，LRP4）及兰尼碱受体（RyR）等抗体亦被发现参与 MG 发病。MG 全球患病率为（150～250）/100万。我国 MG 发病率约为 0.68/10 万，女性发病率略高，各个年龄段均可发病，30 岁和 50 岁左右呈现发病双峰。

MG 属于中医学"痿病"等病证范畴，根据本病的临床表现和疾病的不同阶段并结合西医传统分型，可属于不同的中医病证。单纯眼肌型中的单纯上睑下垂，属中医"睑废"或"上胞下垂"；单纯眼肌型中出现复视者，属中医"视歧"；全身肌无力型、脊髓肌型或延髓肌型中出现颈软、抬头无力者，属中医"头倾"。

二、临床特点

1. 主要症状

本病全身骨骼肌均可受累，表现为波动性无力和易疲劳性，症状呈"晨轻暮重"，活动后加重，休息后减轻。眼外肌最易受累，是 MG 最常见的首发症状，见于 80% 以上的 MG 患者；面肌受累可致眼睑闭合无力、鼓腮漏气、鼻唇沟变浅、苦笑或呈肌病面容；咀嚼肌受累，可致咀嚼困难；咽喉肌受累，可出现构音障碍、吞咽困难、鼻音、饮水呛咳及声音嘶哑等；颈肌受累，可出现抬头困难或不能。肢体无力以近端为著，表现为抬臂、梳头、上楼梯困难，感觉正常；呼吸肌无力，可致呼吸困难。发病早期可单独出现眼外肌、咽喉肌或肢体无力；脑神经支配肌肉较脊神经支配肌肉更易受累。肌无力常从一组肌群开始，逐渐累及其他肌群，直到全身肌无力。部分患者短期内病情迅速进展，发生肌无力危象。

2. 辅助检查

（1）药理学检查

甲硫酸新斯的明试验：成人肌内注射 1.0～1.5mg，同时予以阿托品 0.5mg 肌内注射以消除其 M 胆碱样不良反应；儿童可按体重（0.02～0.04）mg/kg，最大用药剂量不超过 1.0mg。注射前可参照 MG 临床绝对评分标准，选取肌无力症状最明显的肌群，记录 1 次肌力。注射后，每 10 分钟记录 1 次，持续记录 60 分钟。以改善最显著时的单项绝对分数，按照下列公式计算相对评分，作为试验结果判定值。

相对评分 =（试验前该项记录评分 – 注射后每次记录评分）/试验前该项记录评分 ×100%。

相对评分≤25% 为阴性，25%～60% 为可疑阳性，≥60% 为阳性。

（2）电生理检查

①重复神经电刺激（RNS）：采用低频（2～3Hz）重复电刺激神经干，在相应肌肉记录复合肌肉动作电位（compound muscle action potentials，CMAP）。常规检测的神经，包括面神经、副神经、腋神经和尺神经。持续时间为 3 秒，结果以第 4 波或第 5 波与第 1 波的波幅比值进行判断，波幅衰减 10% 以上为阳性，称为波幅递减。服用胆碱酯酶抑制剂的患者需停药 12～18 小时后进行检查，但需充分考虑病情。

②单纤维肌电图（SFEMG）：使用特殊的单纤维针电极测量同一神经肌纤维电位间的间隔是否延长来反映神经肌肉接头（NMJ）处的功能，通过测定"颤抖"（jitter）以研究神经 – 肌肉传递功能。"颤抖"一般为 15～35 微秒，超过 55 微秒为"颤抖增宽"，一块肌肉记录 20 个"颤抖"中，有 2 个或 2 个以上大于 55 微秒则为异常。检测过程中出现阻滞（block）也判定为异常。

（3）血清抗体检测

①抗 AChR 抗体：50%～60% 的眼肌型重症肌无力（OMG）、85%～90% 的全身型重症肌无力（GMG）血清中可检测到乙酰胆碱受体（AChR）抗体。需注意的是，AChR 抗体检测结果为阴性时，不能排除 MG 诊断。

②抗 MuSK 抗体：在 10%～20% AChR 抗体阴性的 MG 患者血清中，可检测到骨骼肌特异性酪氨酸激酶（MuSK）抗体。

③抗 LRP4 抗体：在 7%～33% AChR、MuSK 抗体阴性的 MG 患者中，可检测出低密度脂蛋白受体相关蛋白 4（LRP4）抗体。

④抗横纹肌抗体：包括抗肌联蛋白（Titin）和兰尼碱受体（RyR）抗体。

（4）胸腺影像学检查：胸腺 CT、MRI 检查，可发现胸腺增生和肥大。80% 左右的 MG 患者伴有胸腺异常，包括胸腺增生及胸腺瘤。

（5）合并其他自身免疫性疾病检测：MG 患者需常规筛查甲状腺功能及甲状腺自身抗体、甲状腺超声检查，观察有无弥漫性甲状腺肿大，以及其他自身免疫性疾病相关抗体检测。

三、诊断

1. 疾病诊断标准

在具有典型 MG 临床特征（波动性肌无力）的基础上，满足包括药理学检查、电生理学特征及血清抗 AChR 等抗体检测这 3 项中的任意一项，即可做出诊断。同时需排除其他疾病。所有确诊 MG 患者，需进一步完善胸腺影像学检查（纵隔 CT 或 MRI），进一步行亚组分类。

2. 疾病临床分型

美国重症肌无力基金会（myasthenia gravis foundation of American，MGFA）临床分型用以评估 MG 疾病严重程度，指导治疗及评估预后（表 8）。疾病严重程度可根据定量 MG 评分（quantitative MG score，QMGS）评估（表 9）。MG 临床表现具有极大异质性，以血清抗体及临床特点为基础的亚组分类，对 MG 个体化治疗及预后评估更具指导意义（表 10）。

表 8　MGFA 临床分型

分型	临床表现
I 型	眼肌无力，可伴闭眼无力，其他肌群肌力正常
II 型	除眼肌外的其他肌群轻度无力，可伴眼肌无力
IIa 型	主要累及四肢肌或（和）躯干肌，可有较轻的咽喉肌受累
IIb 型	主要累及咽喉肌或（和）呼吸肌，可有轻度或相同的四肢肌或（和）躯干肌受累
III 型	除眼肌外的其他肌群中度无力，可伴有任何程度的眼肌无力
IIIa 型	主要累及四肢肌或（和）躯干肌，可有较轻的咽喉肌受累
IIIb 型	主要累及咽喉肌或（和）呼吸肌，可有轻度或相同的四肢肌或（和）躯干肌受累
IV 型	除眼肌外的其他肌群重度无力，可伴有任何程度的眼肌无力
IVa 型	主要累及四肢肌或（和）躯干肌受累，可有较轻的咽喉肌受累
IVb 型	主要累及咽喉肌或（和）呼吸肌，可有轻度或相同的四肢肌或（和）躯干肌受累
V 型	气管插管，伴或不伴机械通气（除外术后常规使用）；仅鼻饲而不进行气管插管的病例为 IVb 型

注：MGFA 为美国重症肌无力基金会。

表 9　QMGS 项目及评分标准

检查项目	评分标准			
	正常 0 分	轻度 1 分	中度 2 分	重度 3 分
左右侧视出现复视（s）	≥61	11 ~ 60	1 ~ 10	自发
上视出现眼睑下垂（s）	≥61	11 ~ 60	1 ~ 10	自发
眼睑闭合	正常	闭合时可抵抗部分阻力	闭合时不能抵抗阻力	不能闭合

续表

检查项目	评分标准			
	正常 0 分	轻度 1 分	中度 2 分	重度 3 分
吞咽 100mL 水	正常	轻度呛咳	严重呛咳或鼻腔反流	不能完成
数数 1~50（观察构音障碍）	无构音障碍	30~49	10~29	0~9
坐位右上肢抬起 90°时间（s）	240	90~239	10~89	0~9
坐位左上肢抬起 90°时间（s）	240	90~239	10~89	0~9
肺活量占预计值（%）	≥80	65~79	50~64	<50
右手握力（kg）				
男	≥45	15~44	5~14	0~4
女	≥30	10~29	5~9	0~4
左手握力（kg）				
男	≥35	15~34	5~14	0~4
女	≥25	10~24	5~9	0~4
平卧位抬头 45°（s）	120	30~119	1~29	0
平卧位右下肢抬起 45°（s）	100	31~99	1~30	0
平卧位左下肢抬起 45°（s）	100	31~99	1~30	0

注：QMGS 为定量重症肌无力评分。

表 10　MG 亚组分类及临床特点

亚组分类	抗体	合并其他肌无力抗体	发病年龄	胸腺	胸腺切除
OMG	可出现 AChR、MuSK 及 LRP4 抗体	极少	任何年龄	正常或异常	证据不足
AChR-GMG（早发型）	AChR	极少	<50 岁	胸腺增生	获益
AChR-GMG（晚发型）	AChR	合并 Titin、RyR 抗体	>50 岁	胸腺萎缩，小部分增生	可能获益（胸腺增生）
MuSK-MG	MuSK	极少	任何年龄	正常	不推荐
LRP4-MG	LRP4	极少	任何年龄	正常	不推荐
抗体阴性 MG	未检测到 AChR、MuSK 及 LRP4 抗体	可能出现	任何年龄	正常或增生	证据不足

续表

亚组分类	抗体	合并其他肌无力抗体	发病年龄	胸腺	胸腺切除
胸腺瘤相关MG	AChR	通常合并 Titin、RyR 抗体	任何年龄	胸腺上皮细胞瘤	可能获益

注：MG 为重症肌无力；OMG 为眼肌型 MG；GMG 为全身型 MG；AChR 为乙酰胆碱受体；MuSK 为肌肉特异性受体酪氨酸激酶；LRP4 为低密度脂蛋白受体相关蛋白4；Titin 为肌联蛋白；RyR 为兰尼碱受体。

3. 证候诊断

本病系由先天禀赋不足或外邪侵袭、情志刺激、劳倦内伤，导致脏气受损，肢体筋脉失养，以肢体筋脉弛缓、软弱无力、肌肉萎缩或瘫痪为主要临床表现的病证。

（1）脾胃虚损证：眼睑下垂或复视，晨轻暮重；面色萎黄，少气懒言，肢体无力，或吞咽困难，纳差便溏。舌质淡胖，边有齿痕，苔薄白，脉细弱。

（2）脾肾两虚证：四肢倦怠无力，畏寒肢冷，吞咽困难，口齿不清，腰膝酸软；腹部冷痛，小便清长，或浮肿少尿，或便溏，或完谷不化。舌淡胖，苔薄白或白滑，脉沉迟无力或脉沉细。

（3）气阴两虚证：神疲乏力，四肢软弱无力，行动困难；潮热盗汗，午后颧红，五心烦热，口燥咽干。舌质红，少苔，脉细数。

（4）大气下陷证：呼吸困难，吞咽困难，痰涎壅盛，气喘汗出；重者不能平卧，甚至俯仰难合，不能自持，精神烦躁，呼吸急促，咳痰无力或不能，张口抬肩；危重期则呼吸微弱表浅，意识障碍，甚至突然窒息。脉微欲绝。

四、治疗方案

1. 西医治疗

（1）治疗目标：MGFA 对 MG 干预后状态进行了分级（表11），MG 的治疗目标是达到微小状态或更好，治疗相关副作用≤1 级（指该治疗未引起临床症状或症状轻微，不需要干预）。

表 11　MGFA 干预后状态分级

分级	干预后症状描述
完全缓解（complete remission，CR）	至少1年无肌无力的症状或体征，在此期间没有接受任何 MG 的药物治疗；经专业的神经肌病医生检查，未发现任何肌肉无力的证据，允许出现轻微眼睑闭合无力
药物缓解（pharmacologic remission，PR）	标准同 CSR，需通过服药以达到上述状态（服用胆碱酯酶抑制剂除外）
微小状态（MMS）	没有任何因肌无力引起的功能受限。经专业的神经肌肉病医生检查，可发现某些肌肉无力

分级	干预后症状描述
改善（improved）	与治疗前相比，肌无力症状明显减轻或 MG 治疗药物剂量明显减少
无变化（unchanged）	临床症状及 MG 治疗药物剂量与治疗前无明显变化
加重（worse）	与治疗前相比，肌无力症状明显加重或 MG 治疗药物剂量明显增加
恶化（exacerbation）	已经达到 CSR、PR 或 MMS，出现了新的临床症状
死亡	死于 MG 或 MG 治疗的并发症，或者胸腺切除术后 30 天内死亡

（2）急性加重期治疗

MG 病情快速恶化，出现肌无力危象，需要立即开放气道，辅助通气。

静脉注射免疫球蛋白（intravenous immunoglobulins，IVIG）与血浆置换（plasma exchange，PE）主要用于病情快速进展、危及生命的情况，如肌无力危象、严重球麻痹所致吞咽困难、肌无力患者胸腺切除术前和围手术期治疗，可使绝大部分患者的病情得到快速缓解。

IVIG 使用方法：按体重 400mg/（kg·d）静脉注射 5 天。副作用包括头痛、无菌性脑膜炎、流感样症状和肾功能损害等，伴有肾功能损害的患者禁用。

PE 使用方法：剂量为 1.0~1.5 倍总血浆容量，在 10~14 天内进行 3~6 次置换，置换液可用健康人血浆或白蛋白。多于首次或第 2 次 PE 后的 2 天左右起效，作用可持续 1~2 个月。副作用包括血钙降低、低血压、继发性感染和出血等。

（3）药物治疗

1）症状性治疗（胆碱酯酶抑制剂）：最常用的是溴吡斯的明，是治疗所有类型 MG 的一线药物，可缓解、改善绝大部分 MG 患者的临床症状。溴吡斯的明应当作为 MG 患者初始治疗的首选药物，依据病情与激素及其他非激素类免疫抑制联合使用。

使用方法：一般成年人服用溴吡斯的明的首次剂量为 60mg（儿童根据具体年龄使用），口服，每天 3~4 次，全天最大剂量不超过 480mg。

2）免疫抑制治疗：免疫抑制药物包括糖皮质激素和其他口服非激素类免疫抑制剂，如硫唑嘌呤（azathioprine，AZA）、他克莫司（tacrolimus，FK-506）、吗替麦考酚酯（mycophenolate mofetil，MMF）、环孢素、甲氨蝶呤（methotrexate）及环磷酰胺（cyclophosphamide）等。

①糖皮质激素：目前仍为治疗 MG 的一线药物，可使 70%~80% 患者的症状得到明显改善。主要为口服醋酸泼尼松及甲泼尼龙。醋酸泼尼松剂量按体重（0.5~1.0）mg/（kg·d）计算，清晨顿服，最大剂量不超过 100mg/d（糖皮质激素剂量换算关系为 5mg 醋酸泼尼松 =4mg 甲泼尼龙），一般 2 周内起效，6~8 周效果最为显著。75% 轻-中度 MG 对 200mg 泼尼松具有很好反应，以 20mg 起始，每 5~7 天递增 10mg，至目标

剂量。达到治疗目标后，维持6~8周后逐渐减量，每2~4周减5~10mg；至20mg后，每4~8周减5mg。酌情隔日口服最低有效剂量，过快减量可致病情复发。用药期间须严密观察病情变化。

②AZA：与糖皮质激素联合使用，有助于激素减量及防止疾病复发，作为GMG及部分OMG的一线用药。AZA起效较慢，多于服药后3~6个月起效，1~2年后可达全效，使70%~90% MG患者症状得到明显改善。

使用方法：从小剂量开始，50mg/d，每隔2~4周增加50mg，至有效治疗剂量为止［儿童按体重（1~2）mg/（kg·d），成人（2~3）mg/（kg·d），分2~3次口服］。如无严重或（和）不可耐受的不良反应，可长期服用。

③他克莫司：与环孢素作用机制相似，通过抑制钙神经素发挥免疫调节作用，耐受性较好，肾毒性小。他克莫司适用于不能耐受激素和其他免疫抑制剂副作用或对其疗效差的MG患者，特别是RyR抗体阳性者。他克莫司起效快，一般2周左右起效，疗效呈剂量依赖性。

使用方法：3.0mg/d，分2次空腹口服，或按体重（0.05~0.10）mg/（kg·d）。

④MMF：作用机制同AZA，更安全，耐受性好，长期使用可使大多数患者到达MMS或更好状态。

使用方法：起始剂量（0.5~1.0）g/d，分2次口服；维持剂量（1.0~1.5）g/d，症状稳定后，每年减量不超过500mg/d。突然停药或快速减量可导致病情复发及恶化。

MMF不可与AZA同时使用。MMF具有致畸性，备孕或怀孕妇女禁用。

⑤环孢素：通过干扰钙调神经磷酸酶信号，抑制包括白细胞介素2（IL-2）和γ-干扰素在内的促炎细胞因子分泌，从而发挥免疫抑制作用。3~6个月起效，用于对激素及AZA疗效差或不能耐受其副作用的患者。环孢素早期与激素联合使用，可显著改善肌无力症状，并降低血中AChR抗体滴度，但肾毒性较大。

使用方法：按体重（2~4）mg/（kg·d），分2次口服。使用过程中，应监测血浆环孢素药物浓度，推荐血药浓度为（100~150）ng/mL，并根据浓度调整环孢素剂量。因环孢素肾毒性较大及和其他药物之间存在相互作用，不作为首选推荐。

⑥环磷酰胺：用于其他免疫抑制剂治疗无效的难治性及伴胸腺瘤的MG。激素联合使用可显著改善肌无力症状，但在6~12个月时，应减少激素用量。

使用方法：成人静脉滴注每周400~800mg；或分2次口服，100mg/d，直至总量（10~20）g/d，个别患者需要服用到30g/d。儿童按体重（3~5）mg/（kg·d），分2次口服（不大于100mg）；然后减量至2mg/（kg·d）。儿童应慎用。

⑦甲氨蝶呤：作为三线用药，用于其他免疫抑制剂治疗无效的难治性或伴胸腺瘤的MG。

使用方法：口服，每周10mg起始，逐步加量至每周20mg，如不能耐受口服制剂所产生的消化道不良反应，可选择肌内注射制剂。一般肌内注射可使患者耐受更高的剂量。甲氨蝶呤有生殖致畸性，怀孕或备孕妇女禁用。

⑧靶向生物制剂：目前临床上用于 MG 治疗的靶向生物制剂，包括已经被美国食品和药物监督管理局（FDA）批准使用的靶向补体的依库珠单抗（eculizumab），以及除适应证外用药的靶向 B 细胞的利妥昔单抗（rituximab，RTX）。RTX 用药方案目前尚无统一标准，通常为诱导治疗序贯维持治疗。临床推荐诱导方案，包括标准方案及低剂量方案。

（4）胸腺切除：合并胸腺瘤的 MG 应尽早行胸腺切除手术，经胸骨正中入路扩大胸腺切除已成为治疗胸腺瘤及合并胸腺增生 MG 的标准手术方式。对其他治疗无效的 OMG 患者可行胸腺切除，其缓解率为 6% ~ 50%。针对非胸腺瘤 AChR - MG，推荐在疾病早期行胸腺切除，可减少其他免疫抑制剂使用。

（5）自体造血干细胞移植：在 MG 中的研究仅为小样本病例报道。

（6）其他治疗：对于眼睑下垂者，可采用眼睑支架或胶带（eyelid crutches/tape），或通过手术来改善。眼肌手术对长期固定性斜视可能有效。

2. 中医治疗

（1）基本病机和治疗原则：肌无力主要责之脾虚，盖脾主四肢肌肉，脾气虚则肌肉失养，日久则肌肉无力而萎缩；久病及肾，脾肾两虚。脾肾两虚是本病的基本病机，治疗以补益脾肾为主。脾肾两虚，必生痰湿痰浊，治疗应标本兼顾。

（2）辨证治疗：根据病情，分波动期和危象期。波动期分脾胃虚损、脾肾两虚和气阴两虚三型；危象期属中医大气下陷证，病机为脾肾衰微、胸中大气下陷。

①脾胃虚损证

治法：益气升阳，调补脾胃。

方药：补中益气汤（《脾胃论》）加减。黄芪、党参、白术、升麻、柴胡、当归、陈皮、炙甘草、生姜、大枣。

黄芪用生量大，升麻、柴胡宜量轻。

加减：如眼睑下垂明显，可以加炒枳壳、白蒺藜；面色萎黄，气虚同时血虚者，加当归、炒白芍补血；腹泻明显，加白扁豆、炒山药、莲子肉健脾益气止泻。如兼见咳嗽无力，气短而喘，动则尤甚，吐痰清稀，声低，或有自汗，畏风，舌淡，脉弱者，为中气不足，脾气虚同时兼肺气亏虚，可合保元汤加减以益气温阳。

中成药：补中益气丸。

②脾肾两虚证

治法：温补脾肾。

方药：补中益气汤（《脾胃论》）合右归丸（《景岳全书》）加减。黄芪、党参、白术、升麻、柴胡、当归、陈皮、炙甘草、生姜、大枣、熟地黄、炮附子、肉桂、山药、山茱萸、菟丝子、鹿角胶、枸杞子、当归、杜仲。

温补脾肾宜温而不燥，少火生气，切忌温燥有余而助火。

加减：无力明显，加重补气行气之品；如腹泻、五更泻，加肉豆蔻温而固摄；怕冷腹痛，加桂枝、细辛、乌药温通经脉、温经散寒；口齿不清、吞咽困难，加石菖蒲、郁金化痰开窍；如兼见声音嘶哑，咀嚼、吞咽困难或呼吸困难，胸闷痰多，胸脘痞闷，头昏重，全身酸困，口腻，大便稀溏，舌淡胖嫩，舌苔白或厚腻，脉濡或滑者，为兼痰湿内阻，可合温胆汤加减以化痰利湿、通利经脉；如兼见四肢痿软无力，吞咽困难，饮水呛咳、目睛转动不灵、复视严重、口唇青紫，局部出现青紫肿块、疼痛拒按，舌质紫暗，或舌下脉络曲张，脉细涩者，为兼血瘀证，可合桃红四物汤加减以养血活血、行气祛瘀；下肢浮肿，加泽泻、车前子利水消肿。

中成药：补中益气丸合右归胶囊。

③气阴两虚证

治法：益气养阴。

方药：生脉散（《医学启源》）合补中益气汤（《脾胃论》）加减。人参、麦冬、五味子、黄芪、党参、白术、升麻、柴胡、当归、陈皮、炙甘草、生姜、大枣。

加减：肢体无力明显，加重补气力量。如兼见眩晕耳鸣，五心烦热，低热颧红，胁痛，腰膝酸软，舌红少苔，脉细数，为兼肝肾阴虚，可合六味地黄丸加减以滋补肝肾；也可加生地黄、熟地黄、山萸肉、制龟甲以增强养阴力量；或用知母、黄柏、丹皮以增强清热之力。

中成药：生脉饮合补中益气丸。

④大气下陷证

治法：升举大气。

方药：升陷汤（《医学衷中参西录》）加味。生黄芪、知母、升麻、柴胡、桔梗。

补中益气汤主要补中益气，升举中气，治疗脾胃气虚下陷引起的腹泻、脏器下垂症；而升陷汤用于胸中大气不足即宗气不足，脾肺气虚下陷导致的呼吸困难、气短不足以吸症。

加减：痰多者，加理气化痰之品，如清半夏、陈皮、茯苓等；痰浊内阻，胸阳不展者，加瓜蒌、薤白、炒枳实、清半夏、石菖蒲豁痰宽胸，布展胸阳。意识模糊，呼吸微弱，脉微欲绝，阳气欲脱，加四逆汤回阳救逆；神志昏迷，痰蒙窍闭者，加化痰开窍醒神之品，如苏合香丸。

中成药：黄芪注射液、生脉注射液、参附注射液、参麦注射液。

（3）针刺治疗

主穴：中脘、血海、气海、脾俞、肾俞、足三里、三阴交、太渊。

配穴：眼肌型，加攒竹、鱼腰、太阳、四白；单纯上睑下垂者，加阳辅、申脉；延髓型，加风池、哑门、天突、廉泉；咀嚼乏力者，加合谷、下关；全身型，加肩髃、曲池、外关、合谷、环跳、风市、阳陵泉、太冲；抬头无力者，加风池、天柱、列缺。

实证，针用泻法；虚证，针用补法。

3. 其他治疗

（1）心理疏导：本病是一种慢性疾病，病情迁延，患者长期不能坚持正常的工作、学习和生活。因此，对患者和家属应进行健康教育和心理疏导，关心、体贴患者，帮助患者和家属树立战胜疾病的信心，争取患者积极配合是治疗疾病的关键。

（2）饮食起居：饮食清淡，营养均衡，提高机体免疫力。避居湿地，注意生活调摄，避免疲劳；适寒温，避免外感；条畅情志，避免情绪刺激。

五、疗效评定标准

根据表 2 中的 QMGS，定量重症肌无力评分和表 4 的 MGFA 干预后状态分级判断疗效。

六、中西医结合时点

1. 西医治疗重症肌无力，分药物治疗、血浆置换和胸腺瘤切除。

2. 中医治疗重症肌无力，无论是全身型还是眼肌型均有明显的疗效，且副作用少，不良反应相对较少。可全程中西医结合治疗，提高疗效。

3. 中医健脾补肾为基本治则。急性进展期，应结合化浊解毒，控制疾病的发展。

4. 缓解期，选气海、足三里、关元等穴位针灸治疗，补元气，增肌力。

参 考 文 献

［1］中华中医药学会. 中医内科学临床诊疗指南［M］. 北京：中国中医药出版社，2019.

［2］中华中医药学会. 中医内科常见疾病诊疗指南·中医病证部分［M］. 中国中医药出版社，2008.

［3］刘小斌，刘友章. 邓铁涛教授救治重症肌无力危象的方法与思路［J］. 河南中医，2004（1）：18–19.

［4］董秀娟，刘小斌，刘凤斌，等. 中西医结合诊治重症肌无力危象临床经验介绍［J］. 中华中医药杂志，2013，28（2）：426–430.

［5］常婷. 中国重症肌无力诊断和治疗指南（2020）［J］. 中国神经免疫学和神经病学杂志，2021，28（1）：1–12.

［6］Gilhus N E，Verschuuren J J. Myasthenia gravis：subgroup classification and therapeutic strategies［J］. Lancet Neurol，2015，14（10）：1023–1036.

［7］Gilhus N E，Skeie G O，Romi F，et al. Myasthenia gravis – autoantibody characteristics and their implications for therapy［J］. Nat Rev Neurol，2016，12（5）：259–268.

［8］ Jaretzki A 3rd, Barohn R J, Ernstoff R M, et al. Myasthenia gravis: recommendations for clinical research standards. Task Force of the Medical Scientific Advisory Board of the Myasthenia Gravis Foundation of America ［J］. Ann Thorac Surg, 2000, 70 (1): 327 – 334.

吉兰－巴雷综合征的中西医诊疗方案

一、概述

吉兰－巴雷综合征（Guillain－Barré syndrome，GBS）是一类免疫介导的急性炎性周围神经病。其发病率为（0.62～2.66）/10万，男性高于女性，约为1.78∶1。临床特征为急性起病，表现为四肢对称性、弛缓性瘫痪，症状多在2周左右达到高峰，表现为多发性神经根及周围神经损害。虽然免疫治疗效果良好，但仍有约20%患者产生严重残疾，5%患者可能导致死亡。

本病属于中医"痿证"范畴。中医痿证相关神经系统疾病很多，常见的有进行性肌营养不良、运动神经元病、重症肌无力、吉兰－巴雷综合征、多发性硬化等。可见，本病是中医痿证中的一种疾病。

二、临床特点

1. 急性炎性脱髓鞘性多发性神经病

（1）临床特点

①任何年龄、任何季节均可发病。

②前驱事件，常见有腹泻和上呼吸道感染。

③急性起病，病情多在2周左右达到高峰。

④弛缓性瘫痪是急性炎性脱髓鞘性多发性神经病（acute inflammatory demyelination polyneuropathy，AIDP）的主要症状。多数患者出现对称性肌无力，并从双下肢向上肢发展，数日内逐渐加重；肌张力可正常或降低，腱反射减弱或消失，经常在肌力仍保留较好的情况下，腱反射已明显减弱或消失，病理反射阴性。部分患者可有不同程度的脑神经损害，常见面部或延髓部肌肉无力，有时可为首发症状就诊；病情严重者，可出现呼吸肌无力，导致呼吸困难。部分患者有四肢末梢型感觉障碍，神经干压痛和牵拉痛或自主神经功能障碍。

（2）实验室检查

①CSF检查：蛋白－细胞分离是GBS的特征之一，多数患者在发病数天内的蛋白含量正常，2～4周内的CSF蛋白有不同程度升高，但较少超过1.0g/L；糖和氯化物正常；白细胞计数一般<10×10^6/L；部分患者的CSF出现寡克隆区带；部分患者的CSF抗神经节苷脂抗体阳性。

②血清学检查：少数患者出现CK轻度升高，肝功能轻度异常；部分患者血清抗神

经节苷脂抗体阳性；部分患者血清可检测到抗空肠弯曲菌抗体、抗巨细胞病毒抗体等。

③粪便检查：部分患者粪便中可分离和培养出空肠弯曲菌。

④神经电生理：主要根据运动神经元传导测定，提示周围神经存在脱髓鞘性病变。

⑤神经活组织检查：不需要神经活组织检查确定诊断。腓肠神经活组织检查可见有髓纤维脱髓鞘现象，部分出现吞噬细胞浸润，小血管周围可有炎细胞浸润。剥离单纤维，可见节段性脱髓鞘。

2. 急性运动轴突性神经病

急性运动轴突性神经病（acute motor axonal neuropathy，AMAN）以广泛的运动脑神经纤维、脊神经前根及运动纤维轴突病变为主。

（1）临床特点

①发生年龄：可发生在任何年龄，儿童更常见，男女患病率相似，国内患者在夏秋季患病较多。

②前驱事件：多有腹泻和上呼吸道感染等，以空肠弯曲菌感染多见。

③起病情况：急性起病，平均 6~12 天达到高峰，少数患者在 24~48 小时即可达到高峰。

④肌力情况：对称性肢体无力，部分患者有脑神经运动功能受损，重症者可出现呼吸肌无力。腱反射减弱或消失与肌力减退程度较一致。无明显感觉异常，无或仅有轻微自主神经功能障碍。

（2）实验室检查

①CSF 检查：同 AIDP。

②血清免疫学检查：部分患者血清中可检测到抗神经节苷脂 GM_1、GM_{1a} 抗体，部分患者血清空肠弯曲菌抗体阳性。

③电生理检查：运动神经传导异常，感觉神经传导通常正常。

3. 急性运动感觉轴突性神经病

急性运动感觉轴突性神经病（acute motor sensory axonal neuropathy，AMSAN）以广泛神经根和周围神经的运动和感觉纤维的轴突变性为主。

（1）临床特点：发病年龄、季节、前驱感染以及临床症状与 AIDP 相似，出现对称性肢体无力，多有脑神经运动功能受累；重症者，可有呼吸肌无力、呼吸衰竭。患者同时有感觉障碍，甚至部分出现感觉性共济失调。常有自主神经功能障碍。

（2）实验室检查

①CSF 检查：同 AIDP。

②血清免疫学检查：部分患者血清中可检测到抗神经节苷脂抗体。

③电生理检查：除感觉神经传导测定外，可见感觉神经动作电位波幅下降或无法引出波形外，其他同 AMAN。

④腓肠神经活组织检查：不作为确诊的必要条件，检查可见轴突变性和神经纤维

丢失。

4. 米-费综合征

米-费综合征（Miller-Fisher syndrome，MFS）以眼肌麻痹、共济失调和腱反射消失为主要临床特点。

（1）临床特点

①任何年龄和季节均可发病。

②可有腹泻和呼吸道感染等前驱症状，以空肠弯曲菌感染常见。

③急性起病，病情在数天至数周内达到高峰。

④多以复视起病，也可以肌痛、四肢麻木、眩晕和共济失调起病。相继出现对称或不对称性眼外肌麻痹，部分患者有上睑下垂，少数出现瞳孔散大，但瞳孔对光反射多数正常。可有躯干或肢体共济失调，腱反射减弱或消失，肌力正常或轻度减退；部分有延髓部肌肉和面部肌肉无力，四肢远端和面部麻木、感觉减退，膀胱功能障碍。

（2）实验室检查

①CSF检查：出现蛋白-细胞分离。

②血清免疫学检查：部分患者血清中可检测到空肠弯曲菌抗体。大多数MFS患者血清 GQ_{1b} 抗体阳性。

③神经电生理检查：感觉神经传导测定可见动作电位波幅下降，传导速度减慢；脑神经受累者，可出现面神经混合肌肉动作电位（CMAP）波幅下降；瞬目反射可见 R_1、R_2 潜伏期延长或波形消失。运动神经传导和肌电图检查（EMG）一般无异常。电生理检查非诊断MFS的必需条件。

5. 急性全自主神经病

急性全自主神经病（acute panantonomic neuropathy，APN）较少见，以自主神经受累为主。

（1）临床特点

①患者多有上呼吸道感染及消化道症状等前驱事件。

②急性起病，快速进展，多在1~2周内达高峰，少数呈亚急性发病。

③临床表现为广泛的交感神经和副交感神经功能障碍，出现视物模糊、畏光、瞳孔散大、对光反射减弱或消失、头晕、直立性低血压、恶心呕吐、腹泻、腹胀；重症者，可有肠麻痹、便秘、尿潴留、阳痿、热不耐受、出汗少、眼干和口干等；自主神经功能检查，可发现多种功能异常。

④肌力正常，部分患者有远端感觉减退和腱反射消失。

（2）实验室检查

①CSF检查：出现蛋白-细胞分离。

②电生理检查：神经传导和针电极肌电图一般正常。皮肤交感反应、R-R变异率等自主神经检查可见异常。电生理检查不是诊断的必需条件。

6. 急性感觉神经病

急性感觉神经病（acute sensory neuropathy，ASN）少见，以感觉神经受累为主。

（1）临床特点

①急性起病，在数天至数周内达到高峰。

②广泛对称性四肢疼痛和麻木，感觉性共济失调，明显的四肢和躯干深、浅感觉障碍；绝大多数患者的腱反射减弱或消失。

③自主神经受累轻，肌力正常或有轻度无力。

④病程为自限性。

（2）实验室检查

①CSF 检查：出现蛋白－细胞分离。

②电生理检查：感觉神经传导可见传导速度轻度减慢，感觉神经动作电位波幅明显下降或消失。运动神经传导测定可有脱髓鞘的表现。针极肌电图通常正常。

三、诊断

1. 疾病诊断标准

参照中国版《吉兰－巴雷综合征诊治指南（2019）》。

（1）AIDP 和 AMSAN：可根据病前 4 周内感染史，急性或亚急性起病，四肢对称性弛缓性瘫痪。可根据手套及袜套样感觉障碍及脑神经损害、CSF 蛋白－细胞分离现象、神经电生理异常表现等做出诊断。

（2）AMAN：除了无感觉障碍外，与以上诊断标准相同。

（3）MFS：急性起病，病情在数天内或数周内达到高峰；临床上以眼外肌瘫痪、共济失调和腱反射减弱为主要症状，肢体肌力正常或轻度减退；CSF 出现蛋白－细胞分离；病程呈自限性。

（4）APN：急性起病，快速进展，多在 2 周左右达高峰；广泛的交感神经和副交感神经功能障碍，不伴或伴有轻微肢体无力和感觉异常；可出现 CSF 蛋白－细胞分离现象；病程呈自限性；排除其他病因。

（5）ASN：急性起病，快速进展，多在 2 周左右达高峰；对称性肢体感觉异常；可有 CSF 蛋白－细胞分离现象；神经电生理检查提示感觉神经损害；病程有自限性；排除其他病因。

2. 证候诊断

（1）肺热津伤证：起病急，病起发热，或热后突然出现肢体软弱无力；可较快发生肌肉瘦削，皮肤干燥，心烦口渴，呛咳少痰，咽干不利，小便黄赤或热痛，大便干燥。舌质红，苔黄，脉细数。

（2）湿热浸淫证：起病较缓，逐渐出现肢体困重，痿软无力，尤以下肢或两足痿弱为甚；兼见微肿，手足麻木，扪及微热，喜凉恶热；或有发热，胸脘痞闷，小便赤涩热痛。舌质红，苔黄腻，脉濡数或滑数。

（3）脾胃虚弱证：起病缓慢，肢体软弱无力逐渐加重，神疲肢倦，肌肉萎缩；少气懒言，纳呆便溏，面色㿠白或萎黄无华。舌淡，苔薄白，脉细弱。

（4）肝肾亏损证：起病缓慢，渐见肢体痿软无力，尤以下肢明显，腰膝酸软，不能久立，甚至步履全废，腿胫大肉渐脱；或伴有眩晕耳鸣，舌咽干燥，遗精或遗尿，或妇女月经不调。舌红，少苔，脉细数。

（5）脉络瘀阻证：久病体虚，四肢痿弱，肌肉瘦削，手足麻木不仁，四肢青筋显露；可伴有肌肉活动时隐痛不适。舌痿不能伸缩，舌质暗淡或有瘀点、瘀斑，脉细涩。

（6）风寒入络证：肢体痿软无力，手足麻木，皮肤疼痛，触之冰冷，手足不温。舌质红，苔薄白，脉弦或弦紧。

（7）寒湿痹阻证：肢体沉重无力，手足麻木，畏寒肢冷，倦怠困重。舌质红，苔白腻，脉弦滑。

四、治疗方案

1. 西医治疗

（1）病因治疗：以抑制免疫反应，清除致病因子，阻止病情发展为目标。①静脉注射人血免疫球蛋白；②血浆交换疗法；③皮质类固醇。

（2）神经营养：注意维持患者水、电解质与酸碱平衡，常规使用水溶性维生素并着重增加维生素 B_1、维生素 B_{12}；可应用神经生长因子等，促进神经修复。

（3）呼吸肌麻痹的处理：呼吸困难和延髓支配肌肉麻痹的患者，应注意保持呼吸道通畅，尤其注意加强吸痰及防止误吸。若有明显呼吸困难，应尽早进行气管插管或气管切开，机械辅助通气。

（4）预防和治疗并发症：重症患者应进行连续心电监护，直至恢复期开始。坠积性肺炎与吸入性肺炎等，应尽早使用广谱抗生素。为预防下肢深静脉血栓形成及由此引发的肺栓塞，应经常被动活动双下肢或穿弹力长袜；对有高凝倾向的病例，可给予低分子肝肾腹部皮下注射。不能吞咽者，应尽早鼻饲以维持肠道营养供给。应用润肠药与缓泻药，保持大便通畅。有尿潴留者，可进行下腹部按摩以促进排尿，无效时留置导尿。应注意监测血清电解质，出现紊乱时积极纠正。

（5）康复治疗：瘫痪严重时，应注意肢体功能位摆放并经常被动活动肢体；病情稳定后，早期进行正规的神经功能康复锻炼，以预防失用性肌萎缩和关节挛缩。

2. 中医治疗

（1）病机治则：本病属于中医"痿证"范畴。其病机特点为重在脾胃，湿热困脾，久则伤及中气，转为脾虚湿热，虚实互见；或流注于下，伤及肾阴，导致肾中水亏火旺，筋脉失其营养而成痿证。

（2）辨证治疗

①肺热津伤证

治法：清热润燥，养阴生津。

方药：清燥救肺汤（《医门法律》）加减。北沙参、西洋参、麦冬、生甘草、阿胶、胡麻仁、生石膏、霜桑叶、苦杏仁、炙枇杷叶。

加减：津伤甚者，可加生地黄、玉竹、天冬养阴生津；燥热明显者，加少量黄芩、焦山栀清热。

中成药：养阴清肺丸。

②湿热浸淫证

治法：清热利湿，通利经脉。

方药：加味二妙散（《外科大成》）加减。黄柏、苍术、牛膝、当归、泽兰叶、薏苡仁、乳香、没药、穿山甲、甘草、水蛭。

加减：湿热重者，可加秦艽、萆薢等祛湿通络；下肢沉重者，加车前子、益母草利湿，广地龙、木瓜通络；四肢无力明显者，加益气活血之品；上肢无力明显者，加生黄芪、片姜黄；下肢无力明显者，加生黄芪、赤芍、防风。

中成药：四妙丸。

③脾胃虚弱证

治法：补中益气，健脾升清。

方药：参苓白术散（《太平惠民和剂局方》）合补中益气汤（《内外伤辨惑论》）加减。人参、茯苓、炒白术、莲子肉、薏苡仁、砂仁、桔梗、白扁豆、甘草、山药、黄芪、炙甘草、当归、陈皮、升麻、柴胡。

加减：腹泻者，加葛根、荷叶。四肢麻木轻者，加桂枝、炒白芍调和营卫，或用天麻、钩藤息风通络；重者加全蝎、蜈蚣搜邪剔络。

中成药：参苓白术颗粒、补中益气丸。

④肝肾亏损证

治法：补益肝肾，滋阴清热。

方药：虎潜丸（《丹溪心法》）加减。虎骨（狗骨代）、牛膝、熟地黄、龟甲、知母、黄柏、锁阳、当归、白芍、陈皮、干姜。

加减：肝肾阴虚明显者，加山萸肉、麦冬、制首乌、制龟甲；阴虚而便秘者，加黑芝麻、生白术、火麻仁润肠通便；阴虚而血瘀者，加炒白芍、桃仁、杏仁润燥化瘀。

中成药：虎潜丸、左归丸。

⑤络虚瘀阻证

治法：益气养营，活血行瘀。

方药：圣愈汤（《医宗金鉴》）合补阳还五汤（《医林改错》）加减。人参、黄芪、当归、川芎、熟地黄、白芍、川牛膝、地龙、桃仁、红花。

加减：瘀阻日久，加藤类养血通络，如夜交藤、鸡血藤；或加虫类搜风剔络之品，如全蝎、蜈蚣等。

中成药：消栓颗粒、血府逐瘀口服液。

⑥风寒入络证

治法：祛风散寒，活血通络。

方药：黄芪桂枝五物汤（《金匮要略》）加味，如黄芪、桂枝、白芍、生姜、大枣。或用当归四逆汤（《伤寒论》）加减，如桂枝、炒白芍、当归、大枣、细辛、甘草、通草。

加减：风寒明显者，加麻黄、防风、羌活等解表散寒。

中成药：黄芪颗粒合祖师麻片或疏风活络片。

⑦寒湿痹阻证

治法：散寒除湿，温阳通络。

方药：麻黄细辛附子汤（《伤寒论》）合独活寄生汤（《备急千金要方》）加减。麻黄、附子、细辛、独活、桑寄生、杜仲、牛膝、细辛、秦艽、茯苓、肉桂、防风、川芎、人参、甘草、当归、白芍、生地黄。

加减：寒盛者，疼痛明显，用制川乌、制草乌、桂枝温经散寒止痛；湿盛者，以关节重着为特征，可加苍术、木瓜、薏苡仁、威灵仙、桑枝祛湿通络。

中成药：尪痹片、大活络丸。

（3）针灸治疗

①针刺治疗：以手足阳明经为主，循经选取合谷、手三里、曲池、肩髃、髀关、足三里、解溪、内庭等要穴，以调节阳明经气，虚则可补，实则可通，补气调气，生血活血，则肌肉筋骨得以濡养；局部近取华佗夹脊穴，上肢瘫以胸夹脊为主，下肢瘫以腰夹脊为主，均刺向督脉。

在上述基本方的基础上，临证尚应酌情随证配用他穴。如温热湿毒外袭者，可配少商、尺泽、三阴交、阴陵泉等穴以清热利湿；若脾胃虚弱，常配脾俞、胃俞、中脘等穴，旨在健运中土，补益气血以润宗筋；肝肾亏损者，常取其背俞穴（肝俞、肾俞）及原穴（太冲、太溪），意在培补肝肾，养血填精以健筋骨。此外，根据肢体瘫痪的主症，配用筋会阳陵泉、髓会绝骨，以增强益髓壮骨功效。

②艾灸治疗：取穴关元、气海、足三里、地五会、手三里，或命门、腰俞、合谷、三阴交、外关、阳池、解溪等穴，疗效满意。

五、疗效评定标准

目前尚无统一的疗效评价标准。

六、中西医结合时点

1. 急性期救治以西医为主。急性期首选静脉滴注人免疫球蛋白治疗，可考虑血浆交换或皮质醇治疗。心电监护。影响呼吸功能者，应保持呼吸道通畅；或者尽早气管切开，呼吸机辅助呼吸。营养支持，对症处理。

2. 对于以周围神经脱髓鞘损伤为主者，在恢复期使用中医辨证论治和针灸治疗有较好的疗效。对于急性全自主神经病（广泛的交感和副交感神经功能障碍）者，可以中医治疗。

3. 少数患者有反复发作的特点，中医辨证治疗可以减少复发的可能性。

参 考 文 献

［1］董勤，王苹，仲远明. 格林－巴利综合征的针灸辨治思路［J］. 中国医药学报，2001（3）：51－52.

［2］栗启龙. 中医治疗格林－巴利综合征临床研究［J］. 中医临床研究，2011，3（1）：51.

［3］李巧莹. 中医对格林－巴利综合征病因病机研究进展［J］. 中国老年学杂志，2012，32（23）：5357－5358.

［4］杨艳，伊丽娥，侯玉涛. 格林－巴利综合征的中医辨证论治总结［J］. 中西医结合研究，2015，7（3）：162－164.

［5］石英杰. 中医治疗格林－巴利综合征研究进展［J］. 四川中医，2017，35（6）：218－220.

［6］中华医学会神经病学分会. 中国吉兰－巴雷综合征诊治指南（2019）［J］. 中华神经科杂志，2019，（11）：877－882.

［7］刘明生，崔丽英. 中国吉兰－巴雷综合征诊治指南（2019）解读［J］. 中华神经科杂志，2019（11）：873－876.

［8］Sejvar JJ, Baughman AL, Wise M, et al. Population incidence of Guillain－Barré syndrome：a systematic review and meta－analysis［J］. Neuroepidemiology，2011，36（2）：123－133.

［9］孙怡，杨任民，韩景献. 实用中西医结合神经病学.［M］. 2版. 北京：人民卫生出版社，2011.

多系统萎缩的中西医诊疗方案

一、概述

多系统萎缩（multiple system atrophy，MSA）是一种病因不明的，散发的神经系统变性疾病。1969 年，由 Oppenheimer 和 Graham 首先提出，发病率在（0.6～0.7）/10 万，发病年龄平均为 53 岁，患病率在 50 岁以上人群为 3/10 万。该病主要累及锥体系、锥体外系、自主神经系统和小脑等，病情进展较快，目前仍缺乏有效的治疗手段。一经确诊，多数患者预后不良，平均生存期在 9 年左右，早期诊断及对症治疗可能延缓病情的发展。

中医学中尚无确切的病名与之对应。根据本病的临床表现，多系统萎缩可归于"颤证""痿证""晕厥""眩晕""便秘""遗尿""喑痱"等病。

二、临床特点

1. 主要症状

在病理学方面，MSA 主要特征为少突胶质细胞胞浆内出现以 α - 突触核蛋白为主要成分的包涵体，目前倾向于将 MSA 与路易体痴呆、帕金森病等统称为 α - 突触核蛋白病。因为有病理学方面的共同交叉点，在临床表现上也有很多重合之处，在临床诊断方面易出现误诊。

起初，MSA 分为以小脑症状为主的橄榄体脑桥小脑萎缩（olivoponto - cerebellar atrophy，OPCA）、以帕金森样症状为主的纹状体黑质变性（striatonigral degeneration，SND）和以自主神经系统的功能障碍为突出表现的夏伊 - 德拉格综合征（Shy - Drager syndrome，SDS）3 个亚型，其中 SDS 型也称为血小板活化因子（platelet activating factor，PAF）。在后来的研究中发现，MSA 的自主神经症状多伴有小脑性共济失调症状或帕金森症状，因而在 1998 年取消了 SDS 亚型，将 MSA 重新分型为以小脑症状（小脑性构音障碍、步态共济失调、小脑性眼动障碍等）为主的 MSA - C 型和以帕金森病样症状（震颤、姿势不稳、运动迟缓，伴肌强直等）为主的 MSA - P 型。目前有专家取消 MSA 的 SDS 型，值得商榷。由 Fanciulli A 等提出 MSA 的主要特征为早期出现严重的自主神经功能衰竭。

MSA 的自主神经功能障碍常常累及泌尿生殖系统，几乎所有男性患者均存在勃起功能障碍，近半数可为首发症状；其他表现为排尿困难，如尿急、尿痛、尿频、尿潴留等。MSA 也多累及心血管系统，主要表现为餐后低血压、体位性低血压、夜间高血压等。

MSA 患者的呼吸系统功能受累也是其特征性症状之一，半数患者出现主动性肌肉收缩的吸气性喘鸣。14% 的 MSA 患者以喘鸣为首发症状，发病 1 年后出现喘鸣症状的约 28%，4 年内发生率为 69%。该症状在晚期患者中更常见，然而喘鸣发生的机制目前尚不清楚，可能与运动神经元减少、喉部肌肉失去神经支配、声带麻痹相关。对合并喘鸣的 MSA 患者，应积极治疗，注意预防并发症，延长患者生存期。

此外，睡眠呼吸暂停、白天过度嗜睡、睡眠障碍，包括快速眼动睡眠行为障碍（rapid eye movement sleep behavior disorder，REM sleep behavior disorder，RBD）、不宁腿综合征等也是 MSA 患者的特征性症状之一。RBD 的主要特征为快速眼动睡眠期，肌肉迟缓现象消失且伴随梦境演绎行为。其中，特发性 RBD 是 α - 突触核蛋白病的一个可靠特征性临床生物标志，特别是伴随嗅觉缺损时。而 Kollensperger M 等则称 RBD 是 MSA 的"红旗征（red flag）"。有研究表明，MSA 患者有睡眠结构改变，包括睡眠效率降低、总睡眠时间减少等，但其机制尚不明确。睡眠呼吸暂停也是 MSA 患者多见的睡眠障碍之一，利用一些睡眠量表，如匹茨堡睡眠质量指数（pittsburgh sleep quality index，PSQI）等联合多导睡眠图（polysomnography，PSG）技术可以辅助睡眠障碍的评价。

2. 辅助检查

（1）立卧位血压：测量直立位和平卧位的血压和心率，站立 3 分钟内的血压较平卧时下降 ≥30/15mmHg，且心率无明显变化者为阳性（体位性低血压）。

（2）膀胱功能评价：有利于早期发现神经源性膀胱功能障碍。尿动力学实验发现，尿道括约肌功能减退，逼尿肌反射兴奋性升高，疾病后期出现残余尿增加。膀胱 B 超对诊断膀胱排空障碍有帮助，当残余尿大于 100mL 时，有助于 MSA 的诊断。

（3）肛门括约肌肌电图（external anal sphincter electromyography，EAS - EMG）：能够从电生理角度对自主神经功能状况进行评估。EAS - EMG 通过反映骶髓 Onuf 核的损害，间接反映生殖反射和尿便通路的异常。当怀疑 MSA 时，可作为一项常规的检查，对诊断有帮助。然而，该项检查在进行性核上性麻痹（progressive supranuclear palsy，PSP）和 MSA - P 型的鉴别上存在较大难度。

（4）^{123}I - 间碘苄胍（^{123}I - MIBG）心肌显像：有助于区分自主神经功能障碍是交感神经节后或节前病变。帕金森患者心肌摄取 ^{123}I - MIBG 能力降低，而 MSA 患者交感神经节后纤维相对完整，并无此改变。

（5）影像学检查：MRI 扫描发现，脑桥、壳核、小脑和小脑中脚等有明显萎缩，脑桥小脑脚池、第四脑室扩大。高场强 MRI T2 加权像可见脑桥基底部"十字征"（图 7）、小脑中脚高信号和壳核背外侧缘条带状弧形高信号。^{18}F - 脱氧葡萄糖 PET 显示，脑干或纹状体低代谢。

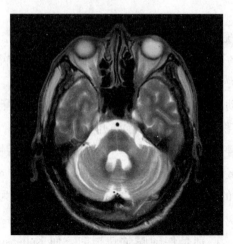

图7　MRI示脑桥基底部"十字征"

三、诊断

1. 疾病诊断标准

病理诊断是 MSA 诊断的"金标准"。脑组织病理学显示，少突胶质细胞胞浆内存在以 α-突触核蛋白为主要成分的嗜酸性包涵体，并伴有黑质纹状体变性或橄榄脑桥小脑萎缩，可确诊为 MSA。在临床上，首先存在小脑功能障碍或左旋多巴反应不良的帕金森综合征之一，将散发的、进展的、成年起病的患者纳入 MSA 可疑范围内；排除不支持诊断 MSA 的临床特征后，判断是否存在自主神经功能衰竭。存在时，考虑为很有可能的 MSA；若仅表现为自主神经功能不全，则考虑诊断为可能的 MSA。

2. 证候诊断

（1）肾精亏损证：记忆力减退，行动笨拙，啼笑反常，表情呆板，言语不利；行走不稳，运动迟缓，双下肢无力；晕厥，头晕，性功能减退，智力减退，尿便障碍。舌淡苔少，脉沉。

（2）脾肾阳虚证：记忆力减退，思维迟缓，精神萎靡，头晕，流涎；肢体痿废不用，步履不稳，震颤；吞咽障碍，言语謇涩，语声低微，声音嘶哑；大便秘结，尿频，夜尿增多，或小便不利或失禁；汗出异常，耳鸣，畏寒肢冷。舌淡苔白，脉沉迟。

（3）肝肾阴虚证：头摇肢颤，肢体僵直；头晕耳鸣，腰膝酸软，五心烦热，视物昏花；口咽干燥，盗汗，形瘦纳差，遗精，便秘。舌红少苔，脉细弦数。

（4）清阳不升证：少气懒言，倦怠乏力，头目昏眩，头重脚轻；脘腹坠胀，恶心反胃，纳谷不香，或便秘或腹泻；或内脏下垂，或脱肛，尿频或尿失禁。舌淡苔薄，脉细弱无力。

四、治疗方案

在治疗方面，MSA 尚无有效方法，主要以神经保护和对症治疗为主。虽然 MSA 对左旋多巴反应偏差，但目前对于 MSA－P 型患者仍考虑用多巴胺能药物控制症状。在用药过程中，不仅注意给药剂量，而且还要注意避免突然撤药所引起的一系列不良反应。对于合并 RBD 者，可加用氯硝西泮等。伴有喘鸣者，可采用无创呼吸道正压通气等。康复理疗可在一定程度上缓解症状。

1. 西医治疗

（1）体位性低血压：首选非药物治疗，如高盐饮食、弹力袜、夜间抬高床头等。

若无效，可选用药物治疗：①氟氢可的松，口服，（0.1～0.6）mg/d，有改善低血压的作用；②血管 α－受体激动剂，如盐酸米多君，能在 30～60 分钟内快速升高血压，用法为 2.5mg，每日 2～3 次，最大剂量为 40mg/d，忌睡前服用以免产生卧位高血压；③麻黄碱、非甾体抗炎药，如吲哚美辛等。

（2）排尿功能障碍：奥昔布宁（2.5～5mg，每日 2～3 次）、曲司氯铵（20mg，每日 2 次）、托特罗定（2mg，每日 2 次），能够改善早期出现的逼尿肌痉挛症状。

（3）帕金森综合征：帕罗西汀可能有助于改善患者运动功能；左旋多巴对少数患者有效，多巴胺受体激动剂无明显疗效；双侧丘脑底核高频刺激可能对少数 MSA－P 亚型患者有效。

（4）其他肌张力障碍：临床可选用肉毒杆菌毒素治疗。

2. 中医治疗

本病的治疗，虚证宜补虚扶正为主。肝肾亏虚者，宜滋肝养肾；脾胃虚弱者，宜健脾益气；虚实兼夹者，又当兼顾之。

（1）辨证治疗

①肾精亏损证

治法：补肾填精。

方药：地黄饮子（《圣济总录》）加减。熟地黄、肉苁蓉、石斛、炮附子、巴戟天、山茱萸、五味子、麦冬、石菖蒲、肉桂、远志。

加减：肾精亏虚者，加龟甲胶、鹿角胶、阿胶、猪脊髓等血肉有情之品；伴小便固摄无权，可加覆盆子、炒山药、益智仁益肾固精缩尿；大便失禁者，加补骨脂、肉豆蔻补肾固肠；排便无力者，加生黄芪、当归益气润肠。

中成药：左归丸。

②脾肾阳虚证

治法：温补脾肾。

方药：附子理中汤（《三因极一病证方论》）加减。人参、附子、生姜、白术、干姜、炙甘草。

加减：对于体位性低血压，体位改变而头晕明显者，加生黄芪、红参、葛根、升麻益气升阳，或服生脉饮；肢体无力明显者，可适当增加黄芪剂量，同时佐以桑寄生、续断补益肝肾之品；二便失禁者，加覆盆子、益智仁、炒山药固摄小便，补骨脂、吴茱萸、五味子、肉豆蔻摄肠止泻。

中成药：附子理中丸、右归丸。

③肝肾阴虚证

治法：滋养肝肾。

方药：一贯煎（《续名医类案》）加减。北沙参、麦冬、当归、生地黄、枸杞子、川楝子。

加减：心神不宁，失眠多梦者，加酸枣仁、合欢皮养心安神；阴虚火旺者，加知母、地骨皮、黄柏滋阴降火；阴虚盗汗者，加熟地黄、女贞子、旱莲草养阴止汗。

中成药：六味地黄丸。

④清阳不升证

治法：益气升提。

方药：补中益气汤（《内外伤辨惑论》）。人参、白术、甘草、陈皮、当归、黄芪、升麻、柴胡。

加减：头晕目眩明显者，加天麻、钩藤；腹胀者，加广木香、厚朴；恶心反胃者，加清半夏、竹茹；便秘，加生白术、炒枳实、火麻仁；腹泻，加附子、补骨脂温肾暖土；尿频失禁，加覆盆子、益智仁、炒山药。体位性低血压，用生黄芪、人参，或加生脉饮。

中成药：补中益气丸。

（2）针灸治疗：后世医家用针灸对症治疗，临床疗效显著。总体选调和气血阴阳，补脑益髓，活络通经之穴；再配合提插捻转等手法，以达到更好的治疗效果。

治则：濡养筋脉，祛邪通络。

主穴：以华佗夹脊穴和手、足阳明经穴为主。上肢，取肩髃、合谷、曲池、颈胸部夹脊穴；下肢，取髀关、足三里、伏兔、三阴交、阳陵泉、腰部夹脊穴。

配穴：肺热伤津，加肺俞、尺泽、二间；湿热侵络，加大椎、阴陵泉、内庭；脾胃虚弱，加中脘、太白、关元；肝肾亏虚，加肾俞、太溪、肝俞。下肢肌肉萎缩，加足阳明经排刺；上肢肌肉萎缩，加手阳明经排刺。

操作：三阴交、足三里用补法，夹脊穴用平补平泻法，余穴用泻法或平补平泻法。

五、疗效评定标准

目前尚无统一的疗效评价标准。

六、中西医结合时点

1. 本病全过程中西医结合。西医重在诊断，对症治疗，疗效欠满意。伴有喘鸣的患者，采用无创呼吸道正压通气。中医辨证论治，可以改善患者的生活生存质量、延长生存时间。

2. 中医药治疗对于改善体位性低血压、餐后低血压、二便障碍、多汗、睡眠有效。对于由本病引起的轻中度焦虑抑郁，中医药治疗也有改善作用。

参 考 文 献

［1］周仲瑛．中医内科学（普通高等教育"十五"国家级规划教材）［M］．北京：中国中医药出版社，2003.

［2］石学敏．针灸学（新世纪全国高等中医药院校规划教材）［M］．北京：中国中医药出版社，2017.

［3］贾建平．神经病学（第9版）［M］．北京：人民卫生出版社，2018.

［4］王粟实，陈路，江墨，等．多系统萎缩证候分析及中医药治疗进展［J］．北京中医药，2016，35（12）：1180－1184.

［5］王粟实，陈路，任珊，等．温肾健脑经验方治疗多系统萎缩的临床疗效观察［J］．中华中医药杂志，2017，32（5）：2005－2010.

［6］王粟实，陈路，王垚，等．多系统萎缩患者的证候规律（167例）［J］．世界中医药，2017，12（11）：2827－2830＋2834.

［7］中华医学会神经病学分会帕金森病及运动障碍学组，中国医师协会，帕金森病及运动障碍专业委员会．多系统萎缩诊断标准中国专家共识［J］．中华老年医学杂志，2017，36（10）：1055－1060.

［8］张靖寒，杨铭．针灸治疗多系统萎缩的临床研究进展［J］．中华针灸电子杂志，2018，7（4）：163－165.

［9］吴璐，王晓平．多系统萎缩诊断标准中国专家共识解读［J］．西部医学，2019，31（6）：828－830.

［10］张新宁，陈路，王粟实，等．陈志刚治疗多系统萎缩临床经验［J］．辽宁中医杂志，2019，46（12）：2516－2518.

［11］冉维正，王粟实，张新宁，等．多系统萎缩患者认知功能评估及影响因素分析［J］．中国神经免疫学和神经病学杂志，2019，26（3）：167－171.

［12］田文杨，冉维正，张新宁，等．温肾健脑方治疗多系统萎缩40例［J］．环球中医药，2020，13（3）：423－427.

［13］田文杨，冉维正，张新宁，等．从脑髓－脑神－脑气角度认识多系统萎缩［J］．中华中医药杂志，2020，35（12）：6202－6205.

［14］Vetrugno R，Liguori R，Cortelli P，et al. Sleep－related stridor due to dystonic vocal cord motion and neurogenic tachypnea/tachycardia in multiple system atrophy［J］. Mov Disord，2007，22（5）：673－678.

［15］Jecmenica－Lukic M，Poewe W，Tolosa E，et al. Premotor signs and symptoms of multiple system atrophy [J]. Lancet Neurol, 2012, 11 (4): 361 –368.

[16] Kuzdas – Wood D, Stefanova N, Jellinger KA, et al. Towards translational therapies for multiple system atrophy [J]. Prog Neurobiol, 2014, 118 (100): 19 –35.

[17] Fanciulli A, Gregor K. Multiple – system atrophy [J]. New Engl J Med, 2015, 15 (1): 249 –263.

[18] Ozawa T, Sekiya K, Aizawa N et al. Laryngeal stridor in multiple system atrophy: Clinicopathological features and causal hypotheses [J]. Neurol Sci, 2016, 15 (361): 243 –349.

[19] Mehta SH, Adler CH. Advances in Biomarker Research in Parkinson's Disease [J]. Curr Neurol Neurosci Rep, 2016, 16 (1): 7.

[20] Monzio Compagnoni G, Kleiner G, Samarani M, et al. Mitochondrial Dysregulation and Impaired Autophagy in iPSC – Derived Dopaminergic Neurons of Multiple System Atrophy [J]. Stem Cell Reports, 2018, 11 (5): 1185 –1198.

肝豆状核变性的中西医诊疗方案

一、概念

肝豆状核变性（hepatolenticular degeneration，HLD）又叫威尔逊病（Wilson disease，WD），是1912年Wilson首次描述，为一种遗传性铜代谢障碍所致的肝硬化和以基底核为主的脑部变性疾病。临床特征为肝硬化、精神症状、进行性加重的锥体外系症状、肾功能损害及角膜色素环（Kayser – Fleischer ring，K – F环）。各国报道本病的患病率各异，一般在（0.5～3）/10万，欧美国家少见，但罗马尼亚某些地区、意大利南部和西西里岛、东欧犹太人、日本的某些地区及我国的患病率较高。

中医学中尚无确切的病名与之对应。根据本病的临床表现，可归于"颤证"等病。

二、临床特点

1. 主要症状

本病多见于5～35岁，少数可迟至成年期，男性稍多于女性。以肝脏症状起病者，平均年龄11岁左右；以神经症状起病者，平均年龄19岁左右。

（1）神经症状为主要表现：主要是锥体外系症状，表现为手足徐动样及肢体舞蹈样动作，表情怪异，肌张力障碍，肌强直，静止性、意向性或姿势性震颤，构音障碍，运动迟缓，吞咽困难，屈曲姿势及慌张步态等。20岁前起病，常以帕金森综合征、肌张力障碍为主；年龄更大者，多表现舞蹈样或投掷样动作、震颤。小脑损害时，导致语言障碍和共济失调；锥体系损害时，出现病理反射、腱反射亢进和假性延髓麻痹等；下丘脑损害时，产生持续高热、肥胖及高血压，少数患者可有癫痫发作。病情多缓慢发展，呈阶段性加重或缓解，特别是年轻患者，亦有进展迅速者。

（2）精神症状为主要表现：表现为行为异常和情感障碍，如抑郁、淡漠、兴奋躁动、欣快、动作幼稚或怪异、生活懒散、攻击行为等，少数可有各种幻觉、人格改变、妄想、自杀等。

（3）肝脏症状为主要表现：大约80%的患者发生肝脏受损的征象。大多数表现为非特异性慢性肝病症状，如倦怠、食欲缺乏、无力、肝大或缩小、肝区疼痛、脾大及脾功能亢进、黄疸、蜘蛛痣、腹水、食管静脉曲张破裂出血及肝性脑病等。10%～30%的患者发生慢性活动性肝炎，少数患者呈现无症状性脾、肝大，或仅转氨酶持续升高。肝损害还能使体内激素代谢异常，致内分泌紊乱，出现月经不调或闭经、青春期延迟、男性乳房发育等。极少数患者以急性溶血性贫血和急性肝衰竭起病，多于短期内死亡。

（4）眼部异常为主要表现：K－F环是本病最重要的一个体征，95%～98%的患者都有，绝大多数为双眼，个别为单眼。大多数患者在出现神经系统受损征象时，就可出现此环，位于角膜与巩膜交界处，在角膜的内表面上，呈金褐色或绿褐色，宽约1.3mm。光线斜照角膜时，看得最清楚。早期常需用裂隙灯检查方可发现。少数患者可出现暗适应下降、晶状体浑浊及瞳孔对光反应迟钝等。

（5）其他表现：很多患者有皮肤色素沉着，尤以双小腿伸侧及面部明显。铜离子在近端肾小球和肾小管沉积，肾小管重吸收障碍，出现肾性糖尿、氨基酸尿、蛋白尿等；少数患者可发生肾小管性酸中毒；尚有肌萎缩、肌无力、骨和软骨变性、骨质疏松等症。

2. 辅助检查

（1）血清铜蓝蛋白及铜氧化酶活性：正常人铜蓝蛋白值为0.26～0.36g/L，WD患者明显降低，直至为零。本病重要诊断依据之一是血清铜蓝蛋白降低，然而血清铜蓝蛋白值与病程、病情及祛铜治疗效果无关。正常儿童血清铜蓝蛋白水平随年龄改变而变化，新生儿只有成人的1/5，以后快速升高，在2～3个月时达到成人水平。

12岁前，儿童血清铜蓝蛋白的矫正公式：

矫正后铜蓝蛋白值＝血清铜蓝蛋白测定值×［（12－年龄）×1.7］

血清铜蓝蛋白含量与血清铜氧化酶活性强弱成正比，测定铜氧化酶活性可反映血清铜蓝蛋白含量，意义与直接测定血清铜蓝蛋白相同。血清铜蓝蛋白降低，还可见于慢性活动性肝炎、肾病综合征、某些吸收不良综合征、原发性胆汁性肝硬化、蛋白－热量不足性营养不良等。

（2）人体微量铜

血清铜：正常人为（14.7～20.5）μmol/L，90%WD的血清铜降低。血清铜与病情、治疗效果无关。

尿铜：大多数患者24小时尿铜含量明显增加，在未经治疗时，增高数倍甚至数十倍；服用排铜药物后，尿铜增高，体内蓄积的铜大量排出后，尿铜量逐渐降低，这些变化可作为排铜药物剂量调整的参考。正常人尿铜排泄量少于50μg/24h，未经治疗的患者多为200～400μg/24h，个别高达1200μg/24h。对一些尿铜改变不明显的可疑患者，可采用青霉胺负荷试验。口服青霉胺后，正常人和未经治疗的患者尿铜均明显增高，但是患者比正常人更显著，能够作为一种辅助诊断方法。

肝铜：被认为是诊断WD的"金标准"。经生化检查及体检未确诊的病例，测定肝铜量是必要的。绝大多数患者肝铜含量在250μg/kg干重以上（正常50μg/kg干重）。

（3）肝肾功能：以肝损害为主要表现者，可出现不同程度的肝功能异常，如γ－球蛋白增高、血清总蛋白降低等；以肾功能损害为主者，可出现肌酐、尿素氮增高及蛋白尿等。

（4）影像学检查：CT 扫描显示双侧豆状核区低密度灶，MRI 扫描显示 T1 低信号、T2 高信号（图 8），大脑皮质萎缩。约 96% 患者的骨关节 X 线平片可见骨关节炎、骨质疏松或骨软化等，多见于手部。

（5）离体皮肤成纤维细胞培养：患者皮肤成纤维细胞经高浓度铜培养液传代孵育，其胞质内铜/蛋白比值远高于杂合子及对照组。

（6）基因检测：WD 具有高度遗传异质性，致病基因突变方式和突变位点复杂，尚不能取代常规筛查手段。用常规手段不能确诊的病例，或对症状前期患者或基因携带者筛选时，基因检测是一种选择。

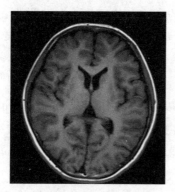
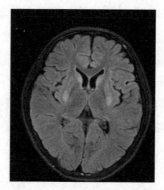

A. T1 – tirm 为低信号　　　　　B. T2 – tirm 为高信号

图 8　MRI 显示双侧豆状核对称性分布异常信号影像

三、诊断

1. 疾病诊断标准

临床诊断主要根据 4 条标准：①肝病史、肝病征或锥体外系表现；②血清铜蓝蛋白显著降低和（或）肝铜增高；③角膜 K－F 环；④阳性家族史。

符合①、②、③或①、②、④，可确诊 Wilson 病；符合①、③、④，很可能为 Wilson 病；符合②、③、④，很可能为症状前 Wilson 病；如具有 4 条中的 2 条，则可能为 Wilson 病。

2. 证候诊断

（1）风阳内动证：肢体颤动，程度较重，不能自制；面赤烦躁，眩晕耳鸣，易激动，心情紧张时颤动加重；伴有口苦而干，肢体麻木，流涎，语言迟缓不清，尿赤，大便干。舌质红，苔黄，脉弦。

（2）痰热风动证：肢麻震颤，头摇不止，重则手不能持物；胸脘痞闷，头晕目眩，口苦口黏，甚则口吐痰涎。舌体胖大，舌质红有齿痕，舌苔黄腻，脉弦滑数。

（3）气血亏虚证：头摇肢颤，表情淡漠；面色㿠白，神疲乏力，心悸健忘，动则气短，眩晕，纳呆。舌体胖大，舌质淡红，舌苔薄白滑，脉沉细弱或沉软无力。

（4）髓海不足证：头摇肢颤，腰膝酸软，持物不稳；头晕，失眠心烦，善忘，耳鸣。老年患者常兼有神呆、痴傻。舌质红或红绛无苔，舌苔薄白，脉细数。

（5）阳气虚衰证：头摇肢颤，畏寒肢冷，筋脉拘挛，四肢麻木；心悸懒言，自汗，动则气短，小便清长或自遗，大便溏。舌质淡，舌苔薄白，脉沉迟无力。

四、治疗方案

治疗的基本原则为低铜饮食、用药物增加铜的排出和减少铜的吸收；治疗越早越好，症状前期患者也需及早治疗。

1. 西医治疗

（1）低铜饮食：尽量避免食用含铜多的食物，如巧克力、坚果类、蚕豆、豌豆、玉米、贝壳类、香菇、螺类和蜜糖、各种动物肝和血等。可食用高氨基酸、高蛋白饮食，促进尿铜的排泄。

（2）阻止铜吸收

①锌剂：能竞争性地抑制铜在肠道吸收以促进粪铜排泄，尿铜排泄也有一定增加。锌剂能增加肠细胞与肝细胞合成金属硫蛋白，减弱游离铜的毒性。常用的为醋酸锌50mg，3次/日；硫酸锌200mg，3次/日；甘草锌，以及葡萄糖酸锌70mg，3次/日等。其副作用小，偶有呕吐、恶心等消化道症状。

②四硫钼酸胺（tetrathiomolybdate，TM）：在肠黏膜中形成白蛋白与铜的复合物，前者不能被肠吸收而随粪便排出，另能限制肠黏膜对铜的吸收。剂量为20~60mg，每日6次，其中3次在就餐时服用，另外3次在两餐之间服用。由于过量的钼可能滞留在脾、骨髓及肝内，故不能维持治疗。副作用较少，主要是消化道症状。

（3）促进排铜：各种排铜药物均为铜络合剂，通过与组织及血液中的铜，形成无毒的复合物从尿排出体外。

①D-青霉胺（D-penicillamine）：为治疗 Wilson 病的首选药物，其作用不仅在于络合组织及血液中过量游离铜从尿排出，而且能与铜在肝中形成无毒的复合物而消除铜在游离状态下的毒性。动物实验表明，青霉胺能诱导肝细胞合成金属铜硫蛋白（copper metallothionein），也有排铜毒的作用。首次使用，应做青霉素皮试，成人量每日1~1.5g，儿童为每日20mg/kg，分3次口服，需终身用药，有时需数月才起效；可裂隙灯检查K-F环，监测疗效或动态观察血清铜代谢指标。少数患者可引起药疹、发热、肌无力、白细胞减少、震颤（暂时加重）等，极少数可发生狼疮样综合征、骨髓抑制、肾病综合征等严重毒副作用。

②三乙基四胺（trietyl tetramine）：也为一种络合剂，其药理作用和疗效与D-青霉胺基本相仿，成人用量为1.2g/d。本药副作用小，可用于使用青霉胺出现毒性反应的患者。

③二巯基丁二酸钠（Na-DMS）：含有双巯基的低毒高效重金属络合剂，能与组织中已被酶系统结合的铜离子、血中游离铜结合，形成解离及毒性低的硫醇化合物从尿

排出体外。溶于 10% 葡萄糖液 40mL 中缓慢静注，每次 1g，每日 1~2 次，5~7 日为一疗程，可间断使用数个疗程。其排铜效果优于二巯基丙醇（BAL），副作用较轻，牙龈出血和鼻出血较多，可有头痛、口臭、乏力、恶心、四肢酸痛等症。

④其他：如二巯基丙磺酸钠（DMPS）、二巯基丙醇（BAL）、依地酸钙钠（EDTA Na-Ca）也有治疗作用，目前已经较少使用。

（4）对症治疗：如有肌强直及震颤者，可用苯海索和（或）金刚烷胺；症状明显者，可用复方左旋多巴。依据精神症状，酌情选用抗抑郁药、抗精神病药、促智药。无论是否有肝损害，均需护肝治疗，可选用肌苷、葡萄糖醛酸内酯、维生素 C 等。

（5）手术治疗：包括肝移植和脾切除。脾切除适用于严重脾功能亢进患者，经常出血和（或）感染，长期白细胞和血小板显著减少；或因血小板和白细胞降低而青霉胺不能应用或青霉胺效果不明显者。经各种治疗无效的严重病例，可考虑肝移植。

（6）康复治疗及生活指导：生活调摄对于预防本病至关重要，保持心情舒畅，情绪稳定，避免忧思郁怒等不良精神刺激；饮食宜清淡而富有营养，忌嗜食肥甘厚味及暴饮暴食、戒除烟酒等不良嗜好。此外，避免中风、中毒、颅脑损伤对预防颤证发生有重要意义。患者生活要有规律，保持情绪稳定和心情愉快。平时注意加强肢体功能锻炼，适当参加力所能及的体育活动，如八段锦、太极拳、内养功等。病室应保持通风好，安静，温湿度宜人。对卧床不起的患者，注意帮助患者翻身，进行肢体按摩，以防发生褥疮。一旦发生褥疮，要及时处理，按时换药，保持疮口干燥，使褥疮早日愈合。

2. 中医治疗

（1）辨证治疗

①风阳内动证

治法：舒筋止颤，镇肝息风。

方药：天麻钩藤饮（《中医内科杂病证治新义》）合镇肝息风汤（《医学衷中参西录》）加减。天麻、钩藤、生决明、山栀、黄芩、川牛膝、杜仲、益母草、桑寄生、夜交藤、茯神、生龙骨、生牡蛎、代赭石、龟甲、白芍、玄参、天冬、川楝子、茵陈、麦芽、甘草。

加减：肝风内动，肢体颤动明显者，可加入血肉有情之品，如阿胶、鸡子黄、生龟甲、生鳖甲、生牡蛎益阴潜阳，平肝息风。

中成药：天麻钩藤颗粒。

②痰热风动证

治法：清热化痰，平肝息风。

方药：导痰汤（《重订严氏济生方》）合羚角钩藤汤（《通俗伤寒论》）加减。半夏、天南星、枳实、橘红、茯苓、生姜、羚羊角、钩藤、桑叶、贝母、竹茹、菊花、茯神、白芍、生地黄、甘草。

加减：震颤，加全蝎、僵蚕、蜈蚣搜风剔络，或用珍珠母、生石决明重镇潜阳；痰湿内盛，加白芥子、石菖蒲理气化痰；胸闷，加瓜蒌、薤白豁痰宽胸。

中成药：礞石滚痰丸、羚羊角颗粒。

③气血亏虚证

治法：益气养血，濡养筋脉。

方药：人参养荣汤（《三因极一病证方论》）加减。黄芪、当归、肉桂、炙甘草、陈皮、白术、人参、白芍、熟地黄、五味子、茯苓、远志、生姜、大枣。

加减：痰盛，加半夏、陈皮化痰；失眠，加炒枣仁、夜交藤、合欢皮安神；肢体麻木，加丹参、鸡血藤养血通络。

中成药：八珍颗粒、人参养荣丸。

④髓海不足证

治法：填精补髓，育阴息风。

方药：龟鹿二仙胶（《医便》）合大定风珠（《温病条辨》）加减。生白芍、阿胶、鳖甲、生地黄、麻仁、五味子、生牡蛎、麦冬、炙甘草、鸡子黄、龟甲、鹿角、人参、枸杞子。肢体颤抖、眩晕，加半夏、天麻、石决明、全蝎；失眠，加炒枣仁、夜交藤、合欢皮；肢体麻木，拘急强直，加地龙、木瓜、僵蚕，重用甘草、白芍以舒筋缓急。

中成药：左归丸。

⑤阳气虚衰证

治法：补肾助阳，温煦筋脉。

方药：地黄饮子（《圣济总录》）加减。熟地黄、巴戟天、山茱萸、石斛、肉苁蓉、炮附子、五味子、肉桂、茯苓、麦冬、石菖蒲、远志。

加减：心悸，加柏子仁、远志养心安神；大便稀，加肉豆蔻、干姜温中健脾。

中成药：附子理中丸、右归丸。

（2）针灸治疗

治则：调神导气，通关利窍。

主穴：以手少阴经、手厥阴及督脉穴为主。水沟、内关、通里、完骨、风池、金津、翳风、玉液、咽后壁。

用法：水沟、内关、通里用泻法；完骨、风池、翳风针向喉结，震颤徐入2~2.5寸，施小幅高频捻转补法，以咽喉麻胀为度，持续捻转1~3分钟；玉液、金津用三棱针点刺出血；用3寸以上长针点刺双侧咽后壁。

五、疗效评定标准

目前尚无统一的疗效评价标准。

六、中西医结合时点

1. 以儿童、青少年发病为主，早发现、早用青霉胺等祛铜治疗，预后一般比较好。

2. 对于西医常规治疗效果不佳，且有并发症者，考虑结合中医辨证治疗。

3. 如有肌强直、震颤、精神症状，中西医结合治疗可以提高临床疗效。

4. 康复治疗、生活指导、心理干预对于预防本病非常重要。

参 考 文 献

［1］周仲瑛．中医内科学（普通高等教育"十五"国家级规划教材）［M］．北京：中国中医药出版社，2003.

［2］石学敏．针灸学（新世纪全国高等中医药院校规划教材）［M］．北京：中国中医药出版社，2017.

［3］贾建平．神经病学［M］．9版．北京：人民卫生出版社，2018.

［4］胡纪源，周志华，韩咏竹，等．肝豆状核变性患者中医证型与血尿酸、Goldstein分级的关系［J］．中国中西医结合杂志，2015，35（11）：1335－1339.

［5］吴舒梅，胡文彬，韩咏竹，等．驱铜治疗对肝豆状核变性患者脑组织磁共振波谱的影响［J］．中国神经精神疾病杂志，2015，41（10）：601－606.

［6］于露，王艳昕．肝豆状核变性的中医治疗进展［J］．光明中医，2017（14）：2134－2136.

［7］许亚运，杨任民，方明娟，等．肝豆状核变性肝硬化失代偿期患者预后及影响因素分析［J］．浙江医学，2019，41（8）：785－788.

［8］方明娟，许亚运，杨任民，等．肝豆状核变性患者心理弹性水平及影响因素［J］．中国健康心理学杂志，2021，29（4）：509－513.

阿尔茨海默病的中西医诊疗方案

一、概述

阿尔茨海默病（Aalzheimer disease，AD）是一种以认知功能缺损为核心症状的获得性神经损害综合征。认知损害，可涉及记忆、学习、定向、理解、判断、计算、语言、视空间等功能。其智能损害的程度足以干扰日常生活能力或社会职业功能。在病程某一阶段，常伴有精神、行为和人格异常。通常具有慢性或进行性的特点。85岁以上老人中有50%以上患AD。1990~2017年，中国阿尔茨海默病发病率从53.22/10万上升至127.00/10万，死亡率从13.63/10万上升至34.71/10万，均呈上升趋势，说明我国逐步进入老龄社会。

中医认为，本病相当于"痴呆""呆病"，多由髓减脑消或痰瘀痹阻脑络，神机失用而引起的在无意识状态下，以影响生活和社交能力等为主要临床表现的一种脑功能减退性疾病。轻者可见神情淡漠，寡言少语，反应迟钝，善忘等症；重则表现为终日不语，或闭门独居，或口中喃喃、言辞颠倒，或举动不经、忽笑忽哭，或不欲食、数日不知饥饿等。

二、临床特点

1. 主要症状与分期

（1）痴呆前阶段：表现为记忆力轻度受损，学习和保存新知识的能力下降，其他认知能力，如注意力、执行能力、语言能力和视空间能力可出现轻度受损，但不影响基本日常生活能力，达不到痴呆的程度。

（2）痴呆阶段

①轻度痴呆：首先出现的是近事记忆力减退，遗忘日常所做的事和常用的物品；随着病情的发展，可出现远期记忆力减退，即对发生已久的事情和人物的遗忘。部分患者出现视空间障碍，面对生疏和复杂的事物容易出现疲乏、焦虑和消极情绪，表现出人格方面的障碍，如不爱清洁、不修边幅、暴躁、易怒、自私多疑等。

②中度痴呆：记忆力障碍继续加重，工作、学习新知识和社会接触能力减退，特别是原已掌握的知识和技巧出现明显的衰退，出现逻辑思维、综合分析能力减退，言语重复、计算力下降，明显的视空间障碍。如在家中找不到自己的房间，可出现失语、失用、失认等；有些患者还可出现癫痫、强直少动综合征，患者常有较明显的行为和精神异常；性格内向的患者变得易激惹、兴奋欣快、言语增多，而原来性格外向的患

者则变得沉默寡言，对任何事情提不起兴趣，出现明显的人格改变，甚至做出一些丧失羞耻感（如随地大小便等）的行为。

③重度痴呆：记忆力障碍加重，出现情感淡漠、哭笑无常、言语能力丧失，以至不能完成日常简单的生活事项，如穿衣、进食，终日无语而卧床，与外界（包括亲友）逐渐丧失接触能力；四肢出现强直或屈曲瘫痪，括约肌功能障碍；常可并发全身系统疾病的症状，如肺部及尿路感染、压疮及全身性衰竭等，最终因并发症而死亡。

2. 辅助检查

（1）脑脊液检查：脑脊液检查可发现 Aβ1 – 42 水平降低，总 TAU 蛋白和磷酸化 TAU 蛋白增高。

（2）脑电图检查：阿尔茨海默病的脑电图改变缺乏特异性，主要是波幅降低和 α 节律减慢；晚期则表现为弥漫性慢波。

（3）头颅 CT：没有特异性表现，主要用于排除其他疾病。

（4）头颅 MRI：显示双侧颞叶、海马萎缩。

（5）生物标志物检查：主要包括脑脊液中 Aβ1 –42、总 TAU 蛋白和磷酸化 TAU 蛋白，使用 Aβ 标记配体的 PET 检查，以及 APP、PSEN1、PSEN2 基因的致病突变。诊断标志物可用于阿尔茨海默病的早期诊断和确诊。

三、诊断

1. 疾病诊断标准

临床 AD 诊断可依据 1984 年 NINCDS – ADRDA（美国国立神经病语言障碍卒中研究所和 AD 及相关疾病协会）或 2011 年 NIA – AA（美国国立老化研究所与阿尔茨海默病协会）提出的 AD 诊断标准进行诊断。有条件进行 AD 分子影像检查和脑脊液检测时，可依据 2011 版 NIA – AA 或 2014 版 IWG – 2 诊断标准进行 AD 诊断。应提高对不典型 AD 的诊断意识。

（1）典型 AD 的 IWG – 2 诊断标准（任何时期的 A 加 B 两方面）

1）特异临床表型：存在早期及显著情景记忆力障碍（孤立或与暗示痴呆综合征或与轻度认知障碍相关的其他认知、行为改变），包括下述特征：①患者或知情者诉，有超过 6 个月的、逐步进展的记忆能力下降；②海马类型遗忘综合征的客观证据，基于 AD 特异检测方法——通过线索回忆测试等发现情景记忆能力显著下降。在疾病中度及重度痴呆阶段，海马遗忘综合征可能难以鉴定，体内 AD 病理证据中足以存在痴呆综合征的相关特点。

2）体内 AD 病理改变的证据（下述之一）：①脑脊液中 Aβ1 –42 水平的下降及 T – TAU 或 P – TAU 蛋白水平的上升；②淀粉样 PET 成像，示踪剂滞留增加；③AD 常染色体显性突变的存在（常携有 PSEN1、PSEN2、APP 突变）。

（2）典型 AD 排除标准（补充检查，如血检、脑 MRI 以排除其他导致认知紊乱或痴呆的疾病，或伴发症状）

1）病史：①突然发病；②早期出现下述症状，如步态障碍、癫痫、行为改变。

2）临床特征：①局灶性神经特征；②早期锥体外系体征；③早期幻觉；④认知波动。

3）其他足以出现记忆力及相关症状的严重疾病：①非 AD 性痴呆；②重度抑郁；③脑血管疾病；④中毒、炎症、代谢紊乱，这些均需要特异的检查；⑤同感染或血管损伤一致的，内侧颞叶 MRI – FLAIR 或 T2 信号改变。

（3）非典型 AD 的 IWG – 2 诊断标准（任何时期的 A 加 B 两方面）

1）特异临床表型（下述之一）

①AD 后皮质异常：a. 枕颞叶异常，即早期、主要及进展性视理解功能或目标、符号、单词、脸的视觉辨认能力异常；b. 双顶叶异常，即早期、主要及进展性视觉空间能力障碍，如 Gerstmann 综合征、巴林特综合征、肢体失用症或忽视等。

②AD 的进行性失语：早期、主要及进展性的单词检索或句子重复能力受损。

③额叶异常：早期、主要及进展性行为改变，包括相关的初级冷漠或行为失控，或认知测试时的主要执行能力受损。

④AD 唐氏综合征改变：唐氏综合征患者中发生的以痴呆为特征的早期行为改变及执行能力障碍。

2）体内 AD 病理改变的证据（下述之一）

①脑脊液中 Aβ1 – 42 水平的下降及 T – TAU 或 P – TAU 蛋白水平的上升。

②淀粉样 PET 成像，示踪剂滞留增加。

③AD 常染色体显性突变的存在（常携有 PSEN1、PSEN2、APP 突变）。

（4）非典型 AD 的排除标准（补充检查，如血检、脑 MRI 以排除其他导致认知紊乱或痴呆的疾病，或伴发症状）

1）病史：①发病突然；②早期或普遍的情景记忆力障碍。

2）足以出现记忆力及相关症状的严重疾病：①重度抑郁；②脑血管疾病；③中毒、炎症、代谢紊乱。

（5）混合型 AD 的 IWG – 2 诊断标准（符合下面两方面）

1）临床及生物标志物的 AD 证据（两者均要满足）

①海马型遗忘综合征或非典型 AD 的临床表型之一。

②脑脊液中 Aβ1 – 42 水平的下降及 T – TAU 或 P – TAU 蛋白水平的上升或淀粉样 PET 成像中示踪剂滞留增加。

2）混合病理的临床和生物学标志物证据

①心血管疾病（条件均需满足）：卒中或局灶神经学特征的病史记录；下述一个或多个 MRI 证据，如相应的血管病变、小血管病、腔隙性梗死、脑出血。

②路易体病（条件均需满足）：具备下述之一，如锥体外系症状、早期幻觉或认知波动；通过 PET 扫描显示多巴胺转运体异常。

（6）AD 临床前阶段的 IGW – 2 诊断标准

1）无症状高危 AD 的 IWG – 2 诊断标准（符合下面两方面）

①缺少特异临床表型的存在（均要满足）：a. 无海马型遗忘综合征；b. 无任何非典型 AD 的临床表型。

②体内 AD 病理改变证据（下述之一）：a. 脑脊液中 Aβ1 – 42 水平的下降及 T – TAU 或 P – TAU 蛋白水平的上升；b. 纤维状淀粉样 PET 滞留增加。

2）症状前 AD 的 IWG – 2 诊断标准（符合下面两方面）

①缺少特异的临床表型（两者均需要满足）：无海马遗忘综合征类型；无任何非典型 AD 的临床表型。

②经证实的 AD 常染色体突变的存在：PSEN1、PSEN2、APP 或其他基因。

此外，因 AD 为一种临床生物学实体，所以提出了一种 AD 简化算法——在任何条件或疾病的任何阶段，对 AD 的诊断均依赖于病理生理学标志物。

（7）鉴别诊断

①血管性痴呆（VD）：多以突然起病、波动或阶梯样病程、局灶神经功能缺失为主，通过临床表现、MRI 等检查，以及既往基础病史等进行鉴别。

②Pick 病：即为进行性痴呆。早期即有明显的人格改变和社会行为障碍、语言功能受损，而记忆力等认知功能的障碍则相对较晚。CT 或 MRI 显示有显著的额叶和（或）颞叶萎缩。

③路易体痴呆（DLB）：波动性的认知障碍、反复生动的视幻觉、锥体外系症状。但影像学上无梗死灶，神经系统检查无定位体征。

④帕金森病痴呆：早期出现锥体外系受累症状，如静止性震颤、肌强直等表现。以注意力、计算力、视空间、记忆力等受损为主，一般无卒中病史。

2. 证候诊断

中医证型参考《中国阿尔茨海默病痴呆诊疗指南（2020）》。

（1）早期

①肾虚证：耳鸣耳聋，记忆力模糊，失认失算，精神呆滞；发枯齿脱，腰脊酸软，骨痿无力，步履艰难，举动不灵，反应迟钝，静默寡言。舌质瘦、色红，少苔或无苔、多裂纹，脉细。

②痰蒙证：终日无语，表情呆钝，智力衰退，口多涎沫；头重如裹，纳呆呕恶，脘腹胀痛，痞满不适，哭笑无常，喃喃自语，呆若木鸡。舌质胖大有齿痕，苔腻，脉滑。

（2）中期

①血瘀证：言语不利，善忘，易惊恐，或思维异常，行为古怪；表情迟钝，肌肤甲错，面色黧黑，唇甲紫暗，双目晦暗，口干不欲饮。舌质暗或有瘀点瘀斑，苔薄白，脉细涩。

②火扰证：急躁易怒，善忘，判断错误，言行颠倒；眩晕头痛，面红目赤，心烦不寐，多疑善虑，心悸不安，咽干口燥，口臭口疮，尿赤便干。舌质红，苔黄，脉弦数。

（3）晚期

毒胜正脱证：呆滞善忘，倦怠嗜卧，神思恍惚，失认失算；少气懒言，口齿含糊，词不达意，心悸失眠，多梦易惊，神疲乏力，面唇无华，爪甲苍白，纳呆食少，大便溏薄。舌质淡胖边有齿痕，苔白腻，脉细弱。

四、治疗方案

1. 西医治疗

（1）改善认知功能

①胆碱酯酶抑制剂（AchEI）：包括多奈哌齐、卡巴拉汀、石山碱甲等，主要提高脑内乙酰胆碱的水平，加强突触传递。

②N－甲基－D－门冬氨酸（NMDA）受体拮抗剂：如美金刚能够拮抗NMDA受体，具有调节谷氨酸活性的作用，现已用于中、重度阿尔茨海默病患者的治疗。

③其他：临床上有时还使用脑代谢赋活剂，如奥拉西坦等。

（2）控制精神症状：很多患者在疾病的某一阶段出现精神症状，如幻觉、妄想、抑郁、焦虑、激越、睡眠紊乱等，可给予抗抑郁药物和抗精神病药物。前者常用选择性5－HT再摄取抑制剂，如氟西汀、帕罗西汀、西酞普兰、舍曲林等；后者常用不典型抗精神病药，如利培酮、奥氮平、喹硫平等。

这些药物的使用原则：低剂量起始；缓慢增量；增量间隔时间稍长；尽量使用最小有效剂量；治疗个体化；注意药物间的相互作用。

2. 中医药治疗

辨证治疗

1）早期

①肾虚证

治法：补肾益髓，填精养神。

方药：七福饮（《景岳全书》）加减。人参、熟地黄、当归、炒白术、炙甘草、炒枣仁、制远志。

加减：若兼言行不经、心烦溲赤、舌质红、少苔、脉细而弦数者，是肾精不足，水不制火而心火妄亢，可用六味地黄丸加丹参、莲子心、菖蒲等清心宣窍。舌质红而苔黄腻、夜寐不宁者，是内蕴痰热，干扰心窍，可加用清心滚痰丸。

中成药：补肾益脑丸、复方苁蓉益智胶囊。

②痰蒙证

治法：健脾化浊，豁痰开窍。

方药：洗心汤（《丹台玉案》）加减。人参、茯神、半夏、陈皮、神曲、甘草、附子、菖蒲、生枣仁。

加减：头重如裹、哭笑无常、喃喃自语、口多涎沫者，重用陈皮、半夏，可配伍胆南星、莱菔子、佩兰、白豆蔻、全瓜蒌、贝母等豁痰理气之品；若伴有肝郁化火，灼伤心肝阴血，症见心烦躁动、言语颠倒、歌笑不休者，宜用转呆汤加味。

中成药：苏合香丸、十香返生丸。

2）中期

①血瘀证

治法：活血化瘀，通络开窍。

方药：通窍活血汤（《医林改错》）加减。赤芍、川芎、桃仁、红枣、红花、老葱、生姜、麝香。

加减：久病血瘀化热致肝胃火逆，症见头痛、呕恶等，加钩藤、菊花、夏枯草、竹茹等清肝和胃之品；若伴头身困重、口多涎沫、纳呆呕恶、苔腻脉滑之痰湿为重，痰瘀互阻者，可酌加胆南星、半夏、莱菔子、瓜蒌以豁痰开窍。

中成药：血府逐瘀口服液。

②火扰证

治法：清热泻火，安神定志。

方药：黄连解毒汤（《肘后备急方》）加减。黄芩、黄连、黄柏、栀子。

本方大苦大寒，中病即止。

加减：若心火偏旺者，用牛黄清心丸；大便干结者，加大黄、火麻仁；肝火偏盛者，用龙胆泻肝汤。

中成药：龙胆泻肝丸、泻青丸。

3）晚期

毒胜正脱证

治法：益气养血，安神宁志。

方药：归脾汤（《济生方》）加减。炒白术、人参、黄芪、当归、甘草、茯苓、远志、酸枣仁、木香、龙眼肉、生姜、大枣。

加减：若伴纳呆食少者，可加谷芽、麦芽、鸡内金、山楂、陈皮；若失眠多梦者，加夜交藤、合欢皮；若舌质偏暗、舌下有青筋者，可加川芎、丹参等养血活血；若伴情绪不宁，可加郁金、合欢皮、绿萼梅、佛手等理气解郁之品。

中成药：人参归脾丸。

五、疗效评定标准

1. 痴呆程度确定标准，依据 Morris（1993）修订的临床痴呆评定表（CDR）。

2. 其他量表，如 CDR、HIS、CSDD、MMSE、BBS、NPI、IADL、PSMS、BADLS、CIBIC-plus 等。

六、中西医结合时点

1. 早诊断对于预防本病的进展有重要意义。在疾病的全过程中，需要中西医结合，但更重要的是早期中西医结合治疗。

2. 尽早采取干预措施，西医常规治疗同时给予中医辨证治疗，或用银杏叶片（大剂量）治疗，可以改善认知功能，避免疾病进入下坡期。

3. 尽早中西医结合治疗，可以有效改善患者的睡眠、精神、情绪，预防患者的感冒、感染、跌倒摔伤等加重疾病的因素，控制疾病的进展和恶化。

参 考 文 献

［1］田德禄. 中医内科学［M］. 北京：人民卫生出版社，2002.

［2］中国痴呆与认知障碍指南写作组，中国医师协会神经内科医师分会认知障碍疾病专业委员会. 2018 中国痴呆与认知障碍诊治指南（一）：痴呆及其分类诊断标准［J］. 中华医学杂志，2018（13）：965－970.

［3］中国痴呆与认知障碍写作组，中国医师协会神经内科医师分会认知障碍疾病专业委员会. 2018 中国痴呆与认知障碍诊治指南（二）：阿尔茨海默病诊治指南［J］. 中华医学杂志，2018（1）：971－977.

［4］田金洲，时晶. 阿尔茨海默病的中医诊疗共识［J］. 中国中西医结合杂志，2018，38（5）：523－529.

［5］张学凯，时晶，倪敬年，等. 阿尔茨海默病证候级联假说探讨［J］. 中医杂志，2019，60（9）：741－744.

［6］时晶，滕羽鸥，魏明清，等. 基于认知分级的阿尔茨海默病证候演变规律［J］. 北京中医药大学学报，2019，42（12）：1038－1042.

［7］葛珊珊，张志将. 1990～2017 年中国阿尔茨海默病疾病负担趋势分析［J］. 中国慢性病预防与控制，2021，29（9）：718－722.

［8］田金洲，解恒革，王鲁宁，等. 中国阿尔茨海默病痴呆诊疗指南（2020）［J］. 中华老年医学杂志，2021，40（3）：269－283.

［9］Morris J. The CDR：Current version and scoring rules［J］. Neuro－logy，1993（43）：2412－2413.

［10］Dubois B，Feldman H H，Jacova C，et al. Advancing research diagnostic criteria for Alzheimer \"s disease：the IWG－2 criteria［J］. Lancet Neurology，2014，13（6）：614－629.

［11］Poumeaud F，Mircher C，Smith P J，et al. Deciphering the links between psychological stress，depression，and neurocognitive decline in patients with Down syndrome［J］. Neurobiol Stress，2021，5（2）：100305.

［12］Hiscox L V，Schwarb H，McGarry M D J，et al. Aging Brain Mechanics：Progress and Promise of Magnetic Resonance Elastography［J］. Neuroimage，2021，19（2）：117889.

血管性痴呆的中西医诊疗方案

一、概述

血管性痴呆（vascular dementia，VaD）是脑血管病变所致的痴呆。通常被认为是仅次于阿尔茨海默病的第二大常见痴呆症亚型，约占北美和欧洲痴呆病例的15%～20%，亚洲估计为30%。60岁以上人群VaD患病率约为0.8%，65岁以上人群为0.90%～1.09%。

中医认为，本病相当于"痴呆""呆病"，多由髓减脑消或痰瘀痹阻脑络，神机失用而引起的在无意识状态下，以影响生活和社交能力等为主要临床表现的一种脑功能减退性疾病。

二、临床特点

1. 主要症状

根据脑部病变部位不同，临床表现也不同。其临床表现包括认知功能障碍及相关脑血管病的神经功能障碍两个方面，严重时可并发记忆力下降、精神错乱、肢体瘫痪等。不同分型血管性痴呆的临床表现见临床分型部分。血管性痴呆患者还可以出现焦虑、抑郁等其他精神症状，主要是由于额叶和底节区的脑白质病变、小血管病变等累及了情感调节中枢结构（底节、丘脑、额叶、边缘系统）所致。

2. 辅助检查

（1）体格检查：除一般检查，如血压、心脏、体重等检查外，详细的神经系统查体有助于疾病的定位诊断。

（2）实验室检查：包括血糖、血脂、同型半胱氨酸、氧化低密度脂蛋白等检查，以确认相关危险因素。此外，甲状腺功能、肝肾功能等检查，有助于排除其他原因导致的痴呆。

（3）脑CT、MRI：显示脑血管病变的征象。如不同部位的梗死灶及白质疏松，CT表现为相应部位的低密度；脑部MRI则显示为相应部位的长T1、长T2信号，病灶周围可见局限性脑萎缩。

（4）神经心理学检查：可了解认知功能损害的情况。常用的有简易精神状态检查量表（MMSE）、蒙特利尔认知评估量表（MoCA）、长谷川痴呆量表（HDS）、Blessed痴呆量表（BDS）、日常生活功能量表（ADL）、临床痴呆评定量表（CDR）、Hachinski缺血量表等。

三、诊断

1. 疾病诊断标准

按照《中国 2011 年血管性认知障碍的诊断标准》或 2014 年 Vas – Cog（国际血管性行为与认知障碍学会）发布的《VaD 或血管性认知障碍的诊断标准》进行诊断。

《中国 2011 年血管性认知障碍的诊断标准》：

（1）VD 的 DSM – IV 诊断标准：①记忆力损害；②下列一项或多项认知障碍，如失语、失用、失认、执行功能障碍；③以上两项中的任何一项认知缺陷引起了明显的社会或职业损害（较以前的功能水平有明显的衰退）；④与上述病变有关的病因学因素，如神经系统的局部症状与体征（腱反射活跃、病理征、假性延髓麻痹、步态异常、肢体无力）、实验室检查提示脑血管的证据（如皮质或皮质下白质的多发性梗死）；⑤认知障碍不只发生在谵妄时期。

（2）VD 的 ICD – 10 诊断标准

①痴呆：记忆力障碍；其他认知功能障碍；以上功能缺损，影响了患者的社会功能；出现上述功能障碍时，没有意识障碍，且不发生于谵妄时；可伴有情感、社会行为和主动性障碍；上述功能缺损持续 6 个月及以上。

②血管性：高级认知功能缺陷非均衡分布，部分功能受损，其他功能相对保留；神经系统局灶体征（至少下列之一），如单侧肢体的痉挛性瘫痪、单侧腱反射增高、病理反射、假性延髓麻痹；病史、体检或检查提示有脑血管病的证据（如卒中史、脑梗死证据），而且被认为是痴呆的病因。

（3）VD 的 ADDTC 诊断标准

1）很可能缺血性血管性痴呆（probable IVD）的临床诊断标准：①痴呆（无明确要求）；②2 次或多次的缺血性卒中［依据病史、神经系统体征和（或）神经系统影像检查证据］，或 1 次卒中伴有与痴呆发生时间明显相关的资料；③一处或多处的小脑以外梗死的证据（CT 或 Mlu）。

2）支持很可能缺血性血管性痴呆诊断的证据：①有已知能够影响认知功能的脑区多发性梗死；②多次发作的 TIA 病史；③脑血管病危险因素的病史（如高血压、心脏病、糖尿病）；④Hachinski 缺血程度评分 > 7。

3）与缺血性血管性痴呆有关但需进一步研究的临床表现：①早期出现步态障碍和尿失禁；②与年龄不符的脑室周围及深部白质的病变（MRI）；③脑电图显示的局灶性改变。

4）其他既不支持很可能缺血性血管性痴呆诊断，也不与此诊断相矛盾的临床表现：①症状进展缓慢；②错觉、精神病、幻觉、妄想；③癫痫发作。

5）不支持很可能缺血性血管性痴呆的临床表现：①经皮质性感觉性失语不伴神经系统影像学检查的相应局灶性损害；②认知障碍但无明确的神经系统症状与体征。

（4）VD 的 NINDS/AIREN 的诊断标准

1）很可能的血管性痴呆标准

痴呆：①记忆力和另外至少 2 种认知域损害（定向、注意、语言、视空间、计算、执行、运动控制、运用、抽象、判断）；②记忆力和智能损害妨碍日常生活能力；③排除意识障碍、谵妄、精神病、严重失语、运动障碍影响智能测试等因素，排除全身性疾病或其他脑部病变（如 AD）等所引起的记忆力和智能障碍；④最好由临床或神经心理检查证实。

有脑血管病的证据：①临床有脑血管病所引起的局灶体征，如偏瘫、中枢性面瘫、感觉障碍、病理征、偏身失认、构音障碍等（有或无卒中病史）；②脑部影像学检查（CT 或 MRI）有脑血管病的证据，包括多发性脑梗死、重要部位单一的脑梗死、腔隙性脑梗死，以及广泛性脑室周围缺血性白质损害或上述病变共存。

上述 2 种损害至少有下列一项明显的因果关系：①痴呆发生在明确的卒中后 3 个月内；②突发的认知功能衰退；③波动样、阶梯样进展的认知功能缺损。

2）临床支持很可能的血管性痴呆标准：①早期的步态异常（小碎步、共济失调步态或帕金森综合征步态等）；②不能用其他原因解释的多次摔倒病史；③早期出现尿频、尿急和其他尿路症状，且不能用泌尿系统疾病解释的；④假性延髓麻痹；⑤人格及精神状态改变，如意志缺乏、抑郁、情感失禁及其他皮质下功能损害，如精神运动迟缓和执行功能异常。

3）不支持血管性痴呆诊断标准：①早期出现记忆力缺损，进行性加重的记忆力和其他认知功能损害如语言（经皮质感觉性失语）、运动技巧（失用）、感知觉（失认），但脑影像学检查没有相应的局灶性损害；②除认知功能损害外，没有局灶性神经体征；③脑 CT 或 MRI 上无血管病损害的表现。

（5）血管性痴呆病期分型

①平台期：病情相对稳定，无明显波动，多见于发病早期。基本证类为肝肾阴虚证、脾肾阳虚证。

②波动期：感冒、感染及情绪波动常为诱因，在近期内（数日至数周）出现痴呆原有症状（核心或周边症状）时有加重；与平台期比，病情明显不稳定，呈波动状态。基本证类为肝肾阴虚证、脾肾阳虚证、痰瘀化热证、上扰清窍证。

③下滑期：痴呆症状明显加重，呈急性下滑趋势，也可见渐进缓慢持续下滑。基本证类为肝肾阴虚证、脾肾阳虚证，以风火痰瘀标实所致诸证为主。

（6）鉴别诊断

①阿尔茨海默病（AD）：起病隐匿，进展缓慢，记忆力等认知功能障碍突出，可有人格改变；神经影像学表现为显著的脑皮层萎缩。Hachacinski 缺血量表≤4 分（改良 Hachacinski 缺血量表≤2 分），支持 AD 诊断。

②Pick 病：进行性痴呆，早期即有明显的人格改变和社会行为障碍、语言功能受

损，而记忆力等认知功能的障碍相对较晚。CT 或 MRI 主要显示额叶和（或）颞叶的显著萎缩。

③路易体痴呆（DLB）：波动性的认知障碍、反复生动的视幻觉、锥体外系症状。但影像学上无梗死灶，神经系统检查无定位体征。

④帕金森病痴呆：早期出现锥体外系受累症状，如静止性震颤、肌强直等表现。以注意力、计算力、视空间、记忆力等受损为主。一般无卒中病史。

2. 疾病临床分型

脑部病变部位不同，血管性痴呆的临床表现也不同，临床多分为以下几类。

（1）多梗死性痴呆：常有高血压、动脉硬化、反复多次缺血性脑血管事件发作的病史。典型病程为突然（数天至数周）发作、阶梯式加重和波动性的认知功能障碍。每次发作后遗留或多或少的神经与精神症状，最终发展为全面和严重的智力衰退。典型临床表现，为一侧的感觉和运动功能障碍，突发的认知功能损害，失语、失认、失用、视空间或结构障碍。早期可出现记忆力障碍但较轻，多伴有一定程度的执行能力受损，如缺乏目的性、主动性、计划性、组织能力减退和抽象思维能力差等。

（2）关键部位梗死性痴呆：损害常为局灶的小病变，位于皮质或皮质下。皮质部位包括海马、角回和扣带回等，皮质下部位包括丘脑、穹隆、基底节等。患者出现记忆力障碍、淡漠、缺乏主动性和忍耐力、发音困难、意识障碍等症。

（3）皮质下血管性痴呆：与小血管病变有关，以腔隙性梗死、局灶和弥散的缺血性白质病变和不完全性缺血性损伤为特征。皮质下血管性痴呆多发生于前额皮质下区域。皮质下综合征是其主要的临床表现，如纯运动性偏瘫、构音障碍、步态障碍、抑郁和情绪不稳、执行功能缺失明显等。影像学常表现为多灶腔隙和广泛的白质损害，而临床仅表现为持续时间较长的短暂性脑缺血发作或反复发作的短暂性脑缺血发作，不遗留神经症状或仅有轻微的局灶表现，如漂浮感、反射不对称、步态障碍等。

3. 证候诊断

参考《中成药治疗血管性痴呆临床应用指南》及 21 世纪课程教材《中医内科学》痴呆中医证候分型。

（1）肾精亏虚证：耳鸣耳聋，记忆力模糊，失认失算，精神呆滞；发枯齿脱，腰脊酸软，骨痿无力，步履艰难，举动不灵，反应迟钝，静默寡言。舌质瘦色红，少苔或无苔、多裂纹，脉细。

（2）痰瘀阻窍证：终日无语，表情呆钝，智力衰退，口多涎沫；头重如裹，纳呆呕恶，脘腹胀痛，痞满不适，哭笑无常，喃喃自语，呆若木鸡。舌质胖大有齿痕，苔腻，脉细涩。

（3）瘀血阻络证：言语不利，善忘，易惊恐，或思维异常，行为古怪；表情迟钝，肌肤甲错，面色黧黑，唇甲紫暗，双目晦暗，口干不欲饮。舌质暗或有瘀点瘀斑，苔薄白，脉细涩。

（4）肝阳上亢证：急躁易怒，善忘，判断错误，言行颠倒；眩晕头痛，面红目赤，心烦不寐，多疑善虑，心悸不安，咽干口燥，口臭口疮，尿赤便干。舌质红，苔黄，脉弦数。

（5）热毒内盛证：心烦，不眠，夜间谵妄；面红目赤，声高气粗或气促，呼吸气臭或口臭；口唇干红或口苦，渴喜冷饮，口舌生疮或痔疮，尿黄或尿短赤热。舌红或红绛，舌苔薄黄或黄厚或灰黑干燥，脉大有力或弦数或滑数。

（6）腑滞浊留证：大便干结，或黏腻不爽，多日不解；食欲减退，或食量减半。舌暗红，舌苔厚腻或黄厚腻，脉滑。

（7）气血亏虚证：呆滞善忘，倦怠嗜卧，神思恍惚，失认失算；少气懒言，口齿含糊，词不达意，心悸失眠，多梦易惊，神疲乏力，面唇无华，爪甲苍白，纳呆食少，大便溏薄；舌质淡胖、边有齿痕，苔薄白，脉细弱。

四、治疗方案

1. 西医治疗

（1）治疗原发性脑血管疾病：对高血压治疗，一般认为收缩压控制在 135～150mmHg，可改善认知功能；抗血小板聚集治疗，用阿司匹林等可改善脑循环；2 型糖尿病是 VD 的一个重要危险因素，降糖治疗对 VD 有一定的预防意义；用他汀类药物可以降低胆固醇，对预防脑血管病有积极意义。

（2）认知症状的治疗：胆碱酯酶抑制剂、兴奋性氨基酸受体拮抗剂对 VD 有益；脑赋活剂，如吡拉西坦、尼麦角林等有助于症状改善。

2. 中医治疗

辨证治疗

①肾精亏虚证

治法：补肾益髓，填精养神。

方药：七福饮（《景岳全书》）加减。人参、熟地黄、当归、炒白术、炙甘草、炒枣仁、制远志。

加减：若兼言行不经、心烦溲赤、舌质红、少苔、脉细而弦数是肾精不足，水不制火而心火妄亢，可用六味地黄丸加丹参、莲子心、菖蒲等清心宣窍；也有舌质红而苔黄腻者，是内蕴痰热，干扰心窍，可加用清心滚痰丸。

中成药：补肾益脑丸、复方苁蓉益智胶囊。

②痰瘀阻窍证

治法：健脾化浊，豁痰开窍。

方药：洗心汤（《丹台玉案》）加减。人参、茯神、半夏、陈皮、神曲、甘草、附子、菖蒲、生枣仁。

加减：头重如裹、哭笑无常、喃喃自语、口多涎沫者，重用陈皮、半夏，可配伍胆南星、莱菔子、佩兰、白豆蔻、全瓜蒌、贝母等豁痰理气之品；若伴有肝郁化火，灼伤肝血心阴，症见心烦躁动、言语颠倒、歌笑不休者，宜用转呆汤加味。

中成药：苏合香丸、十香返生丸。

③瘀血阻络证

治法：活血化瘀，通络开窍。

方药：通窍活血汤（《医林改错》）加减。赤芍、川芎、桃仁、红枣、红花、老葱、生姜、麝香。

加减：久病血瘀化热，致肝胃火逆，症见头痛、呕恶等，应加钩藤、菊花、夏枯草、竹茹等清肝和胃之品；若伴头身困重、口多涎沫、纳呆呕恶、苔腻脉滑等以痰湿为重，痰瘀互阻者，可酌加胆南星、半夏、莱菔子、瓜蒌以豁痰开窍。

中成药：银杏叶片或通心络胶囊。

④肝阳上亢证

治法：平肝息风。

方药：天麻钩藤饮（《中医内科杂病证治新义》）加减。天麻、钩藤、桑叶、菊花、黄芩、羚羊角、夏枯草、山栀、牛膝、胆星、郁金、杜仲、寄生、珍珠母、石决明。

加减：阴虚甚者，加生地黄、麦冬、玄参、首乌、白芍滋阴；便秘者，加大黄、芒硝；心悸多梦者，可重用茯神、夜交藤。

中成药：天智颗粒。

⑤热毒内盛证

治法：清热泻火，安神定志。

方药：黄连解毒汤（《肘后备急方》）加减。黄芩、黄连、黄柏、栀子。

本方大苦大寒，中病即止。

加减：若心火偏旺者，用牛黄清心丸；大便干结者，加大黄、火麻仁；肝火偏盛者，用龙胆泻肝汤。

中成药：牛黄解毒丸、龙胆泻肝丸。

⑥腑滞浊留证

治法：通腑泄热化痰。

方药：星蒌承气汤（《验方》）加减。瓜蒌、胆南星、生大黄、芒硝。

加减：午后热甚者，加黄芩、石膏、栀子；痰盛者，加竹沥、天竺黄、川贝母；口干舌燥、苔燥或少苔、便秘者，可加生地黄、玄参、麦冬以滋阴增液。

中成药：便通胶囊。

⑦气血亏虚证

治法：益气养血，安神宁志。

方药：归脾汤（《济生方》）加减。炒白术、人参、黄芪、当归、甘草、茯苓、远志、酸枣仁、木香、龙眼肉、生姜、大枣。

加减：若伴纳呆食少，可加谷芽、麦芽、鸡内金、山楂、陈皮；若失眠多梦，加夜交藤、合欢皮；若舌质偏暗、舌下有青筋者，可加川芎、丹参等养血活血；若伴情绪不宁者，可加郁金、合欢皮、绿萼梅、佛手等理气解郁之品。

中成药：人参归脾丸。

五、疗效评定标准

1. 血管性痴呆诊断标准参照美国国立神经系统疾病与卒中研究所和瑞士神经科学研究院国际工作小组（NINDS – AIREN，1993）制定的研究用《临床很可能血管性痴呆诊断标准》修订。

2. 痴呆程度确定标准，依据 Morris（1993）修订的《临床痴呆评定表（CDR）》。

3. 血管性痴呆辨证标准，依据田金洲等（2000）发表的《血管性痴呆辨证量表（SDSVD）》修订。

4. 其他量表，如 CDR、HIS、CSDD、MMSE、BBS、NPI、IADL including PSMS、BADLS、CIBIC-plus 等。

六、中西医结合时点

1. 中西医结合点，同上面的阿尔茨海默病。虽然是全过程，但早期最为有效，成本最低。

2. 发挥中医药治疗脑血管病的优势，减少血管性痴呆的危险因素，就是控制血管性痴呆发生、发展的抓手。

参 考 文 献

［1］田德禄. 中医内科学［M］. 北京：人民卫生出版社，2002.

［2］中国痴呆与认知障碍指南写作组，中国医师协会神经内科医师分会认知障碍疾病专业委员会. 2018 中国痴呆与认知障碍诊治指南（一）：痴呆及其分类诊断标准［J］. 中华医学杂志，2018（13）：965 – 970.

［3］田金洲，解恒革，秦斌，等. 适用于中国人群的痴呆筛查和评估框架［J］. 中华内科杂志，2018，57（12）：894 – 900.

［4］田金洲，解恒革，秦斌，等. 适用于中国人群的血管性痴呆筛查和诊断框架［J］. 中华内科杂志，2019（1）：10 – 16.

［5］袁玉娇，时晶，田金洲. 田金洲分期治疗痴呆经验［J］. 北京中医药，2019，38（8）：770 – 773.

［6］田金洲，韩明向，涂晋文，等. 血管性痴呆诊断、辨证与疗效判定标准［J］. 北京中医药大学学报，2000（5）：16 – 24.

［7］余文骁，王延江. 亚洲血管性认知损害的流行病学现状和发展趋势［J］. 中国医学前沿杂志（电子版），2020，12（10）：1－8.

［8］贾建平.《中国痴呆与认知障碍诊治指南》——血管性认知障碍［D］. 全国神经心理学与行为神经病学学术研讨会，2011.

［9］Román, G. C., Tatemichi, T. K., Erkinjuntti, T., et al. Vascular demen－tia：Diagnostic criteria for research studies－Report of the NINDS－AIREN International Workshop［J］. Neuro－logy，1993（43）：250－260.

［10］Morris J. The CDR：Current version and scoring rules. Neuro－logy，1993（43）：2412－2413.

［11］Wolters FJ, Ikram MA. Epidemiology of Vascular Dementia［J］. Arterioscler Thromb Vasc Biol，2019，39（8）：1542－1549.

［12］Cope TE, Weil RS, Düzel E, et al. Advances in neuroimaging to support translational medicine in dementia［J］. J Neurol Neurosurg Psychiatry，2021 Mar；92（3）：263－270.

自身免疫性脑炎的中西医诊疗方案

一、概述

自身免疫性脑炎（autoimmune encephalitis，AE）泛指一类由自身免疫机制介导的脑炎。AE 合并相关肿瘤者，称为"副肿瘤性 AE"；而副肿瘤性 AE 中符合边缘性脑炎者，称为"副肿瘤性边缘性脑炎"。自身免疫性脑炎发病率为 0.8/10 万，发病率占脑炎患者的 10%～20%，患者发病年龄为 1～17 岁，男女比例为 1∶1.2，平均发病年龄为 8.7 岁。

自 2007 年抗 N－甲基－D－天冬氨酸受体（NMDAR）脑炎被发现以来，一系列抗神经元细胞表面或者突触蛋白（neuronal cell－surface or synaptic protein）的自身抗体被陆续发现。而在经典的副肿瘤性边缘性脑炎中的自身抗体针对神经元细胞内抗原，主要介导细胞免疫反应，常引起不可逆的神经元损害。

广义而言，急性播散性脑脊髓炎（acute disseminated encephalomyelitis，ADEM）与 Bickerstaff 脑干脑炎（Bickerstaff's brain stem encephalitis）也属于 AE 的范畴。但在以往的疾病分类中，ADEM 属于中枢神经系统（CNS）炎性脱髓鞘病，Bickerstaff 脑干脑炎则与 Miller－Fisher 综合征（吉兰－巴雷综合征变异型）有所重叠。

中医学中尚无确切的病名与之相对应，根据其症状，可归为"头痛""痫症""癫证"等范畴。

二、临床特点

1. 主要症状与分期

自身免疫性脑炎发病时，主要表现为前驱症状、精神行为异常、记忆力下降、癫痫发作、语言功能障碍及不同程度的意识障碍、神志昏迷等。

（1）前驱期症状：临床表现类似于病毒感染，出现发热、头痛、乏力、呕吐、腹泻或上呼吸道等症状。

（2）神经症状期：前驱期后 5 天至 2 周出现神经症状，表现为焦虑、不安、烦躁、失眠、易激惹、异常行为、幻想、妄想，有些患者可出现社交退缩、刻板动作等。

（3）无反应期：表现为睁眼，但对外界刺激无反应，不说话或喃喃自语无意义言语。

（4）不随意运动增多期：口咽面部运动障碍最常见，如舔唇、咀嚼动作、做鬼脸等。

（5）自主神经功能紊乱：常见体温调节障碍、心率增快或减慢、多涎、高血压或低血压、尿便障碍。

（6）抽搐发作：可出现在病程的任何时期，为部分运动性发作或复杂部分性发作。严重者，可出现癫痫持续状态。

2. 辅助检查

（1）脑脊液检查：脑脊液常规细胞数一般正常，总细胞多在 $10 \sim 30/\mu L$，脑脊液生化可以有蛋白的轻度升高，糖含量多正常。$25\% \sim 60\%$ 的患者脑脊液寡克隆区带阳性、免疫球蛋白 IgG 指数升高。

（2）抗体检查：血和脑脊液中均可检测到自身免疫性脑炎抗体，而且以脑脊液抗体检测更敏感，IgG 抗体滴度与是否合并肿瘤及病情的严重程度相关。近年研究发现，IgA 抗体在疾病发展过程中也起一定作用。

（3）脑电图检查：大多数患者的脑电图可有异常表现，通常为非特异性弥漫或者散在分布的慢波，有时可有颞叶起源的癫痫放电。

（4）头颅 MRI：可无明显异常，或者仅有散在的皮质、皮质下点片状 FLAIR 和 T2 高信号；部分患者可见边缘系统病灶，少数病例兼有中枢神经系统炎性脱髓鞘病的影像学特点，大脑白质或者脑干受累。

（5）头正电子发射计算机断层显像（PET）：可见双侧枕叶代谢明显降低，伴额叶与基底节代谢升高。

（6）肿瘤学检查：卵巢畸胎瘤在青年女性患者中较常见，卵巢超声和盆腔 CT 有助于发现卵巢畸胎瘤，卵巢微小畸胎瘤的影像学检查可以为阴性。男性患者合并肿瘤者罕见。

三、诊断

1. 疾病诊断标准

（1）诊断条件：包括临床表现、辅助检查、确诊实验与排除其他病因 4 个方面。

1）临床表现：急性或者亚急性起病（<3 个月），具备以下 1 个或者多个神经与精神症状，或者临床综合征。

①边缘系统症状，如近事记忆力减退、癫痫发作、精神行为异常这 3 个症状中的 1 个或者多个。

②脑炎综合征，可见弥漫性或者多灶性脑损害的临床表现。

③基底节和（或）间脑/下丘脑受累的临床表现。

④精神障碍且精神心理专科认为不符合非器质性疾病。

2）辅助检查：具有以下 1 个或者多个的辅助检查发现，或者合并相关肿瘤。

①脑脊液异常：见脑脊液白细胞增多（$> 5 \times 10^6/L$），或者脑脊液细胞学呈淋巴细胞性炎症，或者脑脊液寡克隆区带阳性。

②神经影像学或者电生理异常：MRI 边缘系统 T2 或者 FLAIR 异常信号，单侧或者

双侧，或者其他区域的 T2 或者 FLAIR 异常信号（除外非特异性白质改变和卒中）；或者 PET 边缘系统高代谢改变，或者多发的皮质和（或）基底节的高代谢；或者脑电图异常，见局灶性癫痫或者癫痫样放电（位于颞叶或者颞叶以外），或者弥漫或者多灶分布的慢波节律。

③与 AE 相关的特定类型的肿瘤，例如边缘性脑炎合并小细胞肺癌、抗 NMDAR 脑炎合并畸胎瘤。

3）确诊实验：抗神经元表面抗原的自身抗体阳性。抗体检测主要采用间接免疫荧光法（indirect immunofluorescence assay，IIF）。根据抗原底物，分为基于细胞底物的实验（cell based assay，CBA）与基于组织底物的实验（tissue based assay，TBA）两种。CBA 采用表达神经元细胞表面抗原的转染细胞，TBA 采用动物的脑组织切片为抗原底物。CBA 具有较高的特异性和敏感度。应尽量对患者配对的脑脊液与血清标本进行检测，脑脊液与血清的起始稀释滴度分别为 $1:1$ 与 $1:10$。

4）合理排除其他病因。

（2）诊断标准：包括可能的 AE 与确诊的 AE。可能的 AE，是指符合上述诊断条件中的第 1 条、第 2 条与第 4 条。确诊的 AE，是指符合上述诊断条件中的第 1~4 条。

2. 疾病临床分型

（1）抗 NMDAR 脑炎：是 AE 的最主要类型，其特征性临床表现符合弥漫性脑炎，与经典的边缘性脑炎有所不同。

（2）边缘性脑炎：以精神行为异常、癫痫发作（起源于颞叶）和近记忆力障碍为主要症状，脑电图与神经影像学符合边缘系统受累，脑脊液检查提示炎性改变。抗 LGI1 抗体、抗 $GABA_B R$ 抗体与抗 AMPAR 抗体相关的脑炎符合边缘性脑炎。

（3）其他 AE 综合征：包括莫旺综合征（Morvan's syndrome）、抗 $GABA_B R$ 抗体相关脑炎、伴有强直与肌阵挛的进行性脑脊髓炎（progressive encephalomyelitis with rigidity and myoclonus，PREM）、抗二肽基肽酶样蛋白（DPPX）抗体相关脑炎、抗多巴胺 D2 受体（D2R）抗体相关基底节脑炎、抗 IgLON5 抗体相关脑病等。这些 AE 综合征，或者同时累及 CNS 与周围神经系统，或者表现为特征性的临床综合征。

3. 证候诊断

患者多呈急性或亚急性起病，可伴前驱感染症状，如发热、头痛、腹泻等。多数患者会出现癫痫发作，其中大多数患者表现为全面强直 - 阵挛性发作，少数患者出现癫痫持续状态，部分患者出现精神行为异常、认知障碍、言语障碍等。

（1）前驱感染症状

①肺系感染：发热，微恶风寒，呕恶纳呆，头痛嗜睡，烦躁口渴，颈项微强。舌红，苔白腻，脉浮数或滑数。

②胃肠系感染：腹痛、腹泻；伴有发热、恶寒，腹胀，痞满，纳呆。舌红苔腻，脉浮数或滑数。

（2）癫痫发作

①阳痫：突然昏仆，不省人事，牙关紧闭，面色潮红、紫红转为青紫或苍白，口唇发绀；两目上视，四肢抽搐，口吐涎沫，或喉中痰鸣或怪叫，移时苏醒如常人。舌红，苔多白腻或黄腻，脉弦滑。

②阴痫：发作时面色晦暗萎黄，手足清冷，神志昏愦；僵卧拘急或颤动，抽搐时发，口吐涎沫，一般口不啼叫或声音微小。舌质淡，苔白而厚腻，脉沉细或沉迟。

（3）精神行为异常

①癫病：精神抑郁，表情淡漠，沉默呆滞；喃喃自语，语无伦次。舌苔白腻或黄腻，脉弦滑。

②狂病：突然狂暴无知，两目怒视，面红目赤，言语杂乱，不避亲疏；或情绪焦虑、紧张，时而躁狂。舌红，苔黄腻或少苔，脉弦滑或细数。

（4）认知障碍

①痰浊蒙窍证：记忆力下降，表情淡漠，口多涎沫，头重如裹，纳呆呕恶，脘腹胀满，喃喃自语。舌质胖大有齿痕，苔腻，脉滑。

②瘀血内阻证：善忘，易惊恐，或思维异常，行为古怪，表情迟钝；肌肤甲错，面色黧黑，唇甲紫暗，双目晦暗，口干不欲饮。舌质暗或有瘀点瘀斑，苔薄白，脉细涩。

③心肝火旺证：急躁易怒，善忘，判断错误，言行颠倒；面红目赤，心烦不寐，多疑善虑，心悸不安，尿赤便干。舌质红，苔黄，脉弦数。

（5）恢复期

①余热未清证：面色苍白，形体消瘦，神疲懒言；口干，低热，大便燥结。舌质嫩红，苔黄而干或光剥无苔，脉数而无力。

②肝肾阴虚证：头晕目眩，目干，容易疲劳，口燥咽干；失眠多梦，胁隐痛，腰膝酸痛，耳鸣。舌红少苔，脉细数。

四、治疗方案

1. 西医治疗

AE 的治疗，包括免疫治疗、对癫痫发作和精神症状的治疗、支持治疗、康复治疗。合并肿瘤者，进行切除肿瘤等抗肿瘤治疗。

（1）免疫治疗：分为一线免疫治疗、二线免疫治疗和长程免疫治疗。一线免疫治疗包括糖皮质激素、静脉注射免疫球蛋白（IVIG）和血浆交换。二线免疫药物包括利妥昔单抗与静脉用环磷酰胺，主要用于一线免疫治疗效果不佳的患者。长程免疫治疗药物包括吗替麦考酚酯与硫唑嘌呤等，主要用于复发病例，也可用于一线免疫治疗效果不佳的患者和肿瘤阴性的抗 NMDAR 脑炎患者。对可能的 AE，也可酌情试用一线免疫治疗药物。

①糖皮质激素：一般采用糖皮质激素冲击治疗。其方法为甲泼尼龙 1000mg/d，连

续静脉滴注 3 天；然后改为 500mg/d，静脉滴注 3 天。以后可减量为（40～80）mg/d，静脉滴注 2 周；或者改为口服醋酸泼尼松 1mg/（kg·d），2 周（或者口服甲泼尼龙，按 5mg 醋酸泼尼松 =4mg 甲泼尼龙）；之后每 2 周减 5mg。

对于轻症患者，可直接采用口服激素，总疗程为 6 个月左右。在减停激素的过程中，需要评估脑炎的活动性，注意病情波动与复发。

②IVIG：根据患者体重，按总量 2g/kg，分 3～5 天静脉滴注。对于重症患者，建议与激素联合使用，可每 2～4 周重复应用 IVIG。重复或者多轮 IVIG，适用于重症 AE 患者和复发性 AE 患者。

③血浆交换：可与激素联合使用。在静脉注射免疫球蛋白之后，不宜立即进行血浆交换。血浆交换可能难以作用于鞘内自身抗体合成。对于脑脊液抗体阳性而血清抗体阴性的病例，血浆交换的疗效有待证实。

④利妥昔单抗：按 375mg/m² 体表面积静脉滴注，每周 1 次。根据外周血 CD20 阳性的 B 细胞水平，共给药 3～4 次，至清除外周血 CD20 细胞为止。如果一线治疗无显著效果，可以在其后 1～2 周使用利妥昔单抗。国外抗 NMDAR 脑炎患者采用利妥昔单抗的比例在 50% 以上。在国内，该药用于 AE 属于超说明书用药，需要尊重患者的自主决定权，履行知情同意与药事程序，并注意其加重感染的风险与不良反应。

⑤静脉注射环磷酰胺：按 750mg/m² 体表面积，溶于 100mL 生理盐水，静脉滴注，时间超过 1 小时，每 4 周 1 次。病情缓解后停用。

⑥吗替麦考酚酯：口服剂量（1000～2000）mg/d，至少 1 年。主要用于复发的患者，也可用于一线免疫治疗效果不佳的 AE 患者，以及肿瘤阴性的重症抗 NMDAR 脑炎患者。

⑦硫唑嘌呤：口服剂量 100mg/d，至少 1 年。主要用于预防复发。

（2）肿瘤的治疗：抗 NMDAR 脑炎患者一经发现卵巢畸胎瘤时，应尽快予以切除。对于未发现肿瘤且年龄≥12 岁的女性抗 NMDAR 脑炎患者，建议在病后 4 年内，每 6～12 个月进行一次盆腔超声检查。AE 患者如果合并恶性肿瘤，应由相关专科进行手术、化疗与放疗等综合抗肿瘤治疗；在抗肿瘤治疗期间，一般需要维持对 AE 的免疫治疗，以一线免疫治疗为主。

（3）癫痫症状的控制：AE 的癫痫发作，一般对于抗癫痫药物反应较差，可选用广谱抗癫痫药物，例如苯二氮䓬类、丙戊酸钠、左乙拉西坦、拉莫三嗪和托吡酯等。终止癫痫持续状态的一线抗癫痫药物，包括地西泮静脉推注或者咪达唑仑肌内注射；二线药物，包括静脉用丙戊酸钠；三线药物，包括丙泊酚与咪达唑仑。丙泊酚可用于终止抗 NMDAR 脑炎患者难治性癫痫持续状态。恢复期 AE 患者，一般不需要长期维持抗癫痫药物治疗。需要注意的是，奥卡西平可能诱发或者加重低钠血症，以及抗 LGI1 抗体相关脑炎患者的特异性不良反应发生率较高，如果使用卡马西平、奥卡西平、拉莫三嗪等药物，应特别注意不良反应。

（4）精神症状的控制：可以选用包括奥氮平、氯硝西泮、丙戊酸钠、氟哌啶醇和喹硫平等药物。需要注意药物对意识水平的影响和锥体外系的不良反应等；免疫治疗起效后，应及时减停抗精神病药物。

作为一线免疫治疗，糖皮质激素与 IVIG 适用于多数患者。对重症患者，可以重复使用 IVIG。利妥昔单抗作为二线免疫治疗的主要选择，可酌情用于一线免疫治疗无效的重症患者。对于复发与难治性病例，可应用吗替麦考酚酯等口服免疫抑制剂。超说明书用药，须履行医学伦理与药事程序。

2. 中医治疗

辨证治疗参考 21 世纪课程教材《中医内科学》的中医治疗方法。

（1）精神行为异常

1）癫病

治法：益气健脾，涤痰宣窍。

方药：顺气导痰汤（《李氏医鉴》）或四君子汤（《太平惠民和剂局方》）合涤痰汤（《奇效良方》）或养心汤（《仁斋直指方论》）加减。橘红、茯苓、半夏、甘草、胆星、木香、香附、枳实。

加减：若痰涎壅盛，胸膈满闷，口多痰涎，脉滑大有力，形体壮实者，可暂用三圣散催吐，吐后饮食调养；神思迷惘，表情呆钝，言语错乱，目瞪不瞬，舌苔白腻者，为痰迷心窍，可先用苏合香丸芳香开窍，继用四七汤加胆星、石菖蒲、远志、郁金化痰行气；如不寐易惊，烦躁不安，舌红苔黄腻，脉滑数者，可用温胆汤加减。

中成药：二陈丸合木香顺气丸。

2）狂病

治法：镇心涤痰，泻肝清火。

方药：生铁落饮（《医学心悟》）或二阴煎（《医级》）合定志丸（《医心方》）或癫狂梦醒汤（《医林改错》）加减，小儿可用柴胡龙骨牡蛎汤。生铁落、胆星、贝母、橘红、菖蒲、远志、茯神、朱砂、麦冬、玄参、连翘。

加减：如痰火壅盛而舌苔黄腻者，加礞石滚痰丸泻火逐瘀；谵语发狂，便秘尿黄者，用当归龙荟丸泻肝清火或安宫牛黄丸清心开窍；阳明热盛，大便秘结，舌苔黄糙，脉实大者，可用加减承气汤。

中成药：安宫牛黄丸。

3）痫病

①阳痫

治法：急以开窍醒神，继以泻热涤痰息风。

方药：先用安宫牛黄丸（《温病条辨》）温水化开灌服；继以泻热涤痰息风，用黄连解毒汤合定痫丸加减。黄连、黄芩、黄柏、焦山栀、天麻、川贝母、半夏、茯苓、茯神、胆南星、石菖蒲、全蝎、僵蚕、琥珀、陈皮、远志、丹参、麦冬、朱砂。

加减：食滞者，结合消食导滞药如焦神曲、炒麦芽、炒谷芽、炒莱菔子等；大便不通者，加酒大黄、炒枳实等。

中成药：急救用安宫牛黄丸，日常用定痫丸。

针刺人中穴，捻针加强刺激以开窍醒神，保持呼吸道通畅。

②阴痫

治法：温阳除痰，顺气定痫。

方药：五生丸（《杨氏家藏方》）合二陈汤（《太平惠民和剂局方》）加减。天南星、半夏、炮附子、白附子、天麻、白矾、陈皮、茯苓、甘草。

加减：因痰阻气滞明显者，加理气之品，如广木香、降香、制香附、莱菔子等。气虚或阳虚明显者，加益气温阳之品，如党参、炒白术、苍术、干姜、桂枝等。

中成药：急用醒脑静注射液，日常用定痫丸。

（2）认知障碍

1）痰浊蒙窍证

治法：健脾化浊，豁痰开窍。

方药：洗心汤（《辨证录》）加减。党参、甘草、半夏、陈皮、附子、茯神、枣仁、神曲、石菖蒲。

加减：若伴肝郁化火，宜用转呆汤加味。

中成药：苏合香丸。

2）瘀血内阻证

治法：活血化瘀，通络开窍。

方药：通窍活血汤（《医林改错》）或血府逐瘀汤（《医林改错》）加减。赤芍、川芎、桃仁、红花、老葱、麝香、生姜。

加减：如久病气血不足，加熟地黄、当归、党参、黄芪补血益气。

中成药：血府逐瘀口服液。

3）心肝火旺证

治法：清热泻火，安神定志。

方药：黄连解毒汤（《外台秘要》引崔氏方）或龙胆泻肝汤（《小儿药证直诀》）加减。黄连、黄芩、栀子、黄柏。

另加清热利湿或淡渗利湿之品，如茵陈、滑石、泽泻等，使火热从小便而去。

加减：如兼有肝阳上亢者，加重镇之品，如生龙骨、生牡蛎、生石决明、生磁石、生赭石等。

中成药：龙胆泻肝丸。

（3）恢复期

1）余热未清证

治法：清热生津。

方药：竹叶石膏汤（《伤寒论》）加减。淡竹叶、生石膏、清半夏、麦冬、党参、炙甘草。

加减：如余热明显，加少量苦寒清热之品，如黄芩、焦山栀等。津伤明显者，加养阴生津之品。如清热生津之芦根、白茅根，养阴如麦冬、玄参、生地黄等。

中成药：口炎清颗粒。

2）肝肾阴虚证

治法：滋补肝肾。

方药：六味地黄丸（《小儿药证直诀》）加减。生地黄、山茱萸、丹皮、炒山药、茯苓、泽泻。

加减：如头晕、眼花，加枸杞子、杭白菊、女贞子；如阴虚有热、五心烦热，加炒黄柏、知母。

中成药：六味地黄丸、杞菊地黄丸或知柏地黄丸等。

五、疗效评定标准

目前尚无公认的自身免疫性脑炎的疗效评价标准，多以临床症状评价、神经影像学检查、脑脊液检查抗体滴度等作为疗效评价标准。

六、中西医结合时点

1. 西医的早期诊断，对于正确的治疗极为重要。尽早治疗，预后较好，80%左右脑炎患者功能恢复良好。

2. 对于遗留精神症状、认知障碍者，尽早结合中医辨证治疗，可以取得满意的疗效。

3. 自身免疫性脑炎有12% ~31.4%复发率，早期的中西医结合治疗，可以减少患者复发的可能。

参 考 文 献

［1］中华医学会神经病学分会.中国自身免疫性脑炎诊治专家共识［J］.中华神经科杂志，2017，50（2）：91－96.

［2］张星虎.自身免疫性脑炎与中枢神经系统特发性炎性脱髓鞘病重叠［J］.神经病学与神经康复学杂志，2019（1）：42－45.

［3］孙颖志，张杰，冯秀龙，等.不同亚型自身免疫性脑炎临床及MRI影像特征分析［J］.延安大学学报（医学科学版），2020，18（4）：68－73.

［4］况时祥，况耀鋆.神经免疫疾病的中医治疗思路［J］.陕西中医药大学学报，2020，43（2）：22－25＋35.

［5］康越之，杨涛，杜宗攀，等．梓醇配伍大黄素对实验性自身免疫性脑脊髓炎小鼠大脑内神经丝蛋白 200 和髓鞘碱性蛋白的影响［J］，中华中医药杂志，2020，35（7）：3678 – 3681.

［6］陆梦如，李何鹏，梁津瑜，等．自身免疫性脑炎与病毒性脑炎的临床对比研究［J］．吉林医学，2021，42（1）：16 – 19.

［7］Dalmau J，Rosenfeld MR. Autoimmune encephalitis update［J］. Neuro Oncol，2014，16（6）：771 – 778.

［8］Dubey D，Pittock SJ，Kelly CR，et al. Autoimmune encephalitis epidemiology and a comparison to infectious encephalitis［J］. Ann Neurol，2018，83（1）：166 – 177.

［9］Dutra LA，Abrantes F，Toso FF，et al. Autoimmune encephalitis：a review of diagnosis and treatment［J］. Arq Neuropsiquiatr，2018；76（1）：41 – 49.

［10］Tao Yang，Zheng Zha，Xiao Yang，et al. Neuroprotective Effects of Fingolimod Supplement on the Retina and Optic NerveQ12 in the Mouse Model of Experimental Autoimmune Encephalomyelitis frontier in neuroscience，doi：10. 3389/fnins，2021，663541.

脑积水的中西医结合诊疗方案

一、概述

脑积水（hydrocephalus），是指脑中积蓄了过多的液体，这些液体即脑脊液。当脑脊液循环受阻、生产过多或吸收不足，造成颅内蛛网膜下腔或脑室内的脑脊液异常积聚，使其一部分或全部异常扩大，即称为脑积水。该病是一种较常见的颅脑疾病，也是儿童神经外科最常见的疾病。任何年龄段均可发病，以婴幼儿和 60 岁以上的成人最为多见。成人脑积水的总体发病率为 17/10 万，小儿脑积水的发病率约为 82/10 万。临床中最常见的是梗阻性病因，如脑室系统不同部位（室间孔、导水管、正中孔）的阻塞、脑室系统相邻部位的占位病变压迫和中枢神经系统先天畸形等。

在中医学中，本病相当于"解颅""囟填"等。其记载首见于《诸病源候论》："解颅者，其状小儿年大，囟应合而不合，头缝开解是也。"至北宋，对本病的证候描述更详。《小儿药证直诀》曰："年大而囟不合，肾气不成也，长必少笑。更有目白睛多，㿠白色瘦者，多愁少喜也。"《儿科萃精》曰："解颅者，谓头缝开解而颅不合也，此由先天肾气不足之故。肾主骨髓，而脑为髓海，肾气不足，则脑髓不足，故颅为之开解也。"

二、临床特点

1. 主要症状

（1）儿童脑积水的常见表现

①头颅及前囟增大，与身体比例失调，表现为头大脸小。

②喂食困难、抓头摇头、哭闹不止，严重者可引起呕吐、昏睡或嗜睡。

③眼睛"落日征"，即眼球下垂至眼睑下方，眼睑大部分为白色巩膜，像是太阳落至地平线。

④神经功能障碍，见生长发育缓慢，不能正常站立或坐稳。

⑤晚期可导致智力下降，生长停顿。

（2）青少年及成人脑积水的常见表现：一般表现为头痛、恶心、呕吐、视力障碍等。

①慢性脑积水：临床以慢性颅内压增高为主要特征，可出现双侧颞部或全颅疼痛、恶心、呕吐、视神经乳头水肿或视神经萎缩、智力发育障碍、运动功能障碍等。

②特发性正常压力脑积水（iNPH）：是交通性脑积水的一种特殊类型，主要见于老年人。典型临床表现为步态障碍、认知障碍和尿失禁三联征，其中步态障碍最为常

见，约有一半患者同时具有三联征。该病容易误诊为老年痴呆、帕金森综合征，且部分 iNPH 患者可能合并痴呆及帕金森综合征。

2. 辅助检查

（1）影像学检查

①梗阻性脑积水：头颅 CT 见脑室扩大，双侧额角径/颅内径＞0.33 是诊断脑积水的标志性指标；额角变锐＜100，颞角宽度＞3mm，脑室边缘模糊，室旁低密度晕环，基底池，脑室受压或消失。MRI 矢状位可显示导水管梗阻，幕上脑室扩大，胼胝体变薄，向上拉伸；穹窿、大脑内静脉向下移位，第三脑室底疝入扩大的蝶鞍。间质水肿在脑室角周围明显，脑室内脑脊液形成湍流，导水管流空消失。

②正常压力脑积水：CT 见脑室扩大伴额角变钝；MRI 有脑室扩大，额角颞角扩大不伴海马萎缩，基底池、外侧裂扩大，脑沟正常。（图 9）

（2）其他特殊检查：神经电生理检查，MRI 的脑脊液动力学检查等。

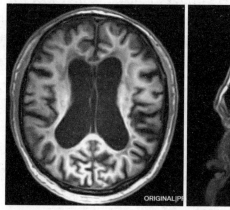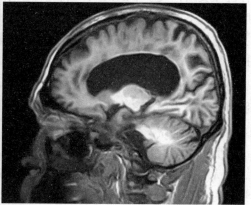

图 9　正常压力脑积水

三、诊断

1. 疾病诊断标准

（1）临床症状和体征：头颅及前囟增大（婴幼儿），颅内压增高的临床症状和体征（头痛、恶心、呕吐、视乳头水肿），脑组织受压引起进行性脑功能障碍表现（智能障碍、步行障碍、尿失禁）。

（2）脑室穿刺测压：高于正常值（儿童 $40 \sim 110$ mmH$_2$O，成人 $80 \sim 180$ mmH$_2$O）。成人正常压力脑积水的脑室内压力在正常值范围内。

（3）头颅影像学检查：符合脑积水特征（详见"辅助检查"部分）。

2. 疾病分型

（1）按流体动力学分类

①梗阻性脑积水：又称"非交通性脑积水"或"脑室内型梗阻性脑积水"，是指

病变位于脑室系统内或附近，阻塞脑室系统脑脊液循环而形成。其中第四室出口以上部位发生阻塞所造成的脑积水是常见的一种，常见于蛛网膜囊肿、导水管闭锁或狭窄、正中孔或室间孔发育不良、Chiari 畸形、颅咽管瘤等疾病。

②交通性脑积水：是由于脑室外脑脊液循环通路受阻或吸收障碍所致的脑积水；也有因脑脊液产生过多而致脑积水，如乳头状瘤。

（2）其他分类

①根据时限进展：分为先天性脑积水和后天性脑积水；急性脑积水和慢性脑积水；进行性脑积水和静止性脑积水。

②按影像学：分为单纯性脑积水、继发性脑积水和代偿性脑积水。

③按病理生理：分为高压力性脑积水、正常压力性脑积水、脑萎缩性脑积水。

④按年龄：分为儿童脑积水和成人脑积水。

3. 证候诊断

综合古今文献，关于本病的病因病机可归纳为以下几点：①先天禀赋不足，胎气怯弱，胎秉肾气不充，精髓不能上充于脑，以致脑府失养，引起头颅增大。②脑为元神之府，内充脑髓，感受外感六淫之邪或疫疠之气，邪气不解，郁久化热，蕴结脑府，故头颅增大。③脾为后天之本，气血生化之源。乳食不洁，喂养失宜，或因他病损伤脾气，皆可致脾失健运，水谷精微运化失常，水湿内停，清阳不升，浊阴不降，故水湿瘀滞脑府。④头为诸阳之会，太阳膀胱经与督脉皆上注于脑，与肾脏息息相关。外感寒邪直中，或寒邪由表入里，皆可使肾阳亏虚，失于温化，水寒之气循经上达脑府。

（1）肾阳虚衰证：小儿多见面色㿠白，头颅宽大，前囟扩大，囟门平或凹陷，青筋浮露，目无神采，白睛显露；眼珠下垂，神情呆滞，多睡。成年人可见头昏头沉，小便失禁或无力，行走不稳等症；伴形寒肢冷，大便溏稀。舌淡多胖嫩、齿痕，苔白，脉沉细弱，小儿可见指纹淡暗。

（2）肝肾阴虚证：小儿可见头颅宽大，前囟扩大，囟门多平，眼珠下垂，白睛显露；惊惕烦躁，盗汗恶热。成年人还可见记忆力减退，腰膝酸软，耳鸣，口干舌燥，手足心热等症。舌质红，少苔或苔薄黄少津，脉沉细数。

（3）脾虚水泛证：面色萎黄，精神倦怠，囟门宽大，青筋浮露；呕吐，烦躁，纳差，腹部胀满，便溏。成人可见四肢乏力，步态异常。舌淡胖有齿痕，苔白腻，脉沉缓、细弱。

（4）邪热壅结证：小儿可见面赤唇红或发紫，囟门高涨，发热，抽搐，两目斜视；或高热惊厥，神昏气粗，小便短赤，大便不通。舌绛苔黄，脉浮数，指纹紫。

（5）瘀阻脑窍证：小儿见神情呆滞，头大异常，青筋显露，烦躁哭闹，面色隐青或发暗；行走不稳，甚则偏瘫。唇暗，舌暗或边有瘀斑，脉沉弦或涩，指纹色紫或青。

四、治疗方案

治疗原则及要点，是解除病因和解决脑室扩大兼顾。综合考虑患者的个体因素，采取个体化治疗。治疗目的是消除原发病灶，预防或治疗因颅内压增高或脑组织结构的病理改变所引起的神经功能损伤。

1. 西医治疗

本病的西医治疗以手术为主，其次可以辅助药物治疗或其他治疗。

（1）一般治疗：重点在于防止脑疝形成，及时脱水以降低颅压，营养神经，积极处理原发病等。

（2）药物治疗：一般只适用于轻度脑积水。两周岁以内的轻度脑积水，首选抑制脑脊液分泌药物，如乙酰唑胺，以及脱水药物和利尿剂，如甘露醇、氢氯噻嗪、氨苯蝶啶、呋塞米等。山梨醇为渗透性利尿剂，易在肠道中吸收且没有刺激性，多用于中度脑积水患者，作为延期手术的短期治疗。

（3）手术治疗

1）手术适应证

①新生儿和儿童脑积水为脑室扩大并有颅压增高、脑功能损害的临床表现。

②无症状且脑室大小稳定而不再增大的儿童脑积水，要考虑儿童认知功能有无损害，积极手术治疗对改善儿童神经功能有明确益处。

③颅内出血后和脑脊液感染继发脑积水，在血性脑脊液吸收后，有脑脊液感染者，采用静脉用抗生素；脑脊液感染控制后，可行分流手术。

④肿瘤伴发的脑积水。对伴有脑积水的第三和第四脑室内肿瘤，如估计手术不能全切肿瘤或不能解除梗阻因素，行脑室腹腔分流术有助于肿瘤切除术后安全度过围手术危险期。

⑤伴有神经功能损害的正压性脑积水。

2）手术禁忌证：包括颅内出血急性期；颅内感染，有脑脊液感染或感染病灶；头皮、颈部、胸部、腹部皮肤感染；腹腔内有感染。

3）手术方式的选择原则

①V－P分流术适合大多数类型的脑积水。

②L－P分流术适合交通性脑积水和正压性脑积水，而有小脑扁桃体下疝的患者为禁忌证。

③其他分流术方式，包括脑室－心房（V－A）分流术、第三脑室造瘘术、透明隔造瘘术、托氏分流（肿瘤切除后做脑室－枕大池分流）。

2. 中医治疗

（1）辨证治疗

①肾阳虚衰证

治法：补肾填精，温阳利水。

方药：右归饮（《景岳全书》）合五苓散（《伤寒论》）加减。熟地黄、山茱萸、炒山药、肉桂、杜仲、制附子、生白术、泽泻、猪苓、茯苓。

可加路路通、鱼脑石、王不留行以加强通络利水作用。

加减：若气虚明显，加生黄芪、炒山药；四肢拘急痉挛者，加桑寄生、牡蛎、白芍、木瓜；如小儿青筋显露、指纹青紫者，为气滞血瘀之证，加用丹参、川芎、赤芍等活血药物。

中成药：金匮肾气丸、济生肾气丸、右归丸、五苓胶囊等。

②肝肾阴虚证

治法：滋肾填精，益阴利水。

方药：知柏地黄丸（《医方考》）合猪苓汤（《伤寒论》）加减。熟地黄、山茱萸、炒山药、知母、黄柏、阿胶、丹皮、泽泻、茯苓、猪苓、滑石。

加减：若小儿眼球震颤斜视，加枸杞子、菟丝子、决明子、菊花；四肢拘挛者，为水不涵木之象，加白芍、天麻、钩藤、木瓜养肝息风。

中成药：知柏地黄丸、六味地黄丸、五苓胶囊等。

③脾虚水泛证

治法：健脾助运，通阳利水。

方药：六君子汤（《医学正传》）合苓桂术甘汤（《金匮要略》）加减。茯苓、桂枝、炒白术、炙甘草、半夏、党参、陈皮、桔梗。

加减：若呕吐恶心，加香附、砂仁、木香和胃降逆；痰多者，加僵蚕、胆南星、石菖蒲化痰湿；小儿脉络显露者，加当归、川芎、丹参活血通络。中药决明子、鱼枕骨、茯苓皮、王不留行、穿山甲、生苡仁、木通、土鳖虫、漏芦、车前子等都有利尿行水、降低颅压、改善循环、增强通路、止疼止痛等良好作用。

中成药：六君子丸、香砂六君丸、参苓白术颗粒、人参健脾丸、五苓胶囊等。

④邪热壅结证

治法：凉肝泻火，兼利水湿。

方药：羚角钩藤汤（《通俗伤寒论》）合猪苓汤（《伤寒论》）加减。羚羊角、钩藤、桑叶、贝母、竹茹、菊花、茯神、白芍、生地黄、甘草、茯苓、猪苓、滑石、泽泻、阿胶。

加减：若大便不通、口干烦躁者，加大黄、天花粉泻热生津止渴；若肝胆热盛损伤脑络，头痛烦躁者，宜清泻肝热，加用当归龙荟丸；神志不清者，可加安宫牛黄丸化服。

中成药：龙胆泻肝丸、五苓胶囊等。

（2）针灸治疗：主穴可选百会、印堂、丝竹空、三阴交、风府等；配穴可选大椎、足三里、曲池等。采用平补平泻法，每次留针30分钟，每日1次。亦可选取耳针等方法。

五、疗效评定

痊愈：临床症状及体征基本消除，头部CT提示脑积水减少量＞75%。

显效：临床症状及体征明显缓解，头部 CT 提示 50% ＜脑积水减少量≤75%。

有效：临床症状及体征缓解，头部 CT 提示 15% ＜脑积水减少量≤50%。

无效：临床症状及体征无改善甚或加重，头部 CT 提示脑积水减少量≤15%。

应在术后不同时间（术后 24 小时、术后 2 周，以及术后 3、6、12 个月）及症状变化，根据病情需要做头颅影像检查。L－P 分流应行腰椎 X 线平片检查，判断腰大池段的位置，对分流术后疗效评价是一个长期和综合分析的过程；要结合患者脑积水的类型、手术方式、术后影像学、术后并发症、临床症状和体征、运动功能、认知功能、神经电生理、排尿功能、日常生活能力等诸多方面进行术后短期疗效和长期疗效的评价。

六、中西医结时点

1. 解除形成脑积水的原因，从源头治疗脑积水。比如肿瘤，首先要切除肿瘤。

2. 分流手术虽能有效解决脑积水，但分流管有使用年限，存在再次堵塞的风险。

3. 因脑积水引起脑疝者，甘露醇脱水降颅压最为重要。

4. 中医在小儿先天性脑积水治疗方面有一定的经验；对成人脑积水，中医治疗的疗效有待总结提高。

参 考 文 献

[1] 张珠凤，刘渺 . 刘春圃学术思想与临床经验介绍［J］. 北京中医，1999（4）：9－11.

[2] 张玉琪 . 中国脑积水规范化治疗专家共识（2013）［J］. 中华神经外科杂志，2013（6）：634－637.

[3] 冯涛珍，宋虎杰，孙宇博，等 . 中西医结合治疗脾虚水泛型小儿脑积水［J］. 吉林中医药，2016，36（7）：686－688.

[4] 马洪明，高兴慧，田金洲 . 田金洲教授治疗正常颅压脑积水经验［J］. 现代中医临床，2016，23（2）：35－36＋41.

[5] 中华医学会神经外科学分会，中华医学会神经病学分会，中国神经外科重症管理协作组 . 中国特发性正常压力脑积水诊治专家共识（2016）［J］. 中华医学杂志，2016，96（21）：1635－1638.

[6] 何文杰，滑炎卿 . 特发性正常压力脑积水的影像学研究进展［J］. 放射学实践，2018，33（11）：1221－1224.

[7] 詹潮鸿，张向阳，肖格磊 . 脑积水发病机制的研究进展［J］. 中南大学学报（医学版），2019，44（10）：1188－1195.

[8] 项高波，江幸福，李欢松，等 . 血府逐瘀汤联合脑室腹腔－分流术治疗常压性脑

积水临床疗效评价 [J]. 辽宁中医药大学学报, 2019, 21 (4): 124 - 127.

[9] 王红胜, 吴明华. 半夏白术天麻汤对外伤后脑积水患者血清神经生化标志物及脑脊液 p73、p38 因子表达的影响 [J]. 中医学报, 2019, 34 (3): 600 - 603.

[10] Kahle K T, Kulkarni A V, Limbrick DD Jr, et al. Hydrocephalus in children [J]. Lancet, 2016, 387 (10020): 788 - 799.

[11] Beuriat P A, Puget S, Cinalli G, et al. Hydrocephalus treatment in children: long - term outcome in 975 consecutive patients [J]. J Neurosurg Pediatr, 2017, 20 (1): 10 - 18.

[12] Bräutigam K, Vakis A, Tsitsipanis C. Pathogenesis of idiopathic Normal Pressure Hydrocephalus: A review of knowledge [J]. J Clin Neurosci, 2019 (61): 10 - 13.

[13] Krishnan P, Raybaud C, Palasamudram S, et al. Neuroimaging in Pediatric Hydrocephalus [J]. Indian J Pediatr, 2019, 86 (10): 952 - 960.

胶质瘤的中西医诊疗方案

一、概述

胶质瘤是指起源于神经胶质细胞的肿瘤，是常见的原发性颅内肿瘤。我国胶质瘤年发病率为（5~8）/10万，5年病死率在全身肿瘤中仅次于胰腺癌和肺癌。胶质瘤发病机制尚不明了，目前确定的两个危险因素是暴露于高剂量电离辐射和与罕见综合征相关的高外显率基因遗传突变。世界卫生组织（WHO）中枢神经系统肿瘤分类，将胶质瘤分为 I ~ IV级，I、II级为低级别胶质瘤，III、IV级为高级别胶质瘤。其临床表现主要包括颅内压增高、神经功能及认知功能障碍和癫痫发作三大类。

"胶质瘤"这一病名在古代中医文献中并无明确记载，基于复杂的临床症状分别归属于"头痛""呕吐""目盲""癫痫""眩晕""痿症"等范畴，也归属于"癥瘕"或"岩"（癌）的病种。

二、临床特点

1. 主要症状

胶质瘤的病程依其病理类型和所在部位不同，自发病至出现症状就诊，一般为数周至数月，少数可达数年。其临床主要有两方面的表现：一方面是颅内压增高和其他一般症状，如头痛、呕吐、视力减退、复视、癫痫发作和精神症状等；另一方面是脑组织受肿瘤的压迫、浸润、破坏，造成局灶神经功能缺失所产生的症状。其症状多呈进行性加重，特别是恶性胶质瘤，生长较快，对脑组织浸润破坏，周围脑水肿亦显著，局部症状较明显，发展亦快。在脑室内肿瘤或位于静区的肿瘤，早期可无局部症状。而在脑干等重要功能部位的肿瘤，早期即出现局部症状，经过相当长时间才出现颅内压增高症状。某些发展较慢的肿瘤，由于代偿作用，亦常至晚期才出现颅内压增高症状。

2. 辅助检查

目前，临床主要依靠计算机断层扫描（CT）及磁共振成像（MRI）等影像学检查，在图像信息上MRI优于CT。CT主要显示胶质瘤病变组织与正常脑组织的密度差值，特征性密度表现如钙化、出血及囊性变等，病变累及的部位、水肿状况及占位效应等；常规MRI主要显示胶质瘤出血、坏死、水肿组织等不同信号强度的差异及占位效应，并且可以显示病变的侵袭范围。多模态MRI不仅能反映胶质瘤的形态学特征，而且还可以体现肿瘤组织的功能及代谢状况。

低级别胶质瘤常规 MRI 呈长 T1、长 T2 信号影，边界不清，周边有轻度水肿影，局部轻度占位征象。如邻近脑室轻度受压，中线移位不明显，脑池基本正常，病变区域内少见出血、坏死及囊变等表现；增强扫描显示示病变极少数出现轻度异常强化影。高级别胶质瘤 MRI 信号明显不均匀，呈混杂 T1/T2 信号影，周边明显指状水肿影；占位征象明显，邻近脑室受压变形，中线结构移位，脑沟、脑池受压；增强扫描呈明显花环状及结节样异常强化影。

此外，不同级别胶质瘤的 PET 成像特征各异。目前广泛使用的示踪剂为 18F – FDG。低级别胶质瘤一般代谢活性低于正常脑灰质，高级别胶质瘤代谢活性可接近或高于正常脑灰质。

三、诊断

1. 疾病诊断标准

（1）影像学诊断（表12）

表12　胶质瘤影像学诊断要点

肿瘤类型		影像学特征表现
低级别胶质瘤	主要指弥漫性星形胶质细胞瘤、少突胶质细胞瘤、少突星形胶质细胞瘤 3 种。特殊类型还包括多形性黄色星形细胞瘤（PXA）、第三脑室脊索瘤样胶质瘤和毛细胞型星形细胞瘤等	弥漫性星形胶质细胞瘤 MRI 信号相对均匀，长 T1，长 T2 和 FLAIR 高信号，多无强化；少突胶质细胞瘤表现同弥漫性星形胶质瘤，常伴钙化。PXA 多见于颞叶，位置表浅，有囊变及壁结节。增强扫描，可见壁结节及邻近脑膜有强化。第三脑室脊索瘤样胶质瘤位于第三脑室内。毛细胞型星形细胞瘤以实性为主，常见于鞍上和小脑半球
间变性胶质瘤（Ⅲ级）	主要包括间变性星形细胞瘤、间变性少突胶质细胞瘤	当 MRI/CT 表现似星形细胞瘤或少突胶质细胞瘤伴强化时，提示间变胶质瘤可能性大
Ⅳ级胶质瘤	胶质母细胞瘤；弥漫性中线胶质瘤	胶质母细胞瘤特征为不规则形周边强化和中央大量坏死，强化外可见水肿。弥漫中线胶质瘤常发生于丘脑、脑干等中线结构，MRI 表现为长 T1 长 T2 信号，增强扫描可有不同程度的强化（图10）
室管膜肿瘤	主要指 Ⅱ级和 Ⅲ级室管膜肿瘤。特殊类型为黏液乳头型室管膜瘤为 Ⅰ级	室管膜肿瘤边界清楚，多位于脑室内，信号混杂，出血、坏死、囊变和钙化可并存，瘤体强化常明显。黏液乳头型室管膜瘤好发于脊髓圆锥和马尾

（2）神经病理学及分子病理学诊断：胶质瘤确诊需要通过肿瘤切除或活检获取标本，进行组织和分子病理学检查，确定病理分级和分子亚型。2016 年，世界卫生组织发布了第 4 版《中枢神经系统肿瘤 WHO 分类（修订版）》，首次整合了肿瘤的组织学特征和分子表型，提出了新的肿瘤分类标准（具体见下文）。这一标准是目前胶质瘤诊

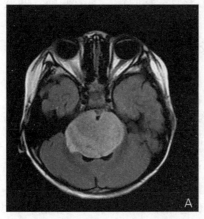
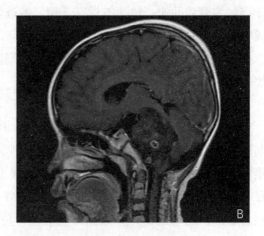

A. 脑干肿胀，失去正常形态　　　　　　　B. 增强扫描可见小环形强化

图 10　脑干弥漫中线胶质瘤

断及分级的重要依据。

目前主要的分子病理标记物，包括异柠檬酸脱氢酶（IDH）突变、染色体 1p/19q 联合缺失状态（co‐deletion）、O6‐甲基鸟嘌呤‐DNA 甲基转移酶（MGMT）启动子区甲基化、α 地中海贫血伴智力低下综合征 X 连锁基因（ATRX）突变、端粒酶逆转录酶（TERT）启动子突变、人组蛋白 H3.3（H3F3A）K27M 突变、BRAF 基因突变、PTPRZ1‐MET 基因融合、miR‐181d、室管膜瘤 RELA 基因融合等。这些分子标志物对胶质瘤的个体化治疗及临床的预后判断具有重要意义。

2. 疾病分型

世界卫生组织（WHO）按照病理表现，将胶质瘤分为 Ⅰ~Ⅳ 级。其中 Ⅰ、Ⅱ 级为低级别胶质瘤，Ⅲ、Ⅳ 级为高级别胶质瘤。

2016 年，世界卫生组织发布了第 4 版《中枢神经系统肿瘤 WHO 分类（修订版）》，提出了新的胶质瘤组织学特征和分子表型分类标准。

（1）星形细胞肿瘤（GBM）：①弥漫性星形细胞瘤，IDH 突变型；②弥漫性星形细胞瘤，IDH 野生型；③弥漫性星形细胞瘤，NOS；④间变性星形细胞瘤，IDH 突变型；⑤间变性星形细胞瘤，IDH 野生型；⑥间变性星形细胞瘤，NOS。

（2）胶质母细胞瘤（GBM）：①胶质母细胞瘤，IDH 野生型（包括巨细胞型 GBM、胶质肉瘤）；②胶质母细胞瘤，IDH 突变型；③胶质母细胞瘤，NOS。

（3）少突胶质细胞瘤：①少突胶质细胞瘤，IDH 突变和 1p/19q 联合缺失型；②少突胶质细胞瘤，NOS；③间变性少突胶质细胞瘤，IDH 突变和 1p/19q 联合缺失型；④间变性少突胶质细胞瘤，NOS；⑤少突星形细胞瘤。

（4）其他星形细胞肿瘤：包括毛细胞型星形细胞瘤、室管膜下巨细胞型星形细胞瘤等。

（5）室管膜肿瘤：包括室管膜下瘤、黏液乳头型室管膜瘤、室管膜瘤、间变性室管膜瘤等。

（6）其他胶质瘤：包括第三脑室脊索样型胶质瘤、血管中心型胶质瘤、星形母细胞瘤等。

3. 证候诊断

中医学认为，"脑为髓海"，故脑瘤为髓海病变。肾主骨生髓，髓上聚而为脑，故肾与脑关系密切。肾精足则脑海充，肾精亏则脑海空。《素问·评热病论》云："邪之所凑，其气必虚。"《医宗必读》云："积之成也，正气不足而后邪气聚之。"故在肾精不足、髓海空虚基础上，痰瘀等邪气聚于脑海，凝结成瘤。反之，脑瘤的生长又可直接侵袭脑海，耗竭脑髓，导致脑海空虚，肾精不足而出现头晕、耳鸣、健忘、少寐、腰膝酸软等症，甚至这些症状在瘤体手术切除后仍会长期存在。

肝为风木之脏，肾阴亏虚，水不涵木，肝阳上亢，化火生风，风火痰瘀互结，痹阻脑络，出现剧烈头痛、头胀、目眩、耳鸣等症。

脾主运化水液，肾主蒸腾气化，脾土赖肾火之温煦得以运化，肾火赖脾土之温润得以生发。脾肾功能异常，则水液的生成、输布、蒸腾、气化作用失常，则水湿聚为痰饮，阻遏气行血运而生瘀血，痰瘀胶着，日久化热成毒，痰热瘀毒聚于脑海亦可成瘤。

综上所述，脑瘤的形成多是由于脏腑功能紊乱，七情内伤，气机失调，清阳不升，浊气不降，气血津液输布失常，痰瘀凝结髓海而成。其病位在脑，与肝、肾、脾关系密切。病机多属本虚标实。本虚主要责之肝肾阴精不足，髓海空虚；或脾虚失运，升降失司。标实则多为肝阳上亢、化火生风及痰热瘀毒。

（1）肾虚髓空证：多见于胶质瘤手术切除及放化疗后者。症见头昏沉、空痛，视物昏花，耳鸣，记忆力减退，腰膝酸软，心烦不寐。舌红或暗，苔薄白，脉沉细或细弦等。

（2）脾虚失运证：多见于平素体质偏弱，放、化疗术后更伤正气，导致邪盛正虚，脏腑功能低下者。症见神疲乏力，脱发，纳呆，脘痞，恶心呕吐，饮食呛咳，吞咽困难。舌淡，苔薄白，脉沉细弱等。

（3）痰瘀凝滞证：此型在胶质瘤患者中较为常见，不同病程分期均可出现，且多与其他证型兼夹致病。症状表现方面，除前述症状外，多伴头痛明显，以刺痛、胀痛为主，部位固定不移，缠绵难愈。舌暗或见瘀斑，脉弦细或涩等。

（4）阳亢热毒证：此型多见于平素急躁易怒或瘤体生长迅速，占位效应明显，未手术切除者。胶质瘤切除术后复发者，亦常见到。症见头痛剧烈，目赤昏花，恶心呕吐，急躁易怒，大便干结，或伴有继发性癫痫。舌红，苔薄黄或黄腻，脉弦滑数等。

（5）瘀阻水停证：此型常见于胶质瘤手术切除后或放疗引起的颅内水肿。症见剧烈头痛，头晕，恶心，呕吐，躁动不安，嗜睡甚至昏迷。眼底检查，可见视乳头水肿。舌暗，苔薄白，脉涩。

四、治疗方案

治疗原则及要点：脑胶质瘤治疗需要神经外科、神经影像科、放疗科、神经肿瘤科、病理科和神经康复科等多学科合作。遵循循证医学原则，采取个体化综合治疗，优化和规范治疗方案，尽可能延长患者的无进展生存期（PFS）和总生存期（OS），提高生存质量。

1. 西医治疗

脑胶质瘤的西医治疗，以手术切除为主，结合放疗、化疗等综合治疗方法。

（1）手术治疗：脑胶质瘤手术治疗原则是最大范围安全切除（maximal safe resection）。其基本目的，包括解除占位征象和缓解颅内高压症状；解除或缓解因脑胶质瘤引发的相关症状，如继发性癫痫等；获得病理组织和分子病理，明确诊断；降低肿瘤负荷，为后续综合治疗提供条件。脑胶质瘤手术治疗方式，主要可分为肿瘤切除术和病理活检术。

①肿瘤切除术：适用于 MRI 提示颅内占位；存在明显的颅内高压及脑疝征象；存在由于肿瘤占位而引起的神经功能障碍；以及有明确癫痫发作史者。肿瘤切除 24 ~ 72 小时后，应复查 MRI。高级别脑胶质瘤以 MRI 增强，低级别脑胶质瘤以 T2/FLAIR 的容积定量分析为标准，并以此影像作为判断后续治疗效果或肿瘤进展的基线。

②病理活检术：适用于肿瘤位于优势半球，广泛浸润性生长或侵及双侧半球；肿瘤位于功能区皮质、白质深部或脑干部位，且无法满意切除；以及需要鉴别病变性质者。

（2）放射治疗：通常是在明确肿瘤病理后，采用 6 ~ 10MV 直线加速器，常规分次、择机进行，立体定向放疗（SRT）不适用于脑胶质瘤的初治。

①高级别脑胶质瘤：术后放疗，可以取得显著的生存获益，且生存时间与放疗开始时间密切相关。术后早期放疗，能有效延长高级别胶质瘤患者的生存期。强烈推荐术后尽早（手术后 2 ~ 6 周）开始放疗，且应与替莫唑胺（TMZ）同步应用。

②低级别脑胶质瘤：术后放疗适应证、最佳时机、放疗剂量等一直存在争议，目前通常根据患者预后风险高低来制定治疗策略。我院江涛、邱晓光团队最新研究，高剂量放疗（54Gy）可整体提高低级别胶质瘤患者的生存；高剂量放疗，可显著提高分子病理定义的星形细胞瘤患者生存，但少突胶质细胞瘤患者并无明显获益研究。高剂量放疗（60Gy）联合替莫唑胺同步和辅助化疗，显著延长 IDH 野生/TERT 突变型较低级别胶质瘤患者的生存时间。

（3）药物治疗：化疗是通过使用化学药物杀灭肿瘤细胞的治疗方法，可提高脑胶质瘤患者的 PFS 及 OS。对于高级别脑胶质瘤，由于其生长及复发迅速，进行积极有效的个体化化疗会更有价值。其他药物治疗手段，还包括分子靶向治疗、生物免疫治疗等。

（4）多学科诊疗模式（MDT）：除上述常规的手术及放化疗治疗外，脑胶质瘤是需要多学科综合治疗的疾病，MDT应贯穿脑胶质瘤规范化诊疗的全过程。脑胶质瘤MDT的目标是整合神经肿瘤相关多学科优势，以患者为中心，提供一站式医疗服务，实现最佳序贯治疗。

2. 中医治疗

（1）辨证治疗：目前胶质瘤的西医治疗在疗效及毒副反应等方面仍存在局限。尽早地介入中医治疗，可以更好地缓解症状、减少复发、改善生存质量及延长生存期。尤其对于肿瘤生长部位险要、弥漫性生长、无法手术者，术后行放化疗毒副反应明显者，以及高龄或体质虚弱、不能耐受手术者，中西医结合治疗尤为适宜。此外，一些高级别胶质瘤术后复发（如GBM）及不适宜二次手术者，也可接受中医治疗。

①肾虚髓空证

治法：滋养肝肾，填精益髓。

方药：六味地黄丸（《小儿药证直诀》）或左归丸（《景岳全书》）加减。生地黄、熟地黄、酒萸肉、牡丹皮、山药、茯苓、泽泻。

加减：如有头晕头痛者，可加白芍、当归、枸杞、菊花清肝养血止痛；疼痛剧烈者，可加生石决明、夏枯草；阴虚火旺明显者，可以知柏地黄丸加减；视力下降、复视者，可加决明子、青葙子、密蒙花等清肝明目；肢体无力、感觉异常者，加桃仁、红花、川芎、僵蚕、地龙等活血通络；开颅切除术后，可加龟甲、肉苁蓉、怀牛膝、鹿角胶等补肾填精。此外，可在辨病与辨证相结合的基础上，加入白花蛇舌草、山慈菇、生牡蛎、海藻、浙贝母、三棱、鸡内金等软坚散结且药理研究证实有抗肿瘤作用的药物。

中成药：六味地黄丸、知柏地黄丸、左归丸等。

②脾虚失运证

治法：健脾助运，降逆和胃。

方药：六君子汤（《医学正传》）加减。党参、白术、茯苓、炙甘草、陈皮、半夏。

加减：如果气虚明显、头晕乏力者，加生黄芪、炒山药；合并血虚者，加当归、白芍。阳虚明显者，可加肉豆蔻、炮附子、干姜等；恶心呕吐、呛咳、吞咽困难者，加木香、砂仁、旋覆花、代赭石等；如有小便不利、肢体浮肿者，可加泽泻、猪苓、车前子等；肢体无力、感觉异常者，加桃仁、红花、川芎、僵蚕、地龙等活血通络；如阳虚动风，出现肢体𥆧动者，可加僵蚕、全蝎、钩藤、蜈蚣等祛风药。此外，还可酌情加用生牡蛎、海藻、浙贝母、三棱、鸡内金等以加强软坚散结之功。术后多见气血两虚，可以八珍汤为基础加减化裁，补益气血，促进术后恢复。

中成药：六君子丸、参苓白术颗粒、人参健脾丸、香砂六君丸等。

③痰瘀凝滞证

治法：化痰软坚，活血消癥。

方药：涤痰汤（《奇效良方》）合通窍活血汤（《医林改错》）加减。南星、半夏、枳实、茯苓、橘红、石菖蒲、人参、竹茹、甘草、赤芍、川芎、桃仁、红枣、红花、老葱、生姜、麝香。

加减：此型在胶质瘤开颅术前的患者中较为常见，症状多伴头痛明显，以刺痛、胀痛为主。除陈皮、半夏、胆南星、石菖蒲、桃仁、红花等常用化痰活血药物外，可加用虫类药如全蝎、蜈蚣、僵蚕、地龙等加强搜剔入络、通络止痛之功；生牡蛎、海藻、浙贝母、三棱、鸡内金等软坚散结之品也应酌情应用。但同时需注意固护脾胃，以防攻伐太过。

中成药：二陈丸、礞石滚痰丸、血府逐瘀口服液等。

④阳亢热毒型

治法：平肝潜阳，解毒散结。

方药：龙胆泻肝汤（《小儿药证直诀》）加减。龙胆草、栀子、黄芩、木通、泽泻、车前子、柴胡、甘草、当归、生地黄。

加减：此型多见于瘤体生长迅速，占位效应明显，尚未手术切除者。除加用浙贝母、玄参、山慈菇、海藻等清热散结之品外，头痛剧烈、目赤昏花者，可加白芍、生石决明、决明子、夏枯草、川楝子等清热平肝。伴有继发性癫痫、阳亢化风者，加全蝎、蜈蚣、地龙、僵蚕等息风通络止痉；肢体偏瘫者，加桃仁、红花、川芎等活血通络。

中成药：龙胆泻肝丸、西黄丸等。

⑤瘀阻水停证

治法：重镇潜阳，活血利水。

方药：通窍活血汤（《医林改错》）合镇肝息风汤（《医学衷中参西录》）加减。赤芍、川芎、桃仁、红枣、红花、老葱、生姜、麝香、怀牛膝、生赭石、生龙骨、生牡蛎、生龟甲、生杭芍、玄参、天冬、川楝子、生麦芽、茵陈、甘草。

加减：胶质瘤导致颅内水肿者，多属此证型。头痛、头晕伴剧烈呕吐者，重用生石决明、生赭石、生牡蛎等重镇潜阳，加用泽泻、泽兰、益母草、车前子、桃仁、牛膝、王不留行等活血利水下行；合并高热、躁动、嗜睡或昏迷者，可酌情加用安宫牛黄丸以清热开窍醒神。

中成药：血府逐瘀口服液、五苓胶囊等。

在中医临证用药时，虽然认识到胶质瘤是由于中枢胶质细胞恶性增殖产生，并影响其产生、生长的因素很多，但正气亏损是发病根本。现代医学表明，人体免疫失衡是胶质瘤发生的重要原因。从某种程度上说，由于正气虚弱所致的脏腑气血功能失调与现代医学所讲的机体自身免疫功能减退不无关系。正虚基础之上，邪气凑而发病，这里的邪气不仅指六淫、七情、饮食劳累，亦包括脏腑功能失调之后所产生的瘀血、痰饮、郁热等病理产物。而瘤体压迫局部脑髓，又可影响脏腑气血功能，使正气更虚；加之手术切除肿瘤及术后放化疗，均属于耗伤气血、峻猛攻邪之法。此时若滥用峻猛攻伐之品，无疑会使正气更虚。在扶正基础上，根据气滞、痰凝、血瘀、热毒等标实的不同，兼加行气、化痰、活血、解毒之品，达到标本兼顾、扶正祛邪的目的。但切记应以补为主，以攻为辅，避免滥用攻伐。

此外，可在辨病与辨证相结合的基础上，加入白花蛇舌草、山慈菇、夏枯草、生牡蛎、海藻、浙贝母、三棱、鸡内金等软坚散结且药理研究证实有抗肿瘤作用的药物；也可酌情运用西黄丸等中成药，取其直通脑窍、解毒散结消癥之作用。

（2）针灸治疗：以头痛、头晕为头部症状为主者，多取风池、百会、悬颅、侠溪、行间等穴。合并恶心呕吐者，可加中脘、内关、足三里、公孙；合并肢体麻木无力者，上肢可取肩髃、曲池、合谷、阳溪，下肢可取髀关、梁丘、足三里、解溪等。亦可根据肿瘤定位，选择头皮针、耳针进行针刺。一般单取患侧；也可先针健侧，再针患侧。采用平补平泻法，每次留针30分钟，每日1次，10次为一疗程。

五、疗效评定标准

脑胶质瘤术24~72小时需复查MRI（平扫+增强），评估肿瘤切除程度；并以此作为脑胶质瘤术后基线影像学资料，用于后续比对。胶质瘤治疗效果的影像学评价参见RANO标准（表13）。

表13　脑胶质瘤治疗效果评估RANO标准

	完全缓解（CR）	部分缓解（PR）	疾病稳定（SD）	疾病进展（PD）
T1增强	无	缩小≥50%	变化为-50%至+25%	增加≥25%
T2/FLAIR	稳定或缩小	稳定或缩小	稳定或减小	增加
新发病变	无	无	无	有
激素使用	无	稳定或减少	稳定或减少	不适用*
临床症状	稳定或改善	稳定或改善	稳定或改善	稳定或改善
需要满足条件	以上全部	以上全部	以上全部	任意一项

＊在出现持续的临床症状恶化时，即为疾病进展，但不能单纯将激素用量增加作为疾病进展的依据。

六、中西医结合时点

1. 首先手术治疗。对于3、4级胶质瘤，考虑结合放、化疗治疗。研究证实，高剂量放疗（60Gy）联合替莫唑胺同步和辅助化疗，可显著延长IDH野生/TERT突变型较低级别胶质瘤患者的生存时间。高剂量放疗（54Gy），可整体提高低级别胶质瘤患者的生存；可显著提高分子病理定义的星形细胞瘤患者生存，但少突胶质细胞瘤患者并无明显获益。

2. 中医药辨证治疗，改善术后虚弱体质；放、化疗过程中使用中医药，可改善症状，减少不良反应，安全渡过放、化疗期，提高放、化疗完成比例。

3. 术后长期中医辨证治疗，防止术后癫痫及肿瘤复发。对于低级别者重在辨证，对于高级别者也需考虑辨病治疗，如选择使用土茯苓、石菖蒲、白花蛇舌草、海藻、三棱、连翘、浙贝母等。

4. 不能手术、不愿手术者，中医辨证治疗可改善症状，延长生存期。

参 考 文 献

［1］周莉，谢坚，杨宝，等.46 例胶质瘤患者手术前后中医核心病机及主要证型分析［J］. 辽宁中医药大学学报，2014，16（7）：82-84.

［2］周莉，樊永平，杨宝，等. 脑胶质瘤的中医辨证及用药分析［J］. 北京中医药，2014，33（10）：723-725.

［3］吴劲松，王引言. 成人幕上低级别胶质瘤的手术治疗指南［J］. 中华神经外科杂志，2016，32（7）：652-658.

［4］中华医学会病理学分会脑神经病理学组.2016WHO 中枢神经系统肿瘤分类（第 4 版修订版）概述及胶质瘤部分介绍［J］. 中华病理学杂志，2016，45（11）：745-747.

［5］王林，王苏，杨涛，等.32 例脑干胶质瘤患者的中医证候及用药分析［J］. 中华中医药杂志，2017，32（11）：4943-4945.

［6］关畅，朴浩哲，张烨. 现代高级别胶质瘤治疗中西医研究进展［J］. 辽宁中医药大学学报，2018，20（2）：221-224.

［7］中华医学会放射肿瘤治疗学分会. 胶质瘤放疗中国专家共识（2017）［J］. 中华放射肿瘤学杂志，2018，27（2）：123-131.

［8］中国医师协会神经外科医师分会脑胶质瘤专业委员会. 胶质瘤多学科诊治（MDT）中国专家共识［J］. 中华神经外科杂志，2018，34（2）：113-118.

［9］国家卫生健康委员会医政医管局. 脑胶质瘤诊疗规范（2018）［J］. 中华神经外科杂志，2019，35（3）：217-239.

［10］朱迎君，赵培源，刘喜红，等，抑瘤方对 C6 脑干胶质瘤大鼠的影响［J］. 中华中医药杂志，2020，35（1）：113-118.

［11］王林，樊永平. 抑瘤方治疗成人弥漫内生型胶质瘤的临床观察［J］. 中华中医药杂志，2020，35（3）：1571-1573.

［12］Wen P Y, Macdonald D R, Reardon D A, et al. Updated response assessment criteria for high – grade gliomas: response assessment in neuro – oncology working group ［J］. J Clin Oncol, 2010, 28 (11): 1963 – 1972.

［13］ Ius T, Isola M, Budai R, et al. Low – grade glioma surgery in eloquent areas: volumetric analysis of extent of resection and its impact on overall survival. A single – institution experience in 190 patients: clinical article ［J］. J Neurosurg, 2012, 117 (6): 1039 – 1052.

［14］ Kreth F W, Thon N, Simon M, et al. Gross total but not incomplete resection of glioblastoma prolongs survival in the era of radiochemotherapy ［J］. Ann Oncol, 2013, 24 (12): 3117 – 3123.

［15］ Sun M Z, Oh T, Ivan M E, et al. Survival impact of time to initiation of chemoradiotherapy after resection of newly diagnosed glioblastoma ［J］. J Neurosurg, 2015 May; 122 (5): 1144 – 1150.

［16］ Jiang T, Mao Y, Ma W, et al. CGCG clinical practice guidelines for the management of adult diffuse gliomas ［J］. Cancer Lett, 2016, 375 (2): 263 – 273.

［17］ Nabors L B, Portnow J, Ammirati M, et al. NCCN Guidelines Insights: Central Nervous System Cancers, Version 1. 2017 ［J］. J Natl Compr Canc Netw, 2017, 15 (11): 1331 – 1345.

［18］ Liu Y, Liu S, Li G, et al. Association of high – dose radiotherapy with improved survival in patients with newly diagnosed low – grade gliomas ［J］. Cancer, 2022, 128 (5): 1085 – 1092.

［19］ Qiu X G, Chen Y D, Bao Z S, et al. Chemoradiotherapy with temozolomide vs. radiotherapy alone in patients with IDH wild – type and TERT promoter mutation WHO grade II/III gliomas: A prospective randomized study ［J］. Radiother Oncol, 2022 (167): 1 – 6.

垂体(腺)瘤的中西医诊疗方案

一、概述

垂体瘤起源于蝶鞍内脑垂体细胞,同时又称垂体腺瘤,是常见的神经内分泌肿瘤之一。人群中的发生率在颅内肿瘤中仅次于胶质瘤和脑膜瘤,占颅内肿瘤的10%左右。垂体瘤的发病率为每年(3.9~7.4)/10万。该病好发于青壮年,男性略多于女性,对患者的生长、发育、生育功能有严重损害,并造成一系列社会、心理影响。垂体瘤主要有以下几个方面的临床表现:①垂体激素分泌过量引起一系列的代谢紊乱和脏器损害;②肿瘤压迫使其他垂体激素低下,引起相应靶腺的功能低下;③肿瘤压迫蝶鞍区结构,导致如视交叉、视神经、海绵窦、脑底动脉、下丘脑等相应神经功能障碍。

中医古代文献虽无垂体瘤病名记载,但根据其临床表现,可归于中医学"头痛""积聚""癥瘕""青盲""闭经""乳泣""痿病""虚劳"等范畴。

二、临床特点

1. 主要症状

(1)局部瘤体压迫

①头痛:早期约2/3的患者出现头痛,主要位于眶后、前额和双颞部,程度轻,间歇性发作,一般因肿瘤造成鞍内压增高所致。当肿瘤突破鞍膈,鞍内压降低,疼痛则可减轻或消失。晚期头痛,可因肿瘤向鞍旁发展,侵及颅底硬膜及血管和压迫三叉神经而引起。

②视力、视野障碍:随着肿瘤长大,有60%~80%的患者可压迫视通路不同部位而致不同视功能障碍,典型者多为双颞侧面偏盲。

③其他神经和脑损害:如肿瘤向上发展压迫垂体柄和下丘脑时,可出现尿崩症和下丘脑功能障碍,累及第三脑室、室间孔、导水管而致颅内压增高;向前方伸展至额叶,可引起精神症状、癫痫、嗅觉障碍。

(2)垂体激素分泌异常

①泌乳激素细胞腺瘤:女性多见,主要表现为闭经、溢乳、不育,重者腋毛脱落、皮肤苍白细腻、皮下脂肪增多等。男性则表现为性欲减退、阳痿、乳腺增生、胡须稀少,重者生殖器官萎缩、精子数目减少、不育等。

②生长激素细胞腺瘤:青春期前多表现为生长过速、巨人症;成人以后表现为肢端肥大,如额头变大、下颌突出、鼻大唇厚、手指变粗、毛发增多等。

③促肾上腺皮质激素细胞腺瘤：临床表现为身体向心性肥胖、满月脸、水牛背等，重者闭经、性欲减退、全身乏力。或并发高血压、糖尿病、血钾减低、骨质脱钙、易骨折等。

④促甲状腺激素细胞腺瘤：少见，由于垂体促甲状腺刺激素分泌过盛，引起甲亢症状。在垂体瘤摘除后，甲亢症状即消失。

⑤促性腺激素细胞腺瘤：非常少见，只有个别报告临床有性功能减退、闭经、不育、精子数目减少等表现。

⑥双激素细胞腺瘤：如生长激素（GH）和泌乳素细胞混合腺瘤，血清 GH 和催乳素（PRL）均增高，出现轻度肢端肥大、月经紊乱、泌乳等症。

2. 辅助检查

（1）内分泌检查：由于多数垂体瘤具有分泌激素的功能，当临床表现不明显、影像学尚不能提示有肿瘤时，垂体瘤激素已经发生改变。一些垂体瘤病例单纯靠内分泌检测即可确诊。例如 ACTH 细胞腺瘤，多数病例从影像学上看不到肿瘤，主要依据内分泌来诊断。

①泌乳激素细胞腺瘤：催乳素＞150μg/L 并排除其他特殊原因引起的高催乳素血症；催乳素＜150μg/L，须结合具体情况谨慎诊断。

②生长激素细胞腺瘤：不建议用单纯随机生长激素水平诊断，应行葡萄糖生长激素抑制试验。如果负荷后血清生长激素谷值＜1.0μg/L，可以排除垂体生长激素腺瘤。同时需要测定血清类胰岛素样生长因子-1（IGF-1）。当患者血清 IGF-1 水平高于与年龄和性别相匹配的正常值范围时，判断为异常。

③库欣病：血皮质醇昼夜节律消失、促肾上腺皮质激素（ACTH）正常或轻度升高、24 小时尿游离皮质醇（UFC）升高。

（2）影像学检查：MRI 检查是诊断垂体瘤最重要的工具，可以清楚肿瘤的大小、形态、位置及其与周围结果的关系，即使是直径 2~3mm 的肿瘤也可以显示。（图11）

1）垂体微腺瘤 MRI 表现：①瘤体直径≤10mm。②垂体腺内局灶性信号异常，多呈稍长 T1 长 T2 信号。③垂体上缘局灶性对称或不对称上凸。④垂体柄移位。⑤鞍底下陷或轻微下陷。⑥Gd-DTPA 动态增强，正常垂体先强化，微腺瘤延迟强化。

2）垂体大腺瘤 MRI 表现：①瘤体直径＞10mm。②鞍内正常垂体信号消失，实体肿瘤为与脑组织等 T1、T2 信号；囊变与坏死区呈长 T1、T2 信号；瘤内出血可见 T1、T2 高信号改变。③肿块向上生长，占鞍上池，可压迫视交叉上抬；向两侧可侵入海绵窦，见海绵窦内的颈内动脉移位、受压或包绕。部分肿瘤在鞍膈平面，可呈"束腰征"。④MRI 图像上的信号特点，是在任何序列均与脑灰质呈等信号。不过，垂体大腺瘤经常在瘤体内部发生出血或囊变，使其 MRI 信号变得不均匀。⑤MRA 可显示肿瘤对 WilliS 环的形态和血流的影响。

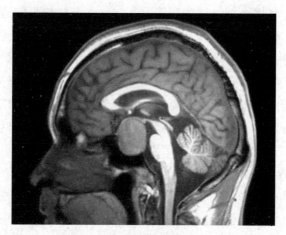

图 11　垂体瘤 MRI 影像学表现

三、诊断

1. 疾病诊断标准

垂体瘤的诊断，主要依据不同类型腺瘤的临床表现、视功能障碍及其他颅神经损害，以及内分泌检查和影像学检查，典型病例不难做出诊断。

2. 疾病分型

（1）根据细胞的分泌功能分类：2017 年 6 月出版的第 4 版《WHO 内分泌肿瘤分类》，将原来根据肿瘤细胞分泌激素的不同对垂体腺瘤进行分类，转变为根据腺垂体细胞谱系对其进行分类。

现将垂体瘤分为以下类型：生长激素细胞腺瘤、泌乳激素细胞腺瘤、促甲状腺激素细胞腺瘤、促肾上腺皮质激素细胞腺瘤、促性腺激素细胞腺瘤、零细胞腺瘤、双激素细胞腺瘤、多激素细胞腺瘤。

（2）根据肿瘤大小分类：微腺瘤，直径< 1.0cm，限于鞍内生长；大腺瘤，直径> 1.0cm，突破鞍膈；巨大腺瘤，直径> 3.0cm。

（3）按 Trouillas 临床病理分类：非侵袭性垂体腺瘤、侵袭性垂体腺瘤、垂体癌。

3. 证候诊断

中医古籍对于"垂体瘤"无明确记载，现代中医学家在研究古代文献基础上，结合垂体瘤的发病、症状特点，多认为同其他类型脑瘤一样。垂体瘤为有形之邪，病位在脑，其发生和演变多由痰瘀凝结而成，而痰瘀凝结成瘤又与机体阴阳失调、脏腑气机失和及津血运行异常有关。因此，痰瘀水停、正气亏虚、肝风内动为其病理关键。关于病因，多归属内、外两种因素。

（1）在外多为：①寒湿邪毒上犯于脑，日久阻滞气机，致痰生瘀成瘤；②邪毒内侵，肝郁化火，肝火上炎，夹气血上逆，成为瘀毒。

（2）在内则为：①先天禀赋不足，或后天脾胃失调，肝血亏虚，肾精不足，致气血亏虚，血行不畅，气虚血结，结为癥瘕；②饮食不节，脾失健运，痰湿内生，阻滞经络，致痰瘀互结，瘀积成瘤；③七情失调、先天不足、年迈体虚致机体的气血阴阳失衡，导致清阳不升，浊阴不降，气血郁结于脑内，血行受阻，日久化毒成瘤。所以，脑瘤病机可概括为气滞、血瘀、痰凝、肝风为标，肝肾亏虚、脾虚失运为本。

各个类型垂体瘤的临床表现纷繁复杂，主要包含肿瘤压迫周围脑组织所造成的占位效应，以及激素分泌异常引起内分泌紊乱的两个症候群。临证时，可根据症候群的不同灵活辨证。

（3）肿瘤占位效应的相关证型

①肝肾亏虚，痰瘀凝滞证：头痛以隐痛、空痛或刺痛为主。视物昏花，偏盲，眼肌麻痹；伴头晕，耳鸣，记忆力减退，腰膝酸软，手足心热，失眠。舌红或有瘀点瘀斑，少苔或薄黄苔，脉沉细或滑。

②脾虚失运，痰瘀凝滞证：头痛以隐痛或刺痛为主，劳累后加重；或视力下降、偏盲；伴神疲乏力，脘痞，纳呆，恶心。舌淡暗或有瘀点瘀斑、齿痕，苔薄白或腻，脉沉细或涩。

③阳亢化风，痰瘀上攻证：剧烈头痛，视物旋转，恶心呕吐；或突发癫痫，肢体抽搐，躁动不安，嗜睡甚至昏迷；伴面红目赤，急躁易怒，口干，口苦，大便干结。舌红，苔薄黄或黄腻，脉弦滑数。

④肝郁气结，痰瘀凝滞证：头胀痛，以两颞为主；恶心，视物昏花，情绪低落，思虑多，善太息，胸胁胀满，不欲饮食，口苦，咽干，眠差易醒。舌淡暗，苔薄白，脉弦或涩。多见于因垂体瘤所致内分泌失调而影响生长、发育、生育功能，进而造成一系列社会心理问题。

（4）激素分泌异常的相关证型

①肾阳亏虚，血瘀痰凝证：月经失调，甚则闭经、溢乳、不育；重者腋毛脱落，皮肤苍白，皮下脂肪增多。伴头痛，乏力，腰膝酸软，易困倦、嗜睡，性功能减退。舌淡暗，脉沉细或涩。男性多表现为胡须稀少，性欲减退，阳痿，精子数目减少、活动度差，乳腺增生等症。

②脾肾阳虚，水饮内停证：身体向心性肥胖，满月脸，水牛背；严重者闭经，性欲减退，乏力嗜卧，骨质疏松，容易骨折等。伴身体浮肿，形寒肢冷，面色㿠白，言语声低，纳呆，腰膝酸软，小便不利或频数，下利清谷。舌淡胖或边有齿痕，舌苔白滑，脉沉细无力。

③肝郁脾虚，冲任失调证：头痛，月经失调，闭经或不规则出血，白带增多，溢乳，不育；胸胁胀满，口苦咽干，小腹时痛，面色萎黄，情绪低落，食欲不振，心悸多梦。舌质暗或有瘀斑，苔薄白，脉弦或涩。

④血虚肝热，瘀阻经络证：头胀痛，视物昏花，偏盲；性情急躁，失眠多梦，口苦，心悸，多汗，食欲亢进，肢体颤抖、抽搐。女性可有月经失调，闭经不育；男性

可表现为有阳痿或乳房发育等。舌红或有瘀点瘀斑，少苔或薄黄，脉弦细或滑数。

四、治疗方案

1. 西医治疗

治疗原则及目标：①减轻或消除肿瘤占位病变的影响；②纠正肿瘤分泌过多激素；③尽可能保留垂体功能；④防止肿瘤对邻近结构的损毁；⑤激素替代治疗。

治疗手段：主要包括手术、药物及放射治疗三种。各种治疗方法各有利弊，应该根据患者垂体瘤的大小、激素分泌、并发症、共患疾病，以及患者的年龄、是否有生育要求、经济情况等，制订个体化的治疗方案。

（1）手术治疗：垂体腺瘤手术的治疗目的，包括切除肿瘤以缓解视力下降等周围结构长期受压所产生的临床症状、纠正内分泌功能紊乱、保留正常垂体功能、明确肿瘤组织学。常见的手术方式，有经鼻蝶入路手术、开颅切除手术、联合入路手术。

1）经鼻蝶入路手术适应证：①存在症状的垂体腺瘤卒中。②垂体腺瘤的占位效应所引起的压迫症状。③难以耐受药物不良反应或对药物治疗产生抵抗的催乳素腺瘤及其他高分泌功能的垂体腺瘤（主要为 ACTH 瘤、CH 瘤）。④垂体部分切除和（或）病变活体组织检查术。⑤经鼻蝶手术的选择还需考虑到以下几个因素，即瘤体的高度、病变形状、瘤体的质地与血供情况、鞍膈面是否光滑完整、颅内及海绵窦侵袭的范围大小、鼻窦发育与鼻腔病理情况、患者全身状况及手术意愿。

2）开颅垂体腺瘤切除手术：适用于不能行经蝶窦入路手术者；鼻腔感染患者。

3）联合入路手术：适用于肿瘤主体位于鞍内、鞍上、鞍旁，呈"哑铃"形者。

（2）放射治疗：适用于手术不彻底或可能复发，以及年老体弱不适宜手术的垂体瘤患者。

①超高压照射（钴-60、直线加速器）：对于手术未全切肿瘤，术后辅以放射治疗，可以减少肿瘤的复发率。单纯的放射治疗主要针对那些不能手术治疗的患者。

②伽马刀及 X 线刀治疗：可单独也可作为辅助手段来治疗垂体腺瘤。其安全性高，疗效可靠。应用的先决条件是视器相对远离肿瘤边缘，同时还适用于术后残存的肿瘤及复发肿瘤。

（3）药物治疗：治疗目的是减少激素分泌或拮抗激素作用而控制临床症状，但均不能消除肿瘤，且停药后可能症状反弹，常用于手术前准备、减少手术治疗的危险性。

①溴隐亭：可兴奋下丘脑分泌催乳素释放抑制因子，阻止 PRL 的释放；或刺激多巴胺受体，有效抑制 PRL 的分泌，并能部分抑制 GH 的分泌。但停药易复发，故单纯使用溴隐亭治疗 IPA 的疗效不理想，可作为术后辅助治疗的手段。

②奥曲肽：通过抑制 GH 的分泌和合成，能使 2/3 的肢端肥大症患者的 GH 水平降至正常。

③赛庚啶：刺激 CRH 释放，使 ACTH 水平降低，适用于库欣病的治疗。缺点是停药后症状复发，故适合重症患者的术前准备及术后皮质醇仍高者。

2. 中医治疗

（1）辨证治疗

1）局部瘤体压迫所致占位效应的相关辨证治疗

①肝肾亏虚，痰瘀凝滞证

治法：滋养肝肾，化瘀通络。

方药：六味地黄丸（《小儿药证直诀》）合通窍活血汤（《医林改错》）加减。生地黄、熟地黄、酒萸肉、牡丹皮、山药、茯苓、泽泻、赤芍、川芎、桃仁、红枣、红花、老葱、生姜、麝香。

加减：阴虚较甚、虚火上炎者，加知母、黄柏、天冬，或以大补阴丸化裁；合并视物不清、复视者，加菊花、决明子、青葙子、密蒙花等清肝明目；头痛者，加白芍、当归、菊花清肝养血，疼痛剧烈可加夏枯草、生牡蛎、生石决明；面部麻木、肢体无力者，加桃仁、红花、川芎、僵蚕、地龙等活血通络，再加生牡蛎、浙贝母、鸡内金、山慈菇等软坚散结抗瘤；若开颅术后肾虚精亏者，可加用龟甲、肉苁蓉、怀牛膝、鹿角胶之品补肾填精，促进恢复。

中成药：六味地黄丸、左归丸、血府逐瘀口服液等。

②脾虚失运，痰瘀凝滞证

治法：健脾益气，活血化痰。

方药：六君子汤（《医学正传》）合通窍活血汤（《医林改错》）加减。党参、白术、茯苓、炙甘草、陈皮、半夏、赤芍、川芎、桃仁、红枣、红花、老葱、生姜、麝香。

加减：纳呆、脘闷、恶心欲吐者，加木香、砂仁、旋覆花、代赭石理气降逆和胃；肢体麻木无力者，加桃仁、红花、川芎、地龙等活血通络；气虚乏力明显者，可加生黄芪、炒山药；后期出现头痛头晕加剧者，可加僵蚕、全蝎、钩藤、蜈蚣等通络祛风，生牡蛎、海藻、浙贝母、三棱、鸡内金等软坚散结抗瘤之品亦可酌情应用；术后气血两虚者，可以补中益气汤、八珍汤、归脾汤等为基础加减化裁，补益气血。

中成药：六君子丸、参苓白术丸颗粒、人参健脾丸、血府逐瘀口服液等。

③阳亢化风，痰瘀上攻证

治法：平肝息风，化痰散瘀。

方药：镇肝息风汤（《医学衷中参西录》）加减。怀牛膝、生赭石、生龙骨、生牡蛎、生龟甲、生杭芍、玄参、天冬、川楝子、生麦芽、茵陈、甘草。

加减：垂体瘤后期体积增大、占位效应明显者多见此型，治疗以镇肝息风汤为基础平肝潜阳息风，加浙贝母、山慈菇、海藻等软坚散结之品；头痛剧烈、目赤者，可加生石决明、决明子、夏枯草等清热平肝；伴癫痫者，加菖蒲、橘红、全蝎、蜈蚣、地龙、僵蚕等化痰通络止痉。

中成药：西黄丸、血府逐瘀口服液等。

④肝郁气结，痰瘀凝滞证

治法：疏肝解郁，活血化痰。

方药：柴胡疏肝散（《证治准绳》）合血府逐瘀汤（《医林改错》）加减。陈皮、柴胡、川芎、香附、枳壳、甘草、桃仁、红花、当归、生地黄、牛膝、桔梗、赤芍。

加减：肝气犯脾所致纳呆、脘闷、恶心欲吐者，加木香、佛手、旋覆花、代赭石理气降逆和胃；肢体麻木无力者，加地龙等活血通络；头痛头晕者，可加僵蚕、全蝎、钩藤、蜈蚣等通络祛风，配伍生牡蛎、海藻、浙贝母、三棱、鸡内金等软坚散结之品；术后属肝郁脾虚、血虚者，可用逍遥丸、归脾汤等加减，疏肝健脾，补益气血。

中成药：舒肝丸、小柴胡片、逍遥丸、血府逐瘀口服液等。

2）激素分泌异常所致内分泌紊乱的相关辨证治疗

①肾阳亏虚，血瘀痰凝证

治法：温肾填精，化痰通络。

方药：右归饮（《景岳全书》）合桂枝茯苓丸（《金匮要略》）加减。熟地黄、炒山药、山茱萸、枸杞、甘草、杜仲、肉桂、制附子、桂枝、茯苓、牡丹皮、赤芍、桃仁。

选方用药以右归饮温肾填精，桂枝茯苓丸活血利水、化痰通络为基础。

加减：月经失调、闭经者，加桃仁、红花、益母草、泽兰活血调经；女性不孕者，可合用温胞饮温肾助阳，填精助孕；若寒客胞中致宫寒不孕者，亦可选用艾附暖宫丸；男性阳痿、性欲减退、精子量少、活动度差者，可加巴戟天、淫羊藿、仙茅、补骨脂、阳起石等，增强温补肾阳、填精之功。

中成药：金匮肾气丸、右归丸、桂枝茯苓丸、艾附暖宫丸等。

②脾肾阳虚，水饮内停证

治法：补肾健脾，温阳利水。

方药：右归饮（《景岳全书》）合真武汤（《伤寒论》）、实脾饮（《证治准绳》）加减。熟地黄、山茱萸、山药、生杜仲、枸杞、附子、肉桂、干姜、草果仁、白术、茯苓、炙甘草、生姜、大枣、大腹皮、木瓜、泽泻、车前子。

选方以右归饮温补肾阳，真武汤温肾利水，实脾饮温阳健脾利水。脾阳虚衰证与肾阳虚衰证往往同时出现，而表现为脾肾阳虚，水湿泛滥。因此，健脾与温肾两法常同时并进，但需区别脾肾虚的轻重主次，施治当有所侧重。

加减：若症见身倦气短，气虚甚者，可加生黄芪、人参以健脾益气。

中成药：金匮肾气丸、右归丸、五苓胶囊等。

③肝郁脾虚，冲任失调证

治法：疏肝理脾，调理冲任。

方药：逍遥散（《太平惠民和剂局方》）合当归芍药散（《金匮要略》）加减。柴胡、当归、茯苓、白术、白芍、泽泻、川芎、甘草、生姜、薄荷。

加减：若兼见头晕、耳鸣、腰酸乏力等症者，加熟地黄、菟丝子、桑寄生等补益肝肾；若肝气犯脾，肝郁脾虚，引起女性不孕者，可以调经种玉汤疏肝理脾、调经助孕。

中成药：逍遥丸、舒肝丸、当归芍药颗粒等。

④血虚肝热，瘀阻经络证

治法：养血柔肝，活血通经，兼清郁热。

方药：丹栀逍遥散（《内科摘要》）合桃红四物汤（《医垒元戎》）或少腹逐瘀汤（《医林改错》）加减。当归、白芍、茯苓、白术、柴胡、丹皮、山栀、炙甘草、熟地黄、川芎、桃仁、红花。

加减：若血瘀日久化热，症见心烦失眠、小腹灼痛、月经量多者，治宜清热解毒、活血化瘀，方用血府逐瘀汤加红藤、败酱草、薏苡仁、金银花等；若血虚日久导致女性不孕，伴头晕眼花、心悸少寐者，治宜养血活血调经，方用调经种玉汤。

中成药：丹栀逍遥丸、四物颗粒、桂枝茯苓胶囊、益母草颗粒等。

中医学认为，正气亏虚、脏腑功能失调是脑瘤发生的先决条件。而脑瘤一旦形成，痰瘀互结、邪毒积聚又成为主要病理表现，故补虚扶正与祛邪消癥并举是为中医治疗脑瘤的基本原则。临证用药时，应注意二者的主次轻重，当与疾病分期及病证相结合。具体到垂体瘤的治疗来说，补虚扶正乃偏重于调节患者激素水平、纠正内分泌紊乱之策，而祛邪消癥为缓解肿瘤压迫脑组织所致占位效应之举，两法随其内分泌紊乱与占位效应之主次，予以灵活侧重应用。

上海中医药大学附属岳阳中西医结合医院张秋娟等认为，PRL 型垂体瘤的病因病机以肾精亏虚、脑髓失养为本，痰瘀互结、邪毒积聚为标，创立"垂宁方"以治疗该病。其组方为生黄芪、淫羊藿、仙茅、巴戟天、熟地黄、姜半夏、天南星、三棱、莪术、海藻、昆布、石见穿、牡蛎。

此外，垂体瘤常给患者带来一定的社会心理压力，患者经常表现出悲观、失望、焦虑、抑郁等精神症状，故情志疏导对本病的治疗尤为关键。临证时，除加用柴胡、香附等疏肝调畅情志之品外，还应鼓励患者树立战胜疾病的信心，解除其精神负担，指导患者在日常生活工作中培养心胸开阔、积极乐观的性格，保持良好的精神状态。

（2）针灸治疗：以头痛、头晕为主者，多取风池、百会、悬颅、侠溪、行间等穴。合并恶心呕吐者，可加中脘、内关、足三里、公孙；合并肢体麻木无力者，上肢可取肩髃、曲池、合谷、阳溪，下肢可取髀关、梁丘、足三里、解溪等。因激素分泌异常所致内分泌紊乱者，可根据相关功能失调所属脏腑循经取穴。一般单取患侧；也可先针健侧，再针患侧。采用平补平泻法，每次留针 30 分钟，每日 1 次，10 次为一疗程。

五、疗效评定标准

1. 手术疗效评估

（1）生长激素腺瘤：随机生长激素水平 $< 1\mu g/L$，胰岛素样生长因子-1（IGF－1）水平降至与性别、年龄相匹配的正常范围为治愈标准。

（2）泌乳激素腺瘤：在没有用多巴胺受体激动剂等治疗情况下，女性 PRL ＜ 20μg/L，男性 PRL ＜ 15μg/L。术后第 1 天 PRL ＜ 10μg/L，提示预后良好。

（3）促肾上腺皮质激素腺瘤：术后 2 天内血皮质醇＜ 20μg/L，24 小时尿游离皮质醇和促肾上腺皮质激素（ACTH）水平在正常范围或低于正常水平（UFC）。术后 3 ~ 6 个月内血皮质醇、24 小时尿游离皮质醇和 ACTH 在正常范围或低于正常水平，临床症状消失或缓解。

（4）促甲状腺激素腺瘤：术后 2 天内促甲状腺激素（TSH）、游离 T3 和游离 T4 水平降至正常。

（5）促性腺激素腺瘤：术后 2 天内促卵泡激素（FSH）和促黄体生成素（LH）水平降至正常。

（6）无功能腺瘤：术后 3 ~ 6 个月的 MRI 检查，无肿瘤残留。

2. 随访与复发

对于功能性腺瘤，将术后 6 个月作为判断疗效及复发的时间界限，术后激素水平恢复正常持续 6 个月以上为治愈基线；术后 3 ~ 4 个月进行首次 MRI 检查，之后根据激素水平和病情需要，3 ~ 6 个月复查。当达到治愈标准时，MR 检查可每年复查 1 次。如术后内分泌功能恢复到正常，6 个月后又增高者，认为复发。

六、中西医结合时点

1. 垂体瘤首先考虑是否适合内科药物治疗，如泌乳素型用溴隐亭治疗即可。对于部分微腺瘤，泌乳素水平偏高，可以考虑中医辨证治疗，或者中西医结合治疗。

2. 对于部分垂体瘤，占位效应明显，必须手术治疗。手术后适宜中医辨证治疗。

参 考 文 献

［1］马玉超，肖建平．垂体瘤的立体定向放射治疗进展［J］.中国神经肿瘤杂志，2013，11（4）：242－247．

［2］施扬，张秋娟．垂体腺瘤中医证型规范化研究［J］.北京中医药，2014，33（11）：836－838．

［3］高阳，郝斌，李德亨，等．垂体瘤外科诊疗进展［J］.中华神经外科疾病研究杂志，2017，16（5）：478－480．

［4］马金芳，童南伟．2018 年欧洲内分泌学会《侵袭性垂体瘤和垂体癌诊治指南》解读［J］.重庆医科大学学报，2019，44（12）：1535－1536．

［5］祖拉叶提·玉素甫，祖力胡马尔·玉素甫，张秋娟．242 例垂体泌乳素腺瘤中医证候分布的临床研究［J］.世界中西医结合杂志，2020，15（9）：1708－1712．

［6］Ntali G，Wass J A. Epidemiology，clinical presentation and diagnosis of non－functioning pituitary adenomas ［J］. Pituitary，2018，21（2）：111－118.

［7］ Raverot G，Burman P，McCormack A，et al. European Society of Endocrinology Clini-cal Practice Guidelines for the management of aggressive pituitary tumours and carcinomas ［J］. Eur J Endocrinol，2018，178（1）：G1－G24.

［8］ Nishioka H，Inoshita N. New WHO classification of pituitary adenomas（4th edition）：assessment of pituitary transcription factors and the prognostic histological factors ［J］. Brain Tumor Pathol，2018，35（2）：57－61.

［9］ Daly AF，Beckers A. The Epidemiology of Pituitary Adenomas ［J］. Endocrinol Metab Clin North Am，2020，49（3）：347－355.

［10］ Hayhurst C，Taylor P N，Lansdown AJ et al. Current perspectives on recurrent pituitary adenoma：The role and timing of surgery vs adjuvant treatment ［J］. Clin Endocrinol （Oxf），2020，92（2）：89－97.

［11］ 施扬，汪涛，康继辉，等. 垂宁方治疗泌乳素型垂体瘤临床疗效观察 ［J］. 北京中医药，2015，34（10）：775－777.

脑膜瘤的中西医诊疗方案

一、概述

脑膜瘤是一种起源于蛛网膜帽状细胞的脑肿瘤，绝大多数都有一宽基底与硬膜紧密相连，是常见的非神经上皮来源的颅脑肿瘤，占所有中枢神经系统肿瘤的20%左右。脑膜瘤常见于20~40岁的成年人，发病率随年龄增加而增加，女性比男性多发，比例（2~3）：1。脑膜瘤好发于大脑半球凸面、颅底和鞍旁区域等部位，大多数为良性，仅约3%为恶性脑膜瘤。

古代中医文献并无"脑膜瘤"这一病名，根据其头痛、呕吐、复视、癫痫等临床表现，可归属于"头痛""呕吐""目盲""癫痫"等范畴，也可归属于"癥瘕"范畴。

二、临床特点

1. 主要症状

脑膜瘤通常生长缓慢，早期患者往往无明显症状，常在体检中偶然发现。当瘤体增大而压迫周围脑组织时，才引起相应的症状和体征。有报告认为，脑膜瘤出现早期症状平均2.5年，少数患者可达到6年。像其他中枢神经系统肿瘤一样，脑膜瘤的症状主要取决于肿瘤的位置，患者往往以头痛和癫痫为首发症状。

（1）局灶性神经功能缺损

①头痛和癫痫：这是大脑半球凸面脑膜瘤的首要表现；运动皮层等功能区的脑膜瘤刺激周围神经细胞，导致全身性和部分性癫痫发作。

②颅神经功能障碍：表现为复视、面部麻木、饮食呛咳、吞咽困难，这也是颅底脑膜瘤的典型表现；瘤体压迫听神经、嗅神经，还可引起听力下降、嗅觉丧失。

③渐进性下肢痉挛性无力和尿失禁：可能是由肿瘤压迫运动皮层引起。

④运动、感觉异常及失语症：可能由运动区、感觉皮层区或语言功能区的脑膜瘤引起。

⑤人格和意识水平的改变：额部或室旁脑膜瘤导致，最初可误诊为痴呆或抑郁症。

（2）颅内压增高引起的症状

①头痛：任何部位的脑膜瘤都可能引起头痛，这是由于肿瘤增大后压迫或侵蚀周围脑组织引起。

②恶心、呕吐等颅内压升高的表现：随着肿瘤体积的增大，最终导致颅内压升高。

由于脑膜瘤一般生长缓慢，出现颅内压增高的概率比胶质瘤要低。

③复视或瞳孔大小不等：颅内压增高后压迫动眼神经、滑车神经，影响眼球运动及瞳孔调节。

2. 辅助检查

（1）CT 检查：简便、快捷、普及，是初筛脑膜瘤的首选方法。

（2）MRI 检查：对于脑膜瘤形态学的变化，MRI 优于 CT，能更清楚地显示肿瘤与脑膜的关系，以及与脑组织间的界面及神经血管的包绕情况。MRI 无骨伪影，所以观察肿瘤的基底部比 CT 优越。

脑膜瘤典型的 MRI 表现：①T1WI 与质子加权像呈等信号或略低信号；②在 T2WI 上，半数为等信号，半数为稍高信号；③脑回扣压征，即肿瘤压迫脑组织，脑回受压向内移位，但保持皮质、白质的结构完整性，此为脑膜瘤的重要诊断依据；④囊变及坏死区呈长 T1 长 T2 异常信号；⑤瘤体广基底与颅内板、大脑镰、小脑幕相连，受侵颅骨可见增厚、变薄或破坏，在 T2WI 上表现为高信号；⑥脑膜瘤增强扫描后，可见瘤体均匀高度增强，合并有脑膜增强，呈线状，谓之"硬膜尾征"，此为脑膜瘤的特征影像（图 12）。

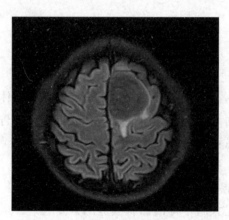

图 12　左侧额部窦旁脑膜瘤

三、诊断

1. 疾病诊断要点

（1）好发于大脑凸面、矢状窦旁、蝶骨嵴。

（2）定位于脑外非常重要，主要依据是以宽基底与硬膜相连，周围见脑脊液环绕，皮质塌陷。

（3）病灶密度均匀，一般在 CT 图像上呈稍高密度，出血、坏死少见，钙化常见，周围骨质常见增生性改变；MR 平扫信号均匀，T1WI 呈等或稍低信号，T2WI 呈等信号，增强后明显均匀强化，可见"脑膜尾征"。

2. 疾病分型

（1）根据脑膜瘤的临床病理特点分类

①良性脑膜瘤（WHO Ⅰ级）：占所有脑膜瘤的65%~80%，生存期最长，瘤体生长缓慢，侵袭性低，复发率低，组织分化良好，多能通过手术完全切除，预后良好。

②非典型脑膜瘤（WHO Ⅱ级）：占所有脑膜瘤的20%~35%，侵袭性和复发率介于良、恶性脑膜瘤之间，5年复发率约为40%。

③间变型或恶性脑膜瘤（WHO Ⅲ级）：占所有脑膜瘤的比例<3%，生存期最短，5年复发率可达80%。

通常将非典型和间变型或恶性脑膜瘤，称为"高级别脑膜瘤"。与良性脑膜瘤相比，高级别脑膜瘤的突出特点是局部侵袭性高、复发率高、对化疗不敏感。放疗能延缓肿瘤复发，目前靶向药物对其治疗的有效率也比较低。

（2）根据脑膜瘤的组织学类型分类：可分为纤维型脑膜瘤、内皮型脑膜瘤、沙粒样脑膜瘤、血管型脑膜瘤、透明细胞脑膜瘤、脊索细胞脑膜瘤、杆状细胞脑膜瘤、乳头状脑膜瘤、间变型脑膜瘤等。

3. 证候诊断

脑膜瘤的中医发病因素，分为"正虚""邪实"两方面。正虚，即精血不荣于脑。"脑为髓海"，依赖肝肾精血、脾胃运化水谷精微、心肺输布气血而濡养。若肾精亏耗，髓海空虚；或肾阴不足，水不涵木，风阳上扰；或脾虚失运，清阳不升，气血亏虚；或肝郁化火，上扰清窍，皆可致髓海失养，化生脑瘤。邪实，即痰瘀上聚于脑。脏腑气机失调，血行滞涩；或久病入络，邪热亢盛，引动肝风；或痰湿中阻，清阳不升，浊阴不降，以致气滞、血瘀、痰饮等上聚脑络，结而成瘤。

综上所述，脑膜瘤的形成是由于多种因素导致脏腑功能紊乱，正气亏虚，痰瘀凝结髓海而成。其病位在脑，与肝、肾、脾关系密切。病机特点多属本虚标实。"本虚"多责之脾肾两脏；"标实"则以痰瘀为主，或兼夹肝阳、肝风之邪。

（1）脾虚失运，痰瘀凝滞证：头痛以刺痛、胀痛为主，部位固定，劳累后加重；伴神疲乏力，脘痞，纳呆，恶心。舌淡暗，或有瘀点瘀斑，苔薄白或腻，脉沉细或涩。上述症状多见于脑膜瘤早期，症状不明显者。随着瘤体逐渐增大，后期可出现头痛加剧、恶心、吞咽困难、面部麻木、手足抽搐、震颤、偏瘫等症。

（2）肾气亏虚，痰瘀阻络证：头痛以空痛或刺痛为主，视物昏花、复视，眼肌麻痹；伴头晕，耳鸣，记忆力减退，腰膝酸软，手足心热，失眠。舌红，或有瘀点瘀斑，少苔或薄黄苔，脉沉细或滑。后期可出现头痛逐渐加重、胀痛，口干口苦，恶心呕吐，肢体抽搐等阴虚阳亢化风之征象。

（3）阳亢化风，痰瘀上攻证：剧烈头痛，视物旋转，恶心呕吐；或以突发癫痫，肢体抽搐，躁动不安，嗜睡甚至昏迷。伴面红目赤，急躁易怒，口干，口苦，大便干结。舌红，苔薄黄或黄腻，脉弦滑数。多见于脑膜瘤后期生长迅速、占位效应明显，颅内压升高者。

（4）气血两虚证：多见于脑膜瘤手术切除后，耗伤气血。症见神疲乏力，少气懒言，头痛有昏沉感，纳呆，面色苍白，失眠多梦，肢体麻木、震颤。舌淡暗，苔薄白，脉沉细。

四、治疗方案

1. 西医治疗

治疗原则及要点：脑膜瘤治疗，需要神经外科、神经影像科、放疗科、神经肿瘤科、病理科和神经康复科等多学科合作，遵循循证医学原则，采取个体化综合治疗。优化和规范治疗方案，尽可能延长患者的无进展生存期（PFS）和总生存期（OS），提高生存质量。

多数脑膜瘤属良性肿瘤，如果瘤体很小（< 2cm）且无症状，可暂时先密切观察，大多数脑膜瘤症状轻微，通常不用立刻治疗。如果肿瘤进行性增大或出现临床症状，则需要治疗干预，一般选择手术为主、放射治疗为辅的治疗方案，同时需要多学科协同合作。但是否需要治疗及如何选择合理的治疗方案，需要综合性评估多方面因素。

（1）手术治疗：是脑膜瘤的标准治疗方案，绝大多数脑膜瘤患者仅靠手术切除即可治愈（表14）。当检查提示脑膜瘤周围有水肿、肿瘤占位导致的头痛、神经压迫症状明显时，应建议患者手术切除肿瘤，以消除或减轻症状。手术目的主要是完全切除肿瘤，包括受肿瘤侵犯的硬膜和颅骨。理论上来说，肿瘤切除得越彻底，复发机会越少。

表 14　脑膜瘤手术的辛普森分级

	手术分级	手术方式
根治性手术	Ⅰ级切除	完全切除，包括硬膜和骨
	Ⅱ级切除	完全切除 + 硬膜附着骨凝固
非根治性手术	Ⅲ级切除	完全切除，但未切除硬膜或骨
	Ⅳ级切除	不完全切除，宏观镜下可见肿瘤残留
	Ⅴ级切除	仅活检

良性脑膜瘤通常可以通过手术完全切除，且很少发展为恶性。如果肿瘤位于硬膜表面且易触及，则可获得永久性治疗，术后不需要其他治疗，定期复查即可。若肿瘤包裹重要神经和血管，或者与重要功能皮层粘连紧密，为了保护神经功能，手术只能在安全的前提下尽可能地切除肿瘤组织，然后通过辅助性放疗来控制肿瘤组织的发展。

（2）放射治疗：适用于重要功能区的颅底脑膜瘤；年老体弱不适合外科手术切除的患者；恶性脑膜瘤切除后、未能全切的脑膜瘤，以及术后复发再手术困难者。直径小于 3.0cm 的脑膜瘤也可用伽马刀治疗。

根据肿瘤的分级和手术的切除程度，以下情况需采取术后辅助放疗：①WHO Ⅰ级脑膜瘤，在肿瘤不完全切除后常考虑放疗；②WHO Ⅱ级脑膜瘤，在肿瘤不完全切除后应进行放疗，全切除后是否进行放疗尚无标准；③WHO Ⅲ级脑膜瘤，不论切除程度如何，均需要术后常规放疗。

2. 中医治疗

（1）辨证治疗：脑膜瘤大多为良性，生长缓慢，预后较好。对于肿瘤生长部位险要、手术风险高者，术后身体虚弱或放化疗毒副反应明显者，以及高龄或体质虚弱、不能耐受手术者，或者少数恶性胶质瘤、术后复发者，应采用中西医结合的综合诊疗方案，更好地缓解症状，提高生存质量。

①脾虚失运，痰瘀凝滞证

治法：健脾益气，活血化痰。

方药：六君子汤（《医学正传》）合通窍活血汤（《医林改错》）加减。党参、白术、茯苓、炙甘草、陈皮、半夏、赤芍、川芎、桃仁、红枣、红花、老葱、生姜、麝香。

加减：如果气虚明显者，加生黄芪、炒山药；合并血虚者，加当归、白芍；合并脘闷、恶心欲吐者，加木香、砂仁、旋覆花、代赭石等；肢体麻木无力者，加地龙等活血通络；随着瘤体逐渐增大，出现头痛加剧，合并癫痫者，可加僵蚕、全蝎、钩藤、蜈蚣等祛风止痉，以及生牡蛎、海藻、浙贝母、三棱、鸡内金等加强软坚散结之功。术后多见气血两虚，可以补中益气汤、八珍汤等为基础加减化裁，补益气血，促进术后恢复。

中成药：六君子丸、参苓白术丸（颗粒）、血府逐瘀口服液。

②肾气亏虚，痰瘀阻络证

治法：滋养肝肾，化痰通络。

方药：六味地黄丸（《小儿药证直诀》）合通窍活血汤（《医林改错》）加减。生地黄、熟地黄、酒萸肉、牡丹皮、山药、茯苓、泽泻、赤芍、川芎、桃仁、红枣、红花、老葱、生姜、麝香。

加减：合并头痛、眩晕者，加白芍、当归、枸杞、菊花清肝养血；疼痛剧烈者，可加生石决明、夏枯草；视物昏花、复视者，可加决明子、青葙子、密蒙花等清肝明目；阴虚火旺明显者，可加知母、黄柏、天冬；肢体无力、感觉异常者，加僵蚕、地龙等活血通络，生牡蛎、浙贝母、鸡内金、山慈菇等软坚散结抗瘤；后期阴虚阳亢化风、癫痫者，可加僵蚕、全蝎、钩藤、蜈蚣等平肝息风止痉。若已行开颅切除术，可加用龟甲、肉苁蓉、怀牛膝、鹿角胶等补肾填精，助养气血。

中成药：六味地黄丸、左归丸、血府逐瘀口服液。

③阳亢化风，痰瘀上攻证

治法：平肝息风，化痰散瘀。

方药：镇肝息风汤（《医林改错》）加减。怀牛膝、生赭石、生龙骨、生牡蛎、生龟甲、生杭芍、玄参、天冬、川楝子、生麦芽、茵陈、甘草。

加减：此型多见于脑膜瘤后期占位效应明显，或恶性脑膜瘤、生长迅速，或术后复发者，应在原方基础上加浙贝母、山慈菇、海藻等清热软坚散结之品；头痛剧烈、目赤者，可加生石决明、决明子、夏枯草等清热平肝；伴癫痫者，加全蝎、蜈蚣、地龙、僵蚕等息风止痉；肢体偏瘫麻木者，加桃仁、红花、胆南星、石菖蒲、橘红等加强消痰散瘀之功。

中成药：西黄丸、血府逐瘀口服液。

④气血两虚证

治法：理气养血，补益心脾。

方药：归脾汤（《济生方》）或八珍汤（《瑞竹堂经验方》）加减。炒白术、人参、黄芪、当归、甘草、茯苓、远志、酸枣仁、木香、龙眼肉、生姜、大枣。

加减：此型多见于脑膜瘤切除术后耗伤气血，可以归脾、八珍之辈双补气血；术后神疲乏力明显者，加山药、太子参等；中气不足者，稍加升麻、柴胡升提气血；头昏、头痛者，加白芍、炒枣仁等养血和络；肢体无力、麻木者，加桃仁、红花、地龙、石菖蒲等活血通络；术后并发癫痫者，加全蝎、蜈蚣、地龙、僵蚕等息风止痉。

中成药：人参归脾丸、八珍颗粒。

中医学认为，脑膜瘤、胶质瘤等颅内肿瘤多是在正气不足的基础之上，痰瘀等邪气聚而发病。治疗时应注意扶正祛邪、标本兼顾，避免滥用峻猛攻伐之品，以免更伤正气。此外，对于恶性脑膜瘤还可在辨证论治的前提下，结合现代药理研究，酌情使用白花蛇舌草、山慈菇、半枝莲、夏枯草、生牡蛎、海藻、浙贝母、三棱、鸡内金等被证实有抗肿瘤作用的药物，体现中医辨证与辨病相结合的思想。

（2）针灸治疗：头痛、头晕以头部症状为主者，多取风池、百会、悬颅、侠溪、行间等穴。合并恶心呕吐者，可加中脘、内关、足三里、公孙；合并肢体麻木无力者，上肢可取肩髃、曲池、合谷、阳溪，下肢可取髀关、梁丘、足三里、解溪等。一般单取患侧；也可先针健侧，再针患侧。采用平补平泻法，每次留针 30 分钟，每日 1 次，10 次为一疗程。

五、疗效评定标准

参照 WHO 有关肿瘤的疗效评价标准。

完全缓解（CR）：治疗后肿瘤完全消失，且维持时间至少 4 周以上无新病灶出现。

部分缓解（PR）：治疗后肿瘤体积降幅不低于 50%，同样维持 4 周以上无新病灶。

稳定（SD）：治疗后肿瘤体积降幅不足 50%，或者增幅不足 25%。

进展（PD）：治疗后肿瘤增幅超过 25% 或有新病灶。

六、中西医结合时点

1.95% 以上脑膜瘤是良性肿瘤，是否手术由神经外科医师判断决定。对于不愿手术患者，定期复查即可。

2. 对于未手术（手术有难度）、不愿手术而有症状者，适宜中医辨证治疗，改善症状。

3. 对于低级别（良性）脑膜瘤，术后可以中医辨证治疗，恢复体质；未全切除者，可以结合放疗。

4. 对于高级别（恶性）脑膜瘤，术后在放化疗基础上，中医辨证治疗。要持续治疗，病证结合。

参 考 文 献

［1］中华医学会. 脑膜瘤切除程度（Simpson 分级）［J］. 中华神经外科杂志，2015，31（11）：1093.

［2］罗鑫，陈礼刚，杨攀靖，等. 恶性脑膜瘤术后复发的相关因素分析［J］. 中华神经外科杂志，2018，34（9）：941－944.

［3］Harter P N，Braun Y，Plate K H. Classification of meningiomas－advances and controversies［J］. Chin Clin Oncol，2017，6（Suppl 1）：S2.

［4］Huang R Y，Bi W L，Griffith B，et al. International Consortium on Meningiomas. Imaging and diagnostic advances for intracranial meningiomas［J］. Neuro Oncol，2019，21（Suppl 1）：144－161.

［5］Sohu D M，Sohail S Shaikh R. Diagnostic accuracy of diffusion weighted MRI in differentiating benign and malignant meningiomas［J］. Pak J Med Sci，2019，35（3）：726－730.

［6］Bailo M，Gagliardi F，Boari N，et al. The Role of Surgery in Meningiomas［J］. Curr Treat Options Neurol，2019，21（10）：51.

［7］McDermott M W，Sheehan J，Braunstein S. Introduction. Radiosurgery and radiotherapy for meningiomas：overview of the issue［J］. Neurosurg Focus，2019，46（6）：E1.

［8］Torp SH，Scheie D. Advances in Research on Human Meningiomas［J］. Cancers（Basel），2020，12（9）：2702.

［9］Walsh K M. Epidemiology of meningiomas［J］. Handb Clin Neurol，2020（169）：3－15.

［10］Solomon D A，Pekmezci M. Pathology of meningiomas［J］. Handb Clin Neurol，2020（169）：87－99.

［11］Cordova C，Kurz SC. Advances in Molecular Classification and Therapeutic Opportunities in Meningiomas［J］. Curr Oncol Rep，2020，22（8）：84.

［12］Salami A A，Okunlola A I，Ajani MA，et al. WHO classification of meningiomas－A single institutional experience［J］. Neurochirurgie，2021，67（2）：119－124.

颅脑损伤的中西医诊疗方案

一、概述

颅脑损伤占全身创伤发生率第2位，但死亡及致残率则处于第1位，多见于交通、工矿等事故及自然灾害、爆炸、火器伤、坠落、跌倒，以及各种锐器、钝器对头部的伤害，常与身体其他部位的损伤复合存在。颅脑损伤可分为头皮损伤、颅骨损伤与脑损伤，三者虽可单独发生，但须警惕其合并存在。其中，对预后起决定性作用的是脑损伤的程度及其处理效果。

颅脑损伤属于中医"头部内伤""髓海损伤""外伤昏厥"等范畴，是由直接暴力致伤（加速性、减速性、挤压性损伤）和间接暴力致伤（传递性、挥鞭式损伤）所引起。临床可分为原发性损伤和继发性损伤，前者发生于受伤当时，后者形成于伤后一段时间，一般病情都较严重。

二、临床特点

1. 主要症状

颅脑损伤的致伤机理、损伤部位和就诊时间有差异，因而临床表现复杂。

（1）一般临床表现

①意识障碍：伤后绝大多数患者都有立即出现的意识丧失，谓之原发性昏迷，是判断患者有无脑损伤的重要依据。昏迷的时间可长可短，轻者数秒钟至数分钟即可逐渐清醒，重者可持续昏迷直至死亡。头部外伤后的意识障碍可由轻到重，经过嗜睡、朦胧、浅昏迷、昏迷、深昏迷几个阶段。

②头痛、呕吐：头部外伤后，头痛可因头皮、颅骨创伤或蛛网膜下腔出血、颅内血肿、颅内压的高低或脑血管的异常舒缩引起。头部损伤后，呕吐也是常见的症状之一。

③眼部征象：包括瞳孔、眼球运动、眼底改变。颅神经Ⅱ～Ⅵ都与眼部机能有关，故眼部的症状和体征对头部损伤患者的伤情判断和预后均有重要意义。

④锥体束征：大脑半球损伤或脑干受损，可出现锥体束征，如偏身运动感觉障碍、病理反射阳性。

⑤生命体征：脑损伤时，患者立即出现意识障碍、面色苍白及四肢松软等一过性表现，同时伴有呼吸及脉搏浅弱、血压下降，轻者经数分钟及十几分钟。

⑥脑疝：是头部外伤致颅内压增高的严重后果，常见的是小脑幕切迹疝和枕骨大孔疝。严重时，可突发呼吸衰竭而死亡，预后极差。

（2）特殊临床表现：颅脑外伤的临床表现虽有共性，但也有个性。因个体的差异、年龄的悬殊、致伤因素的多变和受伤部位的不同，除常见临床表现外，尚有其特殊的表现。如小儿脑组织对损伤的反应较重，但其代偿能力强，对脑挫裂伤的承受力较大，伤后的恢复也较快，后遗症反较成人为少。而老人头部往往很轻的外力也可能造成严重的脑损伤，后遗症和重要器官的并发症也较多。其他特殊表现，还包括水电解质紊乱、高渗性高血糖状态、脑性肺水肿、脑死亡等。

2. 辅助检查

（1）CT检查：可反映损伤的病理及其范围，动态观察病变的发展与转归，对一些特殊性脑损害、迟发性病变及预后的判定具有重要意义。

（2）X线平片检查：有助于颅骨骨折、颅内积气或异物的诊断，有助于分析致伤机理、脑伤情况及血肿的部位，显示额窦、筛窦内有无积液以证实颅底是否骨折。

（3）脑血管造影检查：怀疑有外伤性动脉瘤、动静脉畸形、动静脉瘘等脑血管病变时，可行DSA（数字减影脑血管造影术）检查。根据血管形态位置改变，可以确定血肿存在。

（4）MRI检查：对颅脑损伤中某些CT检查比较难判断的病变，如等密度的硬膜下血肿、脑轻度的挫裂伤、小灶性出血、脑梗死的初期及位于颅底、颅顶或后窝等处的薄层血肿显示更为清楚。

（5）腰椎穿刺术：目的是测定颅内压，了解脑脊液生化改变及细胞数、有无颅内感染，引流脑脊液或经椎管给药，但需掌握适应证与禁忌证。颅内压显著升高时，腰穿有一定危险。

三、诊断

1. 疾病诊断标准

参照《颅脑创伤外科治疗指南》。开放性脑损伤可直接看到创口，易于诊断；对颅内损伤的情况及有无继发性血肿、异物或感染，则有赖于辅助检查与患者的临床表现。

2. 疾病临床分型

（1）头皮损伤

①头皮血肿：多因钝器伤所致。按血肿出现于头皮内的具体层次，可分为皮下血肿、帽状腱膜下血肿和骨膜下血肿。皮下血肿一般体积小。

②头皮裂伤：可由锐器或钝器伤所致。由于头皮血管丰富，出血较多，可引起失血性休克。

③头皮撕脱伤：多因发辫受机械力牵扯，使大块头皮自帽状腱膜下层或连同颅骨骨膜被撕脱所致，可导致失血性或疼痛性休克。

（2）颅骨损伤

①线性骨折：颅盖部的线性骨折发生率最高，单纯线性骨折本身不需特殊处理，但应警惕是否合并脑损伤。颅底部的线性骨折多为颅盖骨折延伸到颅底，也可由间接

暴力所致。根据发生部位，可分为颅前窝骨折、颅中窝骨折和颅后窝骨折。

②凹陷性骨折：见于颅盖骨折，好发于额骨及顶骨，多呈全层凹陷，少数仅为内板凹陷。成人凹陷性骨折多为粉碎性骨折，婴幼儿可呈"乒乓球"样凹陷性骨折。

（3）脑损伤

1）闭合性脑损伤：可分为原发性脑损伤和继发性脑损伤。原发性脑损伤是指暴力作用于头部时立即发生的脑损伤，主要有脑震荡、弥散性轴突损伤、脑挫裂伤、原发性脑干损伤、下丘脑损伤等。继发性脑损伤是指受伤一定时间后所出现的脑受损病变，主要有脑水肿和颅内血肿。

①脑震荡：表现为一过性的脑功能障碍，无肉眼可见的神经病理改变，显微镜下可见神经组织结构紊乱。具体机制尚未明了，可能与惯性力所致弥散性脑损伤有关。主要症状是受伤当时立即出现短暂的意识障碍，可为神志不清或完全昏迷；常为数秒或数分钟，一般不超过半小时。清醒后，大多不能回忆受伤当时乃至伤前一段时间内的情况，称为"逆行性遗忘"。较重者，在意识障碍期间可出现皮肤苍白、出汗、血压下降、心动徐缓、呼吸浅慢、肌张力降低、各种生理反射迟钝或消失等表现，但随着意识的恢复，很快趋于正常。此后可能出现头痛、头昏、恶心、呕吐等症状，短期内可自行好转。神经系统检查无阳性体征，脑脊液检查无红细胞，CT 检查颅内无异常发现。

②弥散性轴突损伤：属于惯性力所致的弥散性脑损伤。由于脑的扭曲变形，使脑内产生剪切或牵拉作用，造成脑白质广泛性轴突损伤。病变可分布于大脑半球、胼胝体、小脑或脑干。显微镜下所见，为轴突断裂的结构改变。可与脑挫裂伤合并存在，继发脑水肿，使病情加重，主要表现为受伤当时立即出现的昏迷时间较长。昏迷原因主要是广泛的轴突损害，使皮层与皮层下中枢失去联系。若累及脑干，患者可有一侧或双侧瞳孔散大，光反应消失，或同向凝视等。神志好转后，可因继发脑水肿而再次昏迷。

③脑挫裂伤：指主要发生于大脑皮层的损伤，可单发，亦可多发，好发于额极、颞极及其底面。小者如点状出血，大者可呈紫红色片状。显微镜下，伤灶中央为血块，四周是碎烂或坏死的皮层组织，以及星芒状出血。脑挫伤，指脑组织遭受破坏较轻，软脑膜尚完整者；脑裂伤，指软脑膜、血管和脑组织同时有破裂，伴有外伤性蛛网膜下腔出血。两者常同时并存，临床上又不易区别，故常合称为"脑挫裂伤"。受伤当时即可出现意识障碍，程度和持续时间与脑挫裂伤的程度、范围直接相关，绝大多数在半小时以上，重症者可长期持续昏迷。少数范围局限的脑挫裂伤，如果不存在惯性力所致的弥散性脑损伤，可不出现早期意识障碍；也可立即出现与伤灶相应的神经功能障碍或体征，以及恶心、呕吐、颅内压增高和脑疝。

④原发性脑干损伤：不同于因脑疝所致的继发性脑干损伤。其症状与体征在受伤当时即已出现，不伴有颅内压增高表现。单独的原发性脑干损伤较少见，常与弥漫性

脑损伤并存，病理变化可由脑干神经组织结构紊乱、轴突裂断、挫伤或软化等。主要表现为受伤当时立即昏迷，昏迷程度较深，持续时间较长。其昏迷原因与脑干网状结构受损，上行激活系统功能障碍有关。瞳孔不等，极度缩小或大小多变，对光反应无常；眼球位置不正或同向凝视，出现病理反射、肌张力增高、中枢性瘫痪等锥体束征及去大脑强直等。累及延髓时，则出现严重的呼吸循环功能紊乱。

⑤下丘脑损伤：常与弥散性脑损伤并存。主要表现为受伤早期的意识或睡眠障碍、高热或低温、尿崩症、水与电解质紊乱、消化道出血或穿孔及急性肺水肿等。这些表现如出现在伤后晚期，则为继发性脑损伤所致。

⑥颅内血肿：外伤性颅内血肿形成后，其严重性在于引起颅内压增高而导致脑疝；早期及时处理，可在很大程度上改善预后。按血肿的来源和部位，可分为硬脑膜外血肿、硬脑膜下血肿及脑内血肿等。血肿常与原发性脑损伤相伴发生，也可在没有明显原发性脑损伤情况下单独发生。按血肿引起颅内压增高或早期脑疝症状所需时间，将其分为三型，即72小时以内者为急性型、3日以后到3周以内为亚急性型、超过3周为慢性型。

2）开放性脑损伤：与闭合性脑损伤比较，除了损伤原因不同，如有创口、存在失血性休克、易招致颅内感染，须清创、修复硬脑膜使之成为闭合性脑损伤以外，其脑损伤的临床表现、诊断与处理原则与闭合性脑损伤无大区别。

3. 证候诊断

（1）瘀血气滞证：头痛如刺，头晕目眩，心悸失眠，健忘呆滞，多梦易惊，恶心纳少，腹胀便秘，舌质紫暗，脉弦紧。

（2）痰浊阻窍证：头痛头晕，失眠多梦，恶心呕吐，表情淡漠，焦躁不安，舌淡，脉细涩。

（3）肝阳上亢证：头胀痛，目赤而眩，烦躁易怒，口苦咽燥，焦躁难眠，尿黄便干，舌红苔黄，脉弦滑。

（4）心脾两虚证：头晕目眩，心悸失眠，发指不泽，食少不馨，大便不爽，面色㿠白，唇甲无华，神疲倦怠，少气懒言，舌淡苔薄白，脉细弱。

（5）上盛下虚证：心悸失眠，头痛耳鸣，眩晕昏厥，咳逆，喘促，半身酸痛，肢体麻木，小溲失禁，舌淡边有齿痕，脉细弦。

四、治疗方案

1. 西医治疗

（1）紧急处理

①轻型（Ⅰ级）：急诊观察24小时；观察意识、瞳孔、生命体征及神经系体征变化；颅骨X线摄片，或头部CT检查；对症处理；向家属说明有迟发性颅内血肿可能。

②中型（Ⅱ级）：意识清楚者，急诊或住院观察48～72小时；有意识障碍者，需住院。观察意识、瞳孔、生命体征及神经系体征变化；头部CT检查；对症处理；有病

情变化时，即刻做头部 CT 复查，做好随时手术的准备。

③重型（Ⅲ级）：须住院或在重症监护病房。观察意识、瞳孔、生命体征及神经系体征变化；选用头部 CT 监测、颅内压监测或脑诱发电位监测；积极处理高热、躁动、癫痫等，有颅内压增高表现者，给予脱水治疗，维持良好的周围循环和脑灌注压；注重昏迷的护理与治疗，首先保证呼吸道通畅；有手术指征者，应尽早手术；已有脑疝时，先予以 20% 甘露醇 250mL 及速尿 40mg 静脉推注，立即手术。

（2）昏迷患者的护理与治疗

①呼吸道：保证呼吸道通畅，防止气体交换不足。

②头位与体位：头部升高 15°，有利于脑部静脉回流，对脑水肿的治疗有帮助。为预防褥疮，须定时翻身，不断变更身体与床褥解除部位，以免骨突出部位的皮肤持续受压缺血。

③营养：营养障碍将降低机体的免疫力和修复功能，易于发生或加剧并发症。早期采用肠道外营养，待肠蠕动恢复后，即可采用肠道内营养逐步代替静脉途径，通过鼻胃管或鼻肠管给予每日所需营养；超过 1 个月以上的肠道内营养，可考虑行胃造瘘术。

④尿潴留：长期留置导尿管是引起泌尿系感染的主要原因，尽可能采用非导尿方法。必须导尿时，严格执行无菌操作，留置时间不宜超过 3～5 天；需要长期导尿者，可考虑行耻骨上膀胱造瘘术，以减轻泌尿系感染。

⑤促苏醒：关键在于早期的防治脑水肿和及时解除颅内压增高，并避免缺氧、高热、癫痫、感染等不良因素对脑组织的进一步危害；病情稳定后，如仍未清醒，可选用改善脑功能药物或高压氧治疗，对一部分患者的苏醒可有帮助。

（3）脑水肿：脱水疗法适用于病情较重的脑挫裂伤，有头痛、呕吐等颅内压增高表现，腰椎穿刺或颅内压监测压力偏高，CT 发现脑挫裂伤合并脑水肿，以及手术治疗前后。常用的药物为甘露醇、呋塞米及白蛋白等。皮质激素用于重型脑损伤，其防治脑水肿的作用不甚确定；如若使用，以尽早短期使用为宜。

（4）手术治疗

①开放性脑损伤：原则上须尽早行清创缝合术，使之成为闭合性脑损伤。

②闭合性脑损伤：手术主要是针对颅内血肿或重度脑挫裂伤合并脑水肿引起的颅内压增高和脑疝，其次为颅内血肿引起的局灶性脑损害。

③颅内血肿手术指征：意识障碍程度逐渐加深；颅内压的监测压力在 2.67kPa 以上，并呈进行性升高表现；有局灶性脑损害体征；虽无明显意识障碍或颅内压增高症状，但 CT 检查血肿较大（幕上者＞40mL，幕下者＞10mL），或血肿虽不大但中线结构移位明显（移位＞1cm），脑室或脑池受压明显者；在非手术治疗过程中，病情恶化者。颞叶血肿因易导致小脑幕切迹疝，手术指征应放宽；硬膜外血肿因不易被吸收，也应放宽手术指征。

④重度脑挫裂伤合并脑水肿的手术指征：意识障碍进行性加重或已有一侧瞳孔散

大的脑疝表现；CT检查发现中线结构明显移位、脑室明显受压；在脱水等治疗过程中病情恶化者。

⑤常用手术方式：开颅血肿清除术、去骨瓣减压术、钻孔探查术、脑室引流术和钻孔引流术。

（5）对症治疗与并发症处理

①高热：高热造成脑组织相对性缺氧，加重脑损害，故须采取积极降温措施，可采取物理降温法或冬眠疗法。

②躁动：观察期间，患者忽然变得躁动不安，常为意识恶化的预兆，提示有颅内血肿或脑水肿可能；意识模糊的患者出现躁动，可能由疼痛、颅内压增高、尿潴留、体位或环境不适等原因引起。须先寻找其原因作相应的处理，然后才考虑给予镇静剂。

③蛛网膜下腔出血：为脑裂伤所致。有头痛、发热及颈强直等表现，可给予解热镇痛药作为对症治疗。伤后2~3天，当伤情趋于稳定后，为解除头痛，可每日或隔日做腰椎穿刺，放出适量血性脑脊液，直至脑脊液清亮为止。受伤早期，当颅内血肿不能排除，或颅内压明显增高、脑疝不能排除时，禁忌腰椎穿刺，以免促使脑疝形成或加重脑疝。

④外伤性癫痫：任何部位脑损伤均可发生癫痫，但以大脑皮层运动区、额叶、顶叶皮层区受损发生率相对较高。丙戊酸钠每次0.2g，口服，每日3次，用于预防发作。

⑤消化道出血：为下丘脑或脑干损伤引起应激性溃疡所致，大量使用皮质激素也可诱发。除了输血补充血容量、停用激素外，应用质子泵抑制剂奥美拉唑，直至出血停止，然后使用H_2受体拮抗剂雷尼替丁。

⑥尿崩：为下丘脑受损所致，尿量每日>4000mL，尿比重<1.005。给予垂体后叶素，首次2.5~5U皮下注射，记录每小时尿量，如超过200mL/h时，追加一次用药。尿量增多期间，需注意补钾，定时监测血电解质。

⑦急性神经源性肺水肿：可见于下丘脑和脑干损伤。主要表现为呼吸困难、咳吐血性泡沫痰、肺部满布水泡音；血气分析显示，PaO_2降低和$PaCO_2$升高。患者应取头胸稍高位，双下肢下垂，以减少回心血量；气管切开，保持呼吸道通畅，最好用呼吸机辅助呼吸。

2. 中医治疗

（1）辨证治疗

①瘀血气滞证

治法：活血化瘀，醒神通窍。

方药：通窍活血汤（《医林改错》）、血府逐瘀汤（《医林改错》）加减。赤芍、川芎、桃仁、红花、老葱、生姜、红枣、麝香。

加减：肝郁气滞明显者，加柴胡、制香附、川楝子疏肝理气。脾胃气滞者，加木香、厚朴、清半夏等理气和胃；甚者加破血逐瘀之品，如制水蛭、地鳖虫。头抽动刺痛，加全蝎、蜈蚣等虫类药，剔邪透络止痛；夜眠噩梦缠绵，可用清心安神，如莲子心、焦栀子、琥珀粉，也可口服牛黄清心丸以助安神。

中成药：血府逐瘀口服液。

②痰浊阻窍证

治法：涤痰开窍。

方药：涤痰汤（《奇效良方》）加减。制半夏、制南星、陈皮、枳实、茯苓、人参、菖蒲、竹茹、甘草、生姜。

加减：痰湿内盛，恶心反胃，加广木香、藿香理气醒脾和胃；如窍闭昏蒙，往往健忘明显，加重石菖蒲、郁金等芳香开窍之品，或加苏合香丸；如痰热蒙窍，神志不清，用安宫牛黄丸清热化痰开窍；若痰瘀内阻，结合化瘀之品，如桃红四物汤等。

中成药：痰浊神昏用苏合香丸，痰热神昏用安宫牛黄丸。结合醒脑静注射液或清开灵注射液静滴。

③肝阳上亢证

治法：平肝潜阳。

方药：天麻钩藤饮（《中医内科杂病证治新义》）合龙胆泻肝汤（《医方集解》）加减。天麻、钩藤、石决明、牛膝、桑寄生、杜仲、山栀、黄芩、益母草、茯神、夜交藤、龙胆草、泽泻、木通、车前子、当归、柴胡、生地黄。

加减：肝阳上亢，头胀明显者，加重镇潜阳药，如生龙骨、生牡蛎、代赭石、珍珠母等；肝火甚者，清肝泻火为要，重用龙胆草、黄芩、焦山栀等，但苦寒不宜过度，容易伤阳，也可化燥化火伤阴。肝风、肝火、肝阳三者异名而实同，治疗应该兼顾。

中成药：天麻钩藤颗粒、龙胆泻肝丸。

④心脾两虚证

治法：补养心脾。

方药：归脾汤（《济生方》）加减。党参、黄芪、炒白术、茯神、酸枣仁、龙眼肉、木香、炙甘草、当归、远志、生姜、大枣。

加减：如脾虚明显，在健脾益气同时，加运脾和胃之品，如炒枳实、清半夏、陈皮等，使健脾益气而不腻；如心悸、心慌明显者，加生龙骨、生牡蛎等重镇安神之品。

中成药：人参归脾丸。

⑤上盛下虚证

治法：重镇潜阳，固本补虚。

方药：紫灵汤（赵棻经验方）加减。紫石英、灵磁石、菟丝子、枸杞子、党参、茯苓、山药、谷芽、麦芽。

加减：喘作明显，加沉香、苏子、旋覆花降肺气胃气；上实有痰，结合二陈汤祛痰，夹瘀兼用桃红四物活血化瘀；如兼心气心阴不足，加党参、麦冬、五味子益气养阴；兼心血不足，心悸少寐，加当归、丹参养血安神；胸闷气喘，加沉香、降香、苏子等。

（2）针灸治疗

①体针疗法：取百会、风池、大椎、太阳、颊车、肩髃、曲池、合谷、气海、关元、足三里、三阴交等穴。针刺或电针，留针 20～30 分钟，一日 1 次，10 次为一疗程。

②耳针疗法：取耳皮质下、神门、枕、额、肾、脑点等穴。每次选 4～5 穴，埋针或耳穴压豆法等。

头皮损伤和颅骨损伤，多需外科处理或紧急抢救。对于轻型脑震荡，中医治疗可有效改善症状。重型脑损伤给予中医辨证治疗，对退热、降颅压、改善脑损伤症状和体征、促进血肿吸收以促醒等方面有积极作用。

3. 其他治疗

（1）康复治疗：脑损伤急性期如有意识障碍，需注意良肢位摆放以抗痉挛。病情稳定后，可通过专业的神经功能康复，如肢体运动感觉、语言功能、吞咽功能等，促进神经功能恢复。在被动运动期间，配合推拿康复法、气功诱导康复法等，都有一定效果。此外，还包括康复护理，以便配合实施康复计划的完成，也可防止患者二次伤残的发生。

（2）心理治疗：应早期介入。在患者早期不能离开床，不能接受标准心理治疗时，以支持性心理治疗为主；在心理治疗的过程中，应尽量减少深挖患者潜意识的冲突，避免引起新的抑郁、焦虑情绪体验等。

（3）饮食治疗：目的是全身营养支持，保护脑功能，促进神经细胞的修复和功能的恢复。在饮食营养供给上，要求个体化，即根据患者的病情轻重、有无并发症、能否正常饮食、消化吸收功能、体重、血脂、血糖、电解质等因素，提出不同的饮食营养治疗方案。

五、疗效评定标准

颅脑损伤疗效评价，包括患者生命体征、影像学、格拉斯哥昏迷评分（GCS）、简化急性生理学评分（SAPS）、残疾分级评分（DRS）、格拉斯哥预后评分（GOS）的变化。患者颅脑损伤后，定时监测患者体温、脉搏、呼吸和血压，并定时复查头颅 CT，同时结合以上量表进行临床疗效评定。

六、中西医结合时点

1. 颅脑损伤诊断要素，包括病史、症状和脑 CT 或者核磁检查。全过程贯彻中西医结合，有助于早期的促醒和损伤的修复。

2. 对于轻型脑损伤（有病史与症状，无脑 CT 或核磁异常），也称脑震荡，表现为头痛、头晕、惊悸、失眠、健忘、恶心、呕吐等。目前西医除心理干预外，无药物治疗。如果患者症状明显，选择中药或针灸治疗，能有效缓解症状。

3. 重型脑损伤，有手术适应证者，开颅去骨瓣减压。随即配合中医治疗，清热通腑泄浊、化痰开窍醒脑、活血化瘀通脉，起到降颅压、降脑温、抗氧化、保护神经细胞、减轻脑组织缺血缺氧损伤、促进损伤的修复等作用。中医宜早治疗。

参 考 文 献

［1］美国颅脑外伤基金会，美国神经外科医师协会组织．颅脑创伤外科治疗指南［M］．刘伟国，马向科，杨云娜，等译．北京：人民军医出版社，2008.

［2］赵继宗，周定标．神经外科学［M］．北京：人民卫生出版社，2014.

［3］韦鹏翔．中国中西医实用神经外科学［M］．北京：中国医药科技出版社，2015.

［4］何清湖．中西医结合外科学［M］．北京：中国中医药出版社，2016.

［5］樊永平，胡以明，李艳．加强中西医结合神经外科研究［J］．中国中西医结合杂志，2000，20（10）：780－781.

［6］樊永平，胡以明，李艳．中医药治疗重型颅脑损伤的理论与实践［J］．中国医药学报，2001，16（2）：61－65.

［7］樊永平，李艳，胡以明．中医药辨证配合西医常规治疗颅脑损伤38例［J］．辽宁中医杂志，2001，28（4）：232－234.

［8］李康宁，樊永平，王蕾．樊永平教授诊治脑震荡辨证及用药规律研究［J］．首都医科大学学报，2019，40（2）：292－299.

［9］Rappaort M，Hall K M，Hopkins K，et al. Disabilitg rating scale for server heab trauma：coma to community. Arch Phys Med Rehabil. 1982，63（3）：118－123.

附 录

一、格拉斯哥昏迷评分（GCS，表15）

表15 格拉斯哥昏迷评分（GCS）

睁眼反应（E）	语言反应（V）	肢体运动（M）
4分：自然睁眼	5分：回答正确	6分：遵嘱动作
3分：呼之睁眼	4分：回答错误	5分：定位动作
2分：刺痛睁眼	3分：可说出单字	4分：刺激回缩
1分：刺激无反应	2分：可发出声音	3分：疼痛屈曲
	1分：无任何反应	2分：刺激伸直
		1分：无任何反应

　　将三类得分相加，即得到 GCS 评分（最低 3 分，最高 15 分）。选评判时的最好反应计分。注意运动评分左侧右侧可能不同，用较高的分数进行评分。改良的 GCS 评分应记录最好反应/最差反应和左侧/右侧运动评分。

二、格拉斯哥预后评分（GOS，表 16）

表 16　格拉斯哥预后评分（GOS）

评分等级		描述
5	恢复良好	恢复正常生活，尽管有轻度缺陷
4	轻度残疾	残疾但可独立生活；能在保护下工作
3	重度残疾	清醒、残疾，日常生活需要照料
2	植物生存	仅有最小反应（如随着睡眠/清醒周期，眼睛能睁开）
1	死亡	死亡

三、SAPS Ⅱ 各变量的定义（表 17）

表 17　SAPS Ⅱ 各变量的定义

变量	定义
年龄	为患者最近一次生日时的年龄（岁）
HR	为 24 小时内最差值（低或高值），如果由心跳骤停（11 分）变至心动过速（7 分），指定为 11 分
SBP	与 HR 相同，如果由 8.0 kPa 变至 27.3 kPa，则为 13 分
T	为最高体温（℃）
PaO_2/FiO_2	如行机械通气或持续肺动脉压监测，则使用最低的比值
尿量	如患者住 ICU ＜ 24 小时，按下式计算：1 L/8 h = 3 L/24 h
血尿素或 BUN	为最高值
WBC	为最差值（高或低值）
血钾浓度	为最差值（高或低值）
血钠浓度	为最差值（高或低值）
血 HCO_3^- 浓度	为最低值
血胆红素浓度	为最高值
GCS 评分	为最低值，如患者使用了镇静药，则记录镇静前估计的 GCS

变量	定义
住院类型	拟在 24 小时内进行手术者，为急诊手术；至少在 24 小时以后进行手术者，为择期手术；住 ICU 1 周内不进行手术者，为内科患者
AIDS	指 HIV 阳性伴有下列临床并发症者：卡氏肺囊虫肺炎、卡波（Kaposi）肉瘤、淋巴瘤、结核或血液中毒性（toxoplasma）感染
血液恶性肿瘤	指淋巴瘤、急性白血病或多发性骨髓瘤
转移癌	指手术、CT 或任何其他方法证实的转移癌

欧美国家的大量应用研究表明，SPAS Ⅱ 的 CAL 和 DIS 均明显高于 SPAS Ⅰ，且有以下不同和特点：①SPAS Ⅱ 含有 17 项变量，SPAS Ⅰ 含有 14 项变量，其中 SPAS Ⅱ 评分除将 SPAS Ⅰ 生理学变量中的呼吸频率、血细胞比容和血糖浓度换为 PaO_2/FiO_2 和血胆红素浓度外，还增加了住院类型、AIDS、转移癌和血液恶性肿瘤 4 项变量。②SPAS Ⅱ 可根据评分计算出 PHM；SPAS Ⅰ 只能得出评分，不能计算 PHM。

SPAS Ⅱ 使用简单、方便、快捷，易被广泛接受和应用，但其采用的变量均为患者入 ICU 后第 1 个 24 小时内的值，如能对患者入 ICU 后每日的 SPAS Ⅱ 评分和死亡概率进行研究，则可对患者的死亡危险性进展情况进行有效的动态评价，这也是今后的研究方向。

四、DRS 评分表（表 18）

表 18　DRS 评分表

项目	内容	评分
1. 开眼	自发	0
	对言语刺激	1
	对疼痛刺激	2
	无反应	3
2. 言语	定向	0
	错乱	1
	不恰当	2
	不可理解	3
	无反应	4
3. 运动	按命令	0
	局部性	1

续表

项目	内容	评分
	回撤性	2
	屈曲性	3
	伸展性	4
	无反应	5
4. 对进食、盥洗、修饰方面的认知能力分别评分（不管运动方面的残疾如何，只看患者是否知道怎样做和什么时间做）	完好	0
	部分完好	1
	极少	2
	无	3
5. 功能水平	完全独立	0
	在特定环境中独立	1
	轻度不能自理（需要有限帮助，帮助者无须住在患者家中）	2
	中度不能自理（需要中度帮助，帮助者需住在患者家中）	3
	重度不能自理（任何时间、任何活动均需帮助）	4
	完全不能自理（24 小时均需护理）	5
6. 受雇能力	不受限	0
	可选择一些竞争性工作	1
	可从事非竞争性、在庇护工厂中的工作	2
	不能受雇	3

颅脑术后发热的中西医诊疗方案

一、概述

颅脑手术后发热，指术后连续或间断发热，排除手术后 3 天内体温偏高，脑脊液检查正常，3 天后体温自动恢复到正常的手术热。术后发热是颅脑术后常见的并发症，有因手术导致颅内感染，或者卧床引起肺部感染、泌尿系感染性发热，也有脑脊液检查无异常的中枢性发热。随着医疗卫生条件的不断改善，手术室无菌条件不断改善，手术理念改变，技术水平显著提高，颅脑术后发热的发生率较前 20～30 年前有显著下降。

术后发热属于中医"发热"范畴，与常见的中医外感发热和内伤发热不同，是特殊的手术相关性发热。

二、临床特点

1. 主要症状

颅脑手术后体温持续高于正常，或午后高热，或持续较长时间的低热超过 1 周，甚至长达数月，可伴见口干、大便干结、头痛、纳少、口中黏腻、出汗、头晕头胀、尿黄、精神不振、语言不利等症。

2. 辅助检查

（1）脑脊液检查：目的是测定颅内压、了解脑脊液生化改变及细胞数，判断有无颅内感染，但需准确掌握适应证与禁忌证。颅内压显著升高时，腰穿有一定危险。

（2）胸部 X 线或 CT 检查：查找发热原因，排除颅脑外原因所致发热。

（3）血常规：了解血白细胞计数及分类，帮助判断发热原因。

（4）尿常规：排除泌尿系感染所致发热。

三、诊断

1. 疾病诊断标准

（1）症状指标

①近期有颅脑手术史。

②手术 3 天后，体温未恢复正常，高于（或等于）37.5℃。

③颅内感染性发热，可见高热寒战、持续不退，伴有头痛、颈项强直、恶心，严重者昏迷。或有肺部感染，见发热、或咳嗽、或痰多；或泌尿系感染，因长时间导尿，

在拔除导尿管后出现尿频、不畅或疼痛。

（2）检查指标

1）中枢性发热：脑脊液常规检查无异常，外周血检查正常或略高于正常。

2）感染性发热：分颅内感染性、肺部感染和泌尿系感染。

①颅内感染性发热：脑脊液常规见细胞总数 $\geqslant 10 \times 10^7/L$，白细胞数 $\geqslant 10 \times 10^6/L$。或有潘氏试验阳性，外观混浊。

②肺部感染性发热：X 线片示肺的左叶或右叶或双肺有阴影，外周血象白细胞高于正常［成人（4.0~10）$\times 10^9/L$，儿童（5.0~1.1）$\times 10^9/L$］。

③泌尿系感染性发热：尿常规可见数量不等的白细胞或红细胞。

2. 疾病临床类型

（1）中枢性发热：颅脑手术后，由于体温调节中枢功能异常所致的发热。

（2）感染性发热：颅脑手术后，由于颅内感染或者术后卧床时间长，并发肺部、泌尿系病原微生物感染而致的发热。

（3）化学性发热：手术过程中，因为瘤体释放的化学物质刺激而引起的发热。如胆脂瘤术后，因为胆脂瘤释放的化学物质进入血液而产生发热。

3. 证候诊断

头为诸阳之会，阳经汇聚于脑，手术损伤阳经，造成阳气不能正常敷布，郁而化热，形成湿热。术后发热主要责之"肝郁脾滞，湿热内停"，肝郁是脾滞和湿邪产生的前提；脾滞导致"脾气散精、上归于肺"的功能异常，是湿邪产生的直接条件。因此，湿热是颅脑术后发热的核心病机。

（1）湿热内蕴证：发热缠绵，或高或低，身热不扬，午后热甚，胸上有汗，头身沉重；或伴胸闷，纳差，大便干结、黏滞不爽。舌红，苔黄腻或白腻，脉濡或数。

（2）阴虚内热证：热势不甚，时日较久，夜热早凉，身体消瘦，口渴，心烦。舌红少苔，脉细或数。

（3）痰热蕴肺证：发热，咳嗽或不咳，痰多色黄，胸闷，纳少，大便偏干。舌红，苔黄腻，脉数或细数。

（4）痰浊蒙闭清窍证：发热偏高，肌肤灼热，神昏，唤之不应，呼吸气粗，喉中痰盛，大便干结或黏滞不爽。苔腻或浊，苔生无根，脉滑或数。

（5）热入营血证：高热不退，神昏烦躁，夜寐不安，或吐血、便血。舌绛无苔，脉细数。

四、治疗方案

1. 物理降温治疗

（1）冷敷：冷敷是否可以作为高热降温的常规，应当视具体情况而定。一般高热无汗，或有表证者，不宜冷敷。

（2）酒精棉球擦浴：壮热汗出热盛者，可用酒精棉球擦浴；也可用银花、薄荷酒擦拭全身，或用生石膏水湿敷足心，帮助退热。

（3）冰毯：主要用于中枢性高热的全身降温，以及顽固性高热不退的患者。

（4）脑脊液引流：用于颅内感染性发热。

（5）亚低温治疗：是指采用人工诱导的方法将机体温度降低 2~5℃，以减少急性脑损伤事件后的二次能量衰竭，具有神经保护作用。通常使用亚低温治疗仪对患者进行全身亚低温治疗。亚低温治疗仪是通过降低水温来控制体温，并且 24 小时监测体温的一种机器，它能提高患者皮肤的散热性，起到降温的效果；同时可以实时监测患者的体温变化，有助于更好的监测病情。常规亚低温治疗仪的使用方法为：冰帽垫于患者头部，冰毯垫于患者肩部、腰背部、臀部，冰毯上垫一中单，将温度传感器置于患者的腋窝中心或者肛周插入深度 4~6cm；而做开颅手术者，可将温度传感器放于硬脑膜外，也可将温度传感器放于后鼻孔内，以显示脑温，脑温一般维持在 33~35℃。

患者发热早期的亚低温治疗，可控制高热，减轻神经细胞的耗氧量，减少组织内酸性代谢产物的产生，有助于维持血-脑屏障的完整性和功能的稳定性，降低患者脑水肿发展的程度，减轻对脑组织的继发性损伤。

2. 西药治疗

（1）解热，用布洛芬、赖氨匹林等。

（2）抗感染，应根据腰穿、细菌培养和药敏试验结果，合理选择抗生素。

3. 中医治疗

（1）辨证治疗

1）湿热内蕴证

治法：清热利湿。

方药：①湿重于热，湿热在卫分者，用藿朴夏苓汤（《医原》）、三仁汤（《温病条辨》）加减。广藿香、清半夏、川朴、杏仁、茯苓、车前子、生苡仁、猪苓、佩兰、苏梗、蔻仁、泽泻。②湿热俱盛，蕴于气分者，选用黄芩滑石汤（《温病条辨》）、甘露消毒丹（《温热经纬》）、三石汤（《温病条辨》）加减。寒水石、滑石、清半夏、连翘、黄连、木通、黄柏。③热重于湿，热盛气分者，茵陈蒿汤（《伤寒论》）加减。茵陈、栀子、大黄。

加减：高热烦渴、口疮、多汗者，加石膏、知母；热灼津伤，腑气不通见高热口臭、腹胀腹痛、大便多日不行、舌苔老黄，加大黄、芒硝、枳实；热盛常兼夹风热，加银花、薄荷。湿热兼夹外感，湿盛常兼夹风寒，合苏叶、荆芥、防风；兼有脾虚者，常加党参、白术等，但健脾益气不宜早用；尿频、尿急、尿痛、小便淋漓不畅、尿色深黄，加重滑石、车前子等用量。

中成药：甘露消毒丸、四妙丸和藿香正气散。

2）阴虚内热证

治法：养阴透热。

方药：青蒿鳖甲汤（《温病条辨》）、秦艽鳖甲散（《太平惠民和剂局方》）、知柏地黄丸（《医方考》）等加减。青蒿、鳖甲、知母、丹皮、生地黄。

加减：兼气虚，加黄芪、党参、太子参、炒白术；气阴两亏，气逆欲吐，合竹叶石膏汤加减。

中成药：知柏地黄归丸、大补阴丸。

3）痰热蕴肺证

治法：清肺化痰。

方药：清气化痰丸（《医方考》）加减。陈皮、杏仁、枳实、黄芩、瓜蒌仁、茯苓、胆南星、制半夏。

加减：大便不通，合用少量大黄、炒枳实，或火麻仁、桃仁。体温高，胸痛咳痰或喘者，以麻杏石甘汤加桔梗、炒枳壳、浙贝母、知母等出入，也可结合金荞麦、鱼腥草清热化痰。

中成药：羚羊清肺丸。

4）痰浊蒙闭清窍证

治法：豁痰、开窍、醒神。

方药：菖蒲郁金汤（《温病全书》）、涤痰丸（《内外验方秘传》）加减。石菖蒲、炒栀子、鲜竹叶、牡丹皮、郁金、连翘、灯心、木通、淡竹沥、紫金片。

加减：热甚痰壅，神昏窍闭者，可用汤剂送服安宫牛黄丸、紫雪散，加强清热解毒、豁痰开窍之力；便秘者，合承气汤之意，通腑泄浊；外伤或高血压脑络破裂、溢血后颅内血肿者，可合水蛭、虻虫、桃仁、益母草活血祛瘀；颅压高者，合益母草、茺蔚子、葶苈子活血利水降颅压。

中成药：苏合香丸、十香返生丸。

5）热入营血证

治法：清营凉血。

方药：清营汤（《温病条辨》）、犀角地黄汤（《外台秘要》）加减。犀角（水牛角代）、生地黄、玄参、竹叶、麦冬、丹参、黄连、金银花、连翘。

加减：因脑外伤或脑出血术后，既往长时间抗凝抗血小板治疗，或者自身血小板低而有出血倾向者，加三七粉或云南白药冲服。

中成药：清开灵注射液、醒脑静注射液。

（2）针刺治疗：对发热有一定的退热作用。上肢取曲池、合谷，配内关、手三里；下肢取足三里、阳陵泉、三阴交。均用泻法。大椎穴用三棱针放血有效。

五、疗效判定标准

体温降至37℃（包括37℃）以下为正常。

治愈：中药辨证治疗7天，体温恢复正常。

显效：中药辨证治疗 7 天，体温下降 1.5℃ 以上，但体温仍未正常；或超过 7 天，不超过 10 天，体温降至正常。

有效：服药 10 天以内（包括 10 天），体温下降 1~1.5℃，但仍未正常。

无效：服药超过 10 天，体温无明显变化。

六、中西医结合时点

1. 中医治疗颅脑术后发热的疗效满意。不论是感染性发热，还是非感染性发热，同样有效，有效率达 90% 以上。

2. 对感染性发热，尤其是手术引起的颅内感染，可选择相应的抗生素治疗，也可中西医结合治疗，提高疗效。

参 考 文 献

[1] 韦鹏翔. 中国中西医实用神经外科学 [M]. 北京：中国医药科技出版社，2015.

[2] 张建宁. 神经外科学高级教程 [M]. 北京：中华医学电子音像出版社，2016.

[3] 王新华. 亚低温用于脑复苏的研究进展 [J]. 临床麻醉学杂志，1995，11（6）：345－353.

[4] 樊永平，李艳，胡以明，等. 414 例颅脑手术后顽固性发热的中医辨证治疗 [J]. 北京中医药大学学报，1999，22（5）：38－40.

[5] 樊永平，李艳，胡以明. 中药治疗颅脑手术后并发症近况 [J]. 辽宁中医杂志，2000，27（4）：190－192.

[6] 樊永平，李艳，胡以明. 231 例不同季节开颅患者围手术期中医症状学调查 [J]. 北京中医药大学学报，2001，24（1）：56－59.

[7] 樊永平，胡以明，李艳. 231 例不同季节开颅患者围手术期舌象脉象的观察 [J]. 山西中医，2001，17（2）：42－44.

[8] 樊永平，胡以明，李艳，等. 脑热清口服液对胶质瘤、脑膜瘤手术后发热临床疗效观察 [J]. 中国中西医结合杂志，2001，21（6）：406－408.

[9] 樊永平，李艳，胡以明，等. 脑热清治疗开颅手术后颅内感染性发热 100 例疗效观察 [J]. 山东中医杂志，2001，20（8）：462－464.

[10] 樊永平，李艳，胡以明，等. 231 例开颅手术患者术后发热的成因探讨 [J]. 北京中医药大学学报，2001，24（4）：59－62＋65.

[11] 樊永平，胡以明，李艳，等. 辨证治疗颅脑手术后脾胃功能障碍 116 例临床研究 [J]. 山西中医，2001，17（4）：37－39.

[12] 樊永平，张庆. 仲景方在颅脑术后并发症中的应用 [J]. 中华中医药杂志，2005（11）：35－37.

［13］黄松，黄彩云，李文强，等．早期头部降温对重型颅脑损伤病人意识状态的影响［J］．现代临床护理，2011，10（12）：41．

［14］宿英英．应保障神经重症患者低温治疗的安全性［J］．中国脑血管病杂志，2013，10（6）：281－284．

［15］黄现平．早期康复护理干预对重型颅脑损伤术后偏瘫肢体康复效果的影响［J］．山西医药杂志，2018，9（13）：105－106．

［16］范丽，李晓燕．分析冰毯物理降温对 ICU 高热患者的护理［J］．世界最新医学信息文摘，2018，18（100）：225＋228．

［17］Natarajan G，Laptook A，Shankaran S. Therapeutic hypothermia：how can we optimize this therapy to further improve outcomes.［J］Clin Perinatol，2018，45（2）：241－255. doi：10. 1016/j. clp. 2018. 01. 010.

硬膜下血肿的中西医诊疗方案

一、概述

　　硬膜下血肿是出血积聚在硬膜与蛛网膜之间的间隙内，发生于颅内的常见血肿。由于蛛网膜张力较低，蛛网膜下腔充满脑脊液，所以血肿范围较广。出血量较大时，可以蔓延至一侧半球，但不超越中线；由于硬膜下血肿范围较为广泛，可延伸至整个大脑半球凸面，故血肿形状多成新月形或条带形，并与脑挫裂伤同时存在。根据血肿形成和症状出现时间，可分为急性、亚急性和慢性硬膜下血肿三种类型。硬膜下血肿发病率约为颅内出血性血肿的10%；随着人口的老龄化，慢性硬膜下血肿发生率逐年增高。据统计，我国2020年60周岁及以上人口21242万人，占总人口的15.5%；65周岁及以上人口13755万人，占总人口的10.1%。据推测，到2030年发病率将会比原来增加1倍。

　　硬膜下血肿根据病因、症状，属于中医"头部内伤""脑海损伤""头痛""眩晕"等范畴。外力损伤头部，致脉络受损，血离经隧则渗溢留瘀，阻于清窍，压迫脑髓，使脑气逆乱，神明昏蒙，神无所守。轻者或可出血自行吸收，症状缓解；重者则神机散失，病情危重。

二、临床特点

1. 主要症状

（1）急性和亚急性硬膜下血肿

①意识障碍：急性者，一般意识障碍较为突出，在脑损伤原发意识障碍基础上进行性恶化，较少出现"中间清醒期"或"中间好转期"，有的即使出现"中间好转期"也为时短暂。亚急性者，意识障碍常有"中间清醒期"。

②颅内压增高与脑疝征象：指超过一般脑挫裂伤后，脑水肿的反应程度和速度。急性者，主要表现为意识障碍加深，生命体征变化突出（血压升高、脉搏慢而有力、呼吸深而缓慢），较早出现小脑幕切迹疝的征象。亚急性者，头痛、呕吐加剧，躁动不安，意识进行性恶化，出现一定的生命体征变化。发生颞叶沟回疝时，患侧的瞳孔先轻度缩小，对光反射迟钝；进而迅速扩大，对光反射消失，甚至双侧瞳孔散大、固定；对侧肢体瘫痪和腱反射亢进，病理神经反射阳性。

③局灶性体征：伤后较早出现新的局灶性体征，如偏瘫、失语、癫痫等。或原有的脑挫裂伤所累及某些脑功能区的相应局灶性体征，如偏瘫、失语、癫痫等；或原有

的脑挫裂伤所累及某些脑功能区的相应局灶体征明显加重。

（2）慢性硬膜下血肿

①慢性颅内压增高征象，如头胀、头痛、眼底视乳头水肿等。

②神经功能障碍，如肢体乏力、轻偏瘫、锥体束征阳性等。偶有癫痫或卒中样发作。

③精神异常等症状，如智能下降等。老年人可出现痴呆、精神异常。

2. 辅助检查

（1）颅脑 CT 检查：硬膜下血肿在颅骨内板下和脑表面呈现新月形。急性或亚急性血肿表现为高密度或稍高密度影，慢性血肿表现为等密度或低密度影。（图13）

（2）颅脑 MRI 检查：在 T2 加权图像上，急性血肿均呈等信号强度，但亚急性、慢性血肿呈高信号。慢性血肿可见边缘低信号，血肿中心则呈高信号。

（3）脑血管造影：硬膜下血肿造影在急性期表现为新月形的无血管区，而慢性期血肿常呈双凸形无血管区，亚急性期则表现为上述两形的过渡形。因血肿部位不同，正常血管可有不同的移位与变形。

（4）颅脑超声检查：可显示血肿波和中线波移位情况。

（5）头颅 X 线平片检查：可显示颅骨骨折的部位和类型，对估计是否发生血肿及部位有帮助。

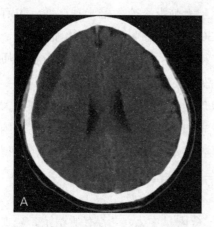 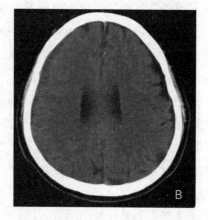

A. 中药治疗前血肿的 CT 影像学表现　　　　B. 中药治疗 1 个月后的血肿显著吸收

图13　硬膜下血肿的 CT 影像学表现

三、诊断

1. 疾病诊断标准

典型的急性和慢性硬膜下血肿，可根据创伤史、病变广泛、无颅骨骨折、硬膜下呈现的新月形高密度影和双凸形低密度影诊断，少数患者无创伤史。有时等密度的硬膜下血肿与脑组织密度相似或双侧硬膜下血肿中线结构无移位，造成诊断困难。可根据脑室有无受压变形，两侧脑室前角内移受压变尖，脑池及脑沟变窄或消失，脑皮质和白质的分界不清等改变对硬膜下血肿进行鉴别诊断。采用 MGS – GCS 评分（Markwalder's Grading Scale and Glasgow Coma Scale）作为 CSDH 病情严重程度评估标准（表19）。

表 19　MGS – GCS 评分系统

	分级	具体描述
0 级	GCS 15	患者神经系统正常
1 级	GCS 15	无神经功能障碍，但有头痛或步态不稳等症状
2 级	GCS 14 ~ 13	患者嗜睡或定向障碍，或各种局限性神经功能障碍，如轻偏瘫
3 级	GCS 12 ~ 9	患者昏迷，但对有害刺激有适当反应；出现局部症状，如偏瘫
4 级	GCS 8 ~ 3	患者昏迷，对疼痛刺激缺乏运动反应；去大脑或去皮层强直

注：MGS – GCS 为 Markwalder 评分系统；GCS 为格拉斯哥昏迷评分

2. 疾病临床分型

（1）急性硬膜下血肿：多指受伤后 3 天内出现的血肿，常继发于严重的脑挫裂伤。因皮质动脉及静脉断裂出血后流入硬膜下，故血肿多位于额叶、颞叶及额叶底面。如果是静脉窦或桥静脉撕裂出血，血肿常发生于大脑纵裂或大脑半球凸面，也有部分病灶为慢性血肿再出血（有文献表明，10% ~30% 慢性血肿可出现再出血）。

（2）亚急性硬膜下血肿：指血肿形成于伤后 4 ~ 21 天，出血来源为脑皮质的小血管，血肿形成缓慢，原发性颅脑损伤较轻，故临床症状出现较晚。

（3）慢性硬膜下血肿：其症状在 3 周以后出现，部分患者 1 年后出现；大多数颅脑创伤很轻微，部分患者可无明显创伤史或忘却受伤经过。此类血肿多见于脑萎缩的老年人、脑发育不全的婴幼儿。由于老年患者有动脉硬化及脑萎缩，创伤时就很容易使脑皮质桥静脉在进入静脉窦处撕裂出血，一般预后较好。

3. 证候诊断

硬膜下血肿多因跌仆外伤所致。《灵枢·贼风》中云："若有所堕坠，恶血在内而不去。"离经之血成为瘀血，瘀血内阻致机体津液输布代谢异常，水液异常积聚，血瘀水停，血肿形成。血瘀水停是本病的核心病机，同时兼夹其他证候。

（1）气虚血瘀证：头晕或头痛，肢体麻木或无力；或肢体疼痛，半身不遂；或全身乏力，面色不华，食欲不振。舌淡红边有瘀点，苔薄白，脉细弱。

（2）痰瘀内阻证：头痛头晕，胸闷烦躁，语言错乱或重复，健忘，大便不畅。舌暗，苔白腻或黄腻，脉有力。

（3）肾（阴）虚血瘀证：头痛或头晕耳鸣，健忘或不识人，语言謇涩，腰酸腿软，大便干结，小便频数或失禁。舌红而暗，少苔或薄黄而干，脉细尺沉。

四、治疗方案

1. 西医治疗

硬膜下血肿患者一旦确诊，原则上应停用抗凝及抗血小板聚集药物。全面评估病情严重程度，选择合理治疗方案。

（1）手术治疗

1）急性和亚急性硬膜下血肿

①手术指征：硬膜下血肿厚度超过 10mm，或中线移位超过 5mm，都需要实施手术清除血肿。对于血肿厚度小于 10mm 和中线移位小于 5mm 的昏迷（GCS 小于 9 分）患者，来院时 GCS 评分比受伤时或观察中下降 2 分以上者，也应手术清除血肿。

②手术方法

钻孔冲洗引流术：根据 CT 显示血肿所在部位，行钻孔引流。在没有 CT 定位条件下，按致伤机制及着力点，结合患者临床表现定位，依序钻孔探查。

常规骨瓣开颅或骨窗开颅术：适用于血肿定位明确的患者，或经钻孔探查发现血肿而难以冲洗排出者，或钻孔冲洗过程中有活动性出血不断者，或清除血肿后脑组织迅速膨起、颅内压高者。应做到充分暴露，彻底清除血肿和直视下止血。同时清除挫裂伤失活的脑组织和脑实质内血肿，酌情减压。

颞肌下减压术：适用于急性硬膜下血肿伴有严重脑挫裂伤脑水肿，在清除血肿和碎裂的脑组织后，脑组织依然膨隆者。去除骨瓣，咬除颞肌下骨质，行颞肌下减压。必要时，将受累的颞极和额极切除，进行内减压。

大骨瓣减压术：适用于急性或特急性血肿伴有严重脑挫裂伤脑水肿，已经发生脑疝，清除血肿后颅内高压缓解不满意者；或术前双侧瞳孔散大，去脑强直，经手术清除血肿后，颅内压一度好转，但不久又复增高者。对单侧急性硬膜下血肿患者，可用单侧额颞顶大骨瓣开颅减压术；对双侧急性硬膜下血肿患者，可用双侧额颞大骨瓣开颅减压术。只有去除骨瓣减压，同时进行硬膜扩大成形，才能达到减压目的。

2）慢性硬膜下血肿

①手术指征：慢性硬膜下血肿出现颅内压增高症状、有明显病情恶化的患者，应及时进行手术治疗。

②手术方法

钻孔或锥孔冲洗引流术：根据 CT 显示，确定血肿位置，局部麻醉下实施钻孔冲洗引流。可以钻单孔引流，摆体位时应使钻孔位置处于最高位，以免血肿腔积气。置管长度以大于血肿厚度和不超过血肿半径为宜。反复冲洗，冲洗时应避免引起颅内压增高。置管固定和缝合后，闭式引流袋稍低于头部。根据引流情况，择时拔除引流管，一般 3~5 天可以拔除。也有选择钻两个孔，一高一低。摆好体位后，先钻高位的孔与置管；后钻低位的孔与置管。前者用于排空气，后者用于排积血。临床研究表明，单孔引流与双孔引流的疗效无明显差别。

骨瓣开颅血肿清除术：适用于包膜较厚或已有钙化的慢性硬膜下血肿。

（2）非手术治疗

①急性和亚急性硬膜下血肿：血肿厚度小于10mm，中线移位小于5mm，在颅内压监测下没有颅内高压，伤后神经体征一直稳定，瞳孔无异常改变，可以采用脱水药、激素、止血药等非手术治疗，并行 CT 动态观察血肿变化。

②慢性硬膜下血肿：对于无症状或轻微症状，特别是高龄或者长期抗凝治疗的患者，药物辅助或保守治疗也可治愈或降低血肿复发，包括他汀类药物、激素、止血与抗纤溶药物治疗等。《慢性硬膜下血肿药物治疗专家共识》推荐的慢性硬膜下血肿治疗药物为阿托伐他汀钙片，小剂量（20mg/d）长疗程（至少8周）口服，直到神经症状和体征消失、血肿吸收满意后停药。对于术后反复复发等难治性慢性硬膜下血肿和使用单药阿托伐他汀疗效不明显者，推荐在小剂量阿托伐他汀钙片（20mg/d）治疗基础上联合应用地塞米松片（首剂 2.25mg/d，持续 1~2 周，逐步在 4 周之内减量至停药）；然后可继续接受小剂量阿托伐他汀钙片（20mg/d），直到神经症状和体征消失、血肿吸收满意后停药。慢性硬膜下血肿除合并全身凝血障碍的患者外，止血药需慎重使用。此外，在获得高级别循证医学证据证实前，不推荐抗纤溶药物应用。

③合并症的药物治疗：推荐渗透性脱水治疗硬膜下血肿引起的颅内压升高。如奥氮平用于治疗患者精神及情感症状；丙戊酸钠作为癫痫发作的治疗性药物，但不推荐无癫痫患者的预防性治疗。

2. 中医治疗

（1）气虚血瘀证

治法：益气活血。

方药：桃红四物汤（《医垒元戎》）合抵挡汤（《金匮要略》）加益母草加减。当归、熟地黄、川芎、白芍、桃仁、红花、水蛭、虻虫、大黄、益母草。

加减：下肢无力明显，加黄芪赤风汤；上肢无力明显，加黄芪桂枝五物汤；兼有头痛、头胀、头晕明显伴恶心等肝阳上亢表现者，酌加生龙骨、生牡蛎、生石决明等平肝潜阳。

中成药：脑血疏口服液。

（2）痰瘀内阻证

治法：化痰祛瘀开窍。

方药：桃红四物汤（《医垒元戎》）合抵挡汤（《金匮要略》）加益母草加减。当归、熟地黄、川芎、白芍、桃仁、红花、水蛭、虻虫、大黄、益母草。

可加清半夏、石菖蒲、郁金化痰开窍。

加减：兼有痰黄痰稠、心烦少寐等痰热扰心表现者，可加小陷胸汤或黄连温胆汤；大便不通者，改酒大黄，加炒枳实泻热通腑。

中成药：华佗再造丸。

（3）肾（阴）虚血瘀证

治法：补肾活血。

方药：桃红四物汤（《医垒元戎》）合抵挡汤（《金匮要略》）加益母草加减。当归、熟地黄、川芎、白芍、桃仁、红花、水蛭、虻虫、大黄、益母草。

加减：肾阴虚，加六味地黄汤。兼有头痛如裂、烦躁易怒、耳鸣、大便干燥、舌红苔黄、脉弦有力等肝火上炎表现者，可酌加夏枯草、黄芩、生石决明等；腰酸腿软、耳鸣、健忘者，加桑寄生、续断补肾强筋骨。

中成药：培元通脑胶囊。

3. 康复治疗

科学的运动功能训练，包括肢体的被动运动、主动运动和抗阻运动等。康复医学运动功能训练方法应在康复技师的指导下，根据不同病情采用不同方法进行。在被动运动期，配合推拿康复法等有一定效果。此外，还包括康复护理，以便配合实施康复计划的完成，也可防止患者二次伤残的发生。

4. 其他治疗

（1）心理治疗：应早期介入。在患者早期不能离开床，不能接受标准心理治疗时，以支持性心理治疗为主；在心理治疗的过程中，应尽量减少深挖患者潜意识的冲突，避免引起新的抑郁、焦虑情绪体验等。

（2）饮食治疗：目的是全身营养支持，保护脑功能，促进神经细胞的修复和功能的恢复。在饮食营养供给上，要求个体化，即根据患者的病情轻重、有无并发症、能否正常饮食、消化吸收功能、体重、血脂、血糖、电解质等因素，提出不同的饮食营养治疗方案。急性期的饮食治疗，是让患者能度过危急阶段，为恢复创造条件。恢复期应提出合理饮食的建议，纠正营养不足或营养失调，促进恢复和防止复发。

五、疗效评定标准

根据头颅 CT 与 MGS – GCS 评分系统判断疗效。

治愈：临床症状缓解，血肿消失，脑复张良好，无积液残留。

显效：临床症状缓解，硬膜下血肿消失，有少量积液残留。

有效：临床症状无好转，脑组织复张不良，残留积液较多。

无效：临床症状无好转，脑组织无复张，血肿复发或残留积液较多。

六、中西医结合时点

1. 重症患者，有明显脑疝征象，适宜手术治疗。术后患者采用中医辨证治疗，促进身体恢复，防止出血复发。

2. 轻中度出血患者，神经损伤评分不高，只用中医治疗即可，有效率达 90% 以上。辨证论治与辨病为主的破血逐瘀均有效。

3. 老年患者合并多种基础疾病，体质虚弱不宜手术者；慢性硬膜下血肿患者占 70% 以上合并心脑血管疾病、高血压病、糖尿病、老年脑改变、白质疏松、房颤、肿瘤、痴呆等，适宜中医辨证治疗。

4. 有心肌梗死、脑梗死病史，或者有血管介入治疗史；或者有肺栓塞、下肢血栓、房颤等病史，以及长期使用抗凝抗血小板药物患者、血小板低下患者等适宜中医辨证治疗。

5. 恐惧手术、拒绝手术患者，适宜中医辨证治疗。

6. 反复发作患者，适宜开颅手术后的中医辨证治疗。

参 考 文 献

[1] 赵继宗，周定标. 神经外科学 [M]. 北京：人民卫生出版社，2014.

[2] 韦鹏翔. 中国中西医实用神经外科学 [M]. 北京：中国医药科技出版社，2015.

[3] 张建宁. 神经外科学高级教程 [M]. 北京：中华医学电子音像出版社，2016.

[4] 何清湖. 中西医结合外科学 [M]. 北京：中国中医药出版社，2016.

[5] 姚鹏飞，石鹏飞，荔志云. 慢性硬膜下血肿发病机制及治疗研究的进展 [J]. 临床神经外科杂志，2017，14 (6)：478-480.

[6] 樊永平，仝延萍，王静文，等. 慢性硬膜下血肿的临床特点与辨证论治 [J]. 北京中医药，2019，38 (7)：627-630.

[7] 中华医学会神经外科学分会，中国神经外科重症管理协作组. 慢性硬膜下血肿药物治疗专家共识 [J]. 中华医学杂志，2020 (8)：566-572.

[8] 关瑞熙，仝延萍，李娜，等. 樊永平辨证治疗老年人慢性硬膜下血肿的用药经验 [J]. 中华中医药杂志，2020，35 (3)：1292-1295.

[9] 王昕，康越之，刘盛男，等. 樊永平活血化瘀法治疗出血性疾病临床应用 [J]. 中华中医药杂志，2021，36 (2)：879-883.

[10] Iliescu IA. Current diagnosis and treatment of chronic subdural haematomas [J]. J Med Life，2015，8 (3)：278-284.

[11] Tong Y，Liu W，Xu L，et al. Nonsurgical treatment of chronic subdural hematoma with Chinese herbal medicine：A STROBE-compliant retrospective study [J]. Medicine (Baltimore)，2020，99 (33)：e21674.

抽动秽语综合征的中西医诊疗方案

一、概述

抽动秽语综合征（multiple tics – coprolalia syndrome）也称 Gilles de la Tourette 综合征，是一种以多发性抽动和语言痉挛为典型表现的运动障碍疾病。发病年龄为 2~21 岁，常见报告的平均年龄为 7 岁。发病率为（0.5~1）/10 万，儿童及青少年多见。

抽动秽语综合征在中医古籍中并无相应的病名，根据患儿反复不自主的抽动症状，结合《小儿药证直诀》"凡病或新或久，皆引肝风，风动而止于头目，儿不能任"及《幼科证治准绳》"水生肝木，木为风化，木克脾土，胃为脾之腑，故胃中有风，瘛疭渐生。其瘛疭症状，两肩微耸，两手下垂，时复动摇不已，名曰慢惊"等论述，一般将其归属中医"筋惕肉瞤""瘛疭""抽搐""肝风"等范畴。

二、临床特点

1. 主要症状

发病年龄 2~21 岁，男孩多见。早期绝大多数患者表现为反复迅速、不规则地肌肉抽动，少部分为发声痉挛。几乎所有患者最终都会出现程度不同的不自主肌肉抽动和发声痉挛。不自主抽动最先累及面部，表现为眨眼、皱眉、嘴部抽动、用力吸气等，尚可有耸肩、上臂及头部抽动、摇动、扭身、投掷、踢腿等异常动作。发声痉挛是由于喉部肌肉抽动发出的怪声，如犬吠声、哼声、清喉声、尖叫声、吸气嗤鼻声、说话粗俗及淫秽语言等。部分患者有跺脚、弯腰、下蹲、跳动等怪异动作，甚至有自伤、自残行为。患儿常出现注意力涣散、学习能力或成绩下降等。

2. 辅助检查

本病无特异性辅助检查指标。

三、诊断

1. 疾病诊断标准

参照 DSM – Ⅱ诊断标准：①发病年龄 2~21 岁；②重复性、不自主、快速无目的的动作，涉及多组肌肉；③多发性发音抽动；④可受意志控制达数分钟至数小时；⑤数周或数月内症状可有波动；⑥病程至少持续 1 年。

2. 证候诊断

（1）肝阳化风证：皱眉眨眼，张口歪嘴，摇头耸肩，发作频繁，口出秽语；伴烦躁易怒，大便干结。舌质红，苔黄，脉弦数。

（2）痰热内扰证：肢体、肌肉抽动，喉中声响，发作无常；伴心烦易怒，口干口苦，夜寐不安，多梦易经，口气臭秽。舌质红，苔黄腻，脉滑数或弦滑。

（3）脾虚肝旺证：皱眉眨眼，嘴角抽动，肢体动摇，发作无常；伴精神疲倦，纳差或纳呆，形体消瘦，平素易发脾气，眠时露睛，大便溏烂。舌质淡红，苔薄白或白腻，脉细弱或沉缓。

（4）阴虚风动证：挤眉弄眼，耸肩摇头，或手足抽动，肢体震颤；伴见形体消瘦，手足心热，两颧潮红，睡眠不安，大便干燥或便秘。舌质红绛，舌苔光剥或少苔，脉细数。

四、治疗方案

1. 西医治疗

一般轻症患者无须治疗。症状明显者，可选择如氟哌啶醇、可乐定、哌咪清、利他林等药物治疗。

2. 中医治疗

（1）病机治则：本病的基本病机为先天禀赋不足，后天调养失宜，致肝肾亏虚、心脾两虚、阴阳失衡；病理因素兼风、痰、火。治宜补益肝肾，健脾宁心，安神定志。

（2）辨证治疗

①肝阳化风证

治法：清肝潜阳，息风止搐。

方药：天麻钩藤饮（《中医内科杂病证治新义》）加减。天麻、钩藤、生决明、山栀、黄芩、川牛膝、杜仲、益母草、桑寄生、夜交藤、茯神。

加减：肝阳上亢见鼻子、嘴角抽动明显者，可酌情加平肝息风之品，如珍珠母、代赭石、生龙骨、生牡蛎；兼有肝火者，可改为焦山栀，加夏枯草清肝等。

中成药：天麻钩藤颗粒。

②痰热内扰证

治法：清热涤痰，镇肝宁神。

方药：温胆汤（《三因极一病证方论》）加减。法半夏、陈皮、枳实、竹茹、茯苓、甘草、生姜、大枣。

加减：痰热盛者，可加黄芩、黄连；痰热扰心者，加焦山栀、莲子心、浙贝母；失眠多梦者，加炙远志、石菖蒲化痰宁心安神；舌苔白腻或黄腻、纳呆口臭者，加连翘清热，焦神曲、炒麦芽消食导滞。

中成药：黄连温胆丸。

③脾虚肝旺证

治法：扶土抑木，理脾缓肝。

方药：四君子汤（《太平惠民和剂局方》）合半夏白术天麻汤（《医学心悟》）加

减。党参、茯苓、白术、炙甘草、半夏、白术、天麻、茯苓、橘红、甘草、生姜、大枣。

加减：健脾同时要运脾，可加入理气化痰之品，如木香、砂仁、枳壳等；若病程较长，抽动频繁者，可加用钩藤、僵蚕以息风止痉。

中成药：加味逍遥丸。

④阴虚风动证

治法：滋水涵木，潜阳息风。

方药：三甲复脉汤（《温病条辨》）加减。炙甘草、生地黄、白芍、麦冬、阿胶、麻仁、生牡蛎、鳖甲、龟甲。

加减：风动明显者，可加入虫类药搜络剔邪，如全蝎、僵蚕、蜈蚣等。

中成药：杞菊地黄丸。

（3）针灸治疗

1）基本处方：百会、神庭、攒竹、中脘、天枢、关元、内关、合谷、丰隆、绝骨、公孙、太冲。

2）辨证治疗

①肝风内动，痰火扰心证：百会、神庭、攒竹、中脘、天枢、关元、内关、合谷、丰隆、绝骨、公孙、太冲。

②气血不足，筋脉失养证：百会、神庭、攒竹、中脘、天枢、关元、内关、手三里、足三里、三阴交。

3）随症加减：眨眼、眼睛转动者，加阳白；鼻子动者，加迎香；努嘴者，加承浆、地仓；清嗓子者，加廉泉、快针天突；摇头者，加风池、快针天容；耸肩者，加肩髃、肩髎。

儿童的抽动秽语综合征常易复发，常见原因如下：①感受外邪如急慢性扁桃体炎、感冒之后容易引起症状反复；②精神压力大，比如考试前；③过于疲劳，如长跑、打球、学习时间过长、长时间看视频等。治疗上应注意防治外邪，适当兼顾疏风散热、清热利咽；注意家庭环境，家长不要一味批评，应以多鼓励为主；注意劳逸结合，体力、脑力均不可过度疲劳。

五、疗效评定标准

暂无量化指标，主要根据症状改善情况判断。

六、中西医结合时点

1. 本病是儿童常见病。一般在儿童进入第一次发育阶段，症状就会明显缓解甚至消失。本病诊断不难，只要早期诊断，中医辨证治疗有较好疗效。

2. 对于病程长、症状严重者，可以考虑中西医结合，同时通过心理干预治疗。家庭创建温馨轻松环境，有助于本病症状缓解。因为抽动症状可在精神放松、情绪稳定、注意力集中时缓解，在紧张、兴奋、疲劳时加重。

3. 上呼吸道的慢性隐匿性感染，如咽炎、鼻炎、扁桃体炎等，会引起或者加重症状，使用中医辨证治疗，防止症状的频繁变化或者持续加重。

参 考 文 献

［1］杨翠玲，张肖瑾，赵琼，等 . 儿童多发性抽动症的中医认识及治疗概况［M］. 中国中西医结合儿科学 . 北京：中国中医药出版社，2020.

［2］徐荣谦，孙洮玉 . 刘弼臣教授治疗多发性抽动症的经验撷萃［J］. 北京中医药大学学报（中医临床版），2006（6）：32 – 33.

［3］李双，孙少馨，李媛媛，等 . 埋针结合中药治疗小儿多发性抽动症 30 例临床观察［J］. 世界中西医结合杂志，2017，12（10）：1422 – 1424 + 1428.

［4］张婷，王有鹏 . 中医治疗儿童多发性抽动症研究进展［J］. 实用中医药杂志，2018，34（1）：127 – 130.

［5］庄红艳，刘杰，尹冬青，等 . 中医药治疗抽动秽语综合征的研究进展［J］. 中国药师，2018，21（10）：1838 – 1841.

［6］杨艳梅 . 头针配合耳针治疗小儿抽动症的临床研究［D］. 昆明：云南中医学院，2016.

［7］Robertson MM. The prevalence and epidemiology of Gilles de la Tourette syndrome. Part 1：the epidemiological and prevalence studies［J］. J Psychosom Res，2008，65（5）：461 – 472.

抑郁障碍的中西医诊疗方案

一、概述

抑郁障碍是指由多种原因引起的，以显著和持久的抑郁症候群为主要临床特征的一类心境障碍。抑郁障碍的核心症状是与处境不相称的心境低落和兴趣丧失。在上述症状的基础上，患者常常伴有焦虑或激越，甚至出现幻觉、妄想等精神病性症状。据世界卫生组织统计，全球约有 3.5 亿抑郁障碍患者，平均每 20 人就有 1 人曾患或目前患有抑郁障碍。1990～2017 年，我国抑郁障碍患病率从 1902/10 万增加到 2030/10 万。自杀是抑郁障碍患者最为严重的后果之一，抑郁障碍患者自杀率显著高于普通人群。

中医学中抑郁障碍可归为"郁病"范畴，是指情志不舒、气机郁滞所致的，以心情抑郁、情绪不宁、胸部满闷、胁肋胀痛、或易怒易哭、或咽中如有异物梗塞等症为主要临床表现的一类病证。

二、临床特点

1. 主要症状

（1）核心症状：①心境低落；②兴趣和愉快感丧失；③导致疲劳和活动减少等精力降低。

（2）附加症状：①注意力降低；②自我评价和自信降低；③自罪观念和无价值感；④认为前途暗淡悲观；⑤自伤或自杀的观念或行为；⑥睡眠障碍；⑦食欲下降。

2. 辅助检查

对疑似抑郁障碍的患者，除了进行全面的躯体检查及神经系统检查外，还要注意辅助检查及实验室检查。主要检查项目包括：①常规检查，如血常规、心电图、尿便常规、肝功能、肾功能、电解质、血脂及血糖；②内分泌检查，如甲状腺功能、激素等检查；③感染性疾病筛查，如乙肝、丙肝、梅毒、艾滋病等检查；④脑电图、头颅CT/MRI 检查。此外，胸片、超声心动图、心肌酶学、腹部彩超、相关免疫学检查等则根据临床需要进行。

三、诊断

1. 疾病诊断标准

参照《国际疾病与分类（ICD–10）》的抑郁障碍诊断标准。

（1）轻度抑郁：具有至少 2 条核心症状和至少 2 条附加症状，且患者的日常工作和社交活动有一定困难，对患者的社会功能有轻度影响。

（2）中度抑郁：具有至少2条核心症状和至少3条（最好4条）附加症状，且患者的工作、社交或生活存在相当困难。

（3）重度抑郁：3条核心症状都存在和具有至少4条附加症状，且患者的社会、工作和生活功能严重受损。

（4）伴有精神病性症状：符合中、重度抑郁发作的诊断标准，并存在妄想、幻觉或抑郁性木僵等症状。妄想一般涉及自罪、贫穷或灾难迫在眉睫的观念，患者自认为对灾难降临负有责任；幻觉多为听幻觉和嗅幻觉，听幻觉常为诋毁或指责性的声音，嗅幻觉多为污物腐肉的气味。

诊断抑郁发作时，一般要求病程持续至少2周，并且存在具有临床意义的痛苦或社会功能的受损。

2. 西医临床分型

此处介绍的临床分型以《国际疾病与分类（ICD–11）》的分类为主。

（1）抑郁障碍：以显著而持久的心境低落为主要临床特征。临床表现可从闷闷不乐到悲痛欲绝，多数患者有反复发作的倾向，大多数发作可以缓解，部分可存在残留症状或转为慢性病程。抑郁发作是常见的抑郁障碍，表现为单次发作或反复发作。

（2）恶劣心境：是一种以持久的心境低落状态为主的轻度抑郁，从不出现躁狂或轻度躁狂发作。病程常持续2年以上，其间无长时间的完全缓解，一般不超过2个月。患者有求治意愿，生活不受严重影响。

（3）混合性抑郁和焦虑障碍：主要表现为焦虑与抑郁症状持续几天，但不足2周，分开考虑任何一组症候群的严重程度和（或）持续时间时，均不足以符合相应的诊断。

3. 证候诊断

（1）肝气郁结证：精神抑郁，情绪不宁，胁肋胀痛，胸部满闷，痛无定处，脘闷嗳气，不思饮食，大便不调。苔薄腻，脉弦。

（2）痰热扰神证：心烦不宁，胸胁胀满，口黏口臭，困倦，噩梦，肢体沉重酸胀，大便秘结。舌质红，苔黄腻，脉弦滑。

（3）心胆气虚证：精神抑郁，多思多虑，善惊易恐，心悸，气短，失眠，多梦，自汗。舌淡，苔白，脉细弱。

（4）心脾两虚证：多思善疑，心悸胆怯，头晕神疲，失眠健忘，面色不华。舌质淡，苔薄白，脉细。

（5）心肾阴虚证：情绪不宁，心悸，五心烦热，失眠健忘，盗汗，口咽干燥。舌红少津，脉细数。

四、治疗方案

1. 西医治疗

（1）治疗原则

①全病程治疗：一半以上的抑郁障碍患者在疾病发生后2年内会复发。为改善抑郁障碍患者预后，减少复发，现提倡全病程治疗，包括急性期治疗（8~12周）、巩固期治疗（4~9个月）和维持期治疗（2~3年）。

②个体化合理用药：结合患者的年龄、性别、伴随发病、既往治疗史等因素，从安全性、有效性、经济性、适当性等角度为患者选择合适的抗抑郁药物及剂量。

③量化评估：在治疗前、治疗中，要定期对患者进行评估。

④联合用药：抗抑郁治疗，不主张联合用药。联合用药一般常用于难治性患者，选择两种作用机制不同的抗抑郁药联合使用以增强疗效，但不主张联用两种以上抗抑郁药。

⑤建立治疗联盟：应与患者家属彼此信任，支持性的医患联盟形成广泛的治疗联盟，可提高患者的治疗依从性。

（2）抗抑郁药物种类

①新型抗抑郁药物：包括选择性5-羟色胺再摄取抑制剂（SSRIs）、选择性5-羟色胺和去甲肾上腺素再摄取抑制剂（SNRIs）、去甲肾上腺素和特异性5-羟色胺能抗抑郁药（NaSSAs）、去甲肾上腺素和多巴胺再摄取抑制剂（NDRIs）、5-羟色胺受体拮抗剂/再摄取抑制剂（SARIs）、褪黑素 MT_1/MT_2 受体激动剂和 $5-HT_{2c}$ 受体拮抗剂。其安全性与耐受性好，为一线推荐药物。常用的有 SSRIs 中以艾司西酞普兰和舍曲林的疗效和耐受性最为均衡；在儿童抗抑郁药物的选择上，氟西汀的疗效和耐受性较为均衡。SNRIs 代表药物为文拉法辛和度洛西汀，在治疗伴有糖尿病或周围神经痛的抑郁患者比 SSRIs 更有优势；NaSSAs 以米氮平为代表，对抑郁障碍患者的食欲下降和睡眠紊乱症状改善明显；NDRIs 代表药物为安非他酮，与 SSRIs 疗效相当，但对疲倦、困倦症状改善优于某些 SSRIs；SARIs 代表药物为曲唑酮，适用于伴有激越或睡眠障碍的患者；褪黑素 MT_1/MT_2 受体激动剂和 $5-HT_{2c}$ 受体拮抗剂代表药物为阿戈美拉汀，具有明显抗抑郁作用，且具有调节睡眠作用。

②传统抗抑郁药物：包括三环类、单胺氧化酶抑制剂和四环类药物等。由于其耐受性和安全性问题，作为二线推荐药。目前国内使用的三环类和四环类药物，有阿米替林、氯米帕明、丙米嗪、多塞平和马普替林。

2. 中医治疗

（1）病机治则：理气开郁、调畅气机、怡情易性是治疗郁病的基本原则。实证者，首当理气开郁，并根据是否兼有血瘀、火郁、痰结、湿滞、食积等分别采用活血、降火、祛痰、化湿、消食等法；虚证者，根据损及的脏腑及气血阴精亏虚的不同情况补之；虚实夹杂者，当视虚实偏重而虚实兼顾。

（2）辨证治疗

①肝气郁结证

治法：疏肝解郁，理气畅中。

方药：柴胡疏肝散（《证治准绳》）加减。陈皮、柴胡、川芎、香附、枳壳、芍药、甘草。

加减：伴腹胀、腹痛、肠鸣，稍有情志不遂或饮食不慎即腹泻便溏者，属肝郁乘脾，可合参苓白术散、痛泻要方加减以疏肝健脾；伴头目胀痛、急躁易怒、烦热面赤、口苦便干者，属肝郁化火，可合龙胆泻肝汤加减以清肝泻火。

中成药：逍遥丸、解郁丸、舒肝颗粒、舒肝解郁胶囊。

②痰热扰神证

治法：清热化痰，宁心安神。

方药：黄连温胆汤（《六因条辨》）加减。黄连、法半夏、竹茹、枳实、陈皮、茯苓、生姜、大枣、炙甘草。

加减：如心胸烦热明显，可加栀子、淡豆豉清热除烦；如胸胁胀满、大便秘结明显，可加黄芩、大黄、枳实内泻热结；如热象不明显，自觉咽中如有物哽塞，吞之不下，咳之不出者，此为痰气郁结之"梅核气"，予半夏厚朴汤加减以化痰行气、开郁散结。

中成药：黄连温胆丸。兼有血虚阳亢者，可选用养血清脑颗粒；兼有肝郁化火者，选用龙胆泻肝丸。

③心胆气虚证

治法：益气镇惊，安神定志。

方药：安神定志丸（《医学心悟》）加减。茯苓、茯神、人参、远志、石菖蒲、龙齿。

加减：如兼有悲忧欲哭、喜怒无常，或时时欠伸，或手舞足蹈、骂詈叫喊，此为"脏躁"，予甘麦大枣汤加减养心安神。

中成药：安神定志丸、振源胶囊。

④心脾两虚证

治法：健脾养心，补益气血。

方药：归脾汤（《济生方》）加减。人参、白术、黄芪、当归、白芍、远志、酸枣仁、茯神、木香、龙眼肉、生姜、大枣、甘草。

加减：心胸郁闷，情志不舒者，加郁金、佛手理气开郁；头痛者，可加川芎、白芷活血祛风止痛。

中成药：人参归脾丸。兼肾阳虚者，可选用巴戟天寡糖胶囊。

⑤心肾阴虚证

治法：滋养心肾，养阴安神。

方药：天王补心丹（《校注妇人良方》）加减。人参、茯苓、玄参、丹参、桔梗、远志、当归、麦冬、天冬、柏子仁、酸枣仁、生地黄。

加减：如有心烦失眠、多梦遗精者，可合交泰丸交通心肾；如遗精较为频繁者，可加芡实、莲须、金樱子以补肾固涩；如虚火较甚，出现低热、手足心热明显者，可加银柴胡、白薇、麦冬以清虚热；月经不调者，可加香附、泽兰、益母草理气开郁，活血调经。

中成药：天王补心丹（丸）、乌灵胶囊。

（3）针刺治疗

①体针：以督脉及手足厥阴、手少阴经穴为主。

主穴：水沟、内关、神门、太冲。

配穴：肝气郁结者，加曲泉、膻中、期门；气郁化火者，加行间、侠溪、外关；痰气郁结者，加丰隆、阴陵泉、天突、廉泉；心神惑乱者，加通里、心俞、三阴交、太溪；心脾两虚者，加心俞、脾俞、足三里、三阴交；肝肾亏虚者，加太溪、三阴交、肝俞、肾俞。

②耳针：选神门、心、交感、肝、脾。毫针刺，或揿针埋藏，或王不留行籽贴压。

3. 其他治疗

（1）心理治疗

①支持性心理治疗：通过倾听、安慰、解释、指导和鼓励等方法帮助患者正确认识和对待自身疾病，使患者能够积极主动地配合治疗。通常由医生或其他专业人员实施，该疗法几乎可适用于所有抑郁障碍患者，可配合其他治疗方式联合使用。

②认知行为治疗（CBT）：通过帮助患者认识并矫正自身的错误信念，缓解情感症状，改善应对能力，并可减少抑郁障碍的复发。此外，还包括精神动力学治疗、人际心理治疗、婚姻家庭治疗等。

（2）物理治疗：重复经颅磁刺激（rTMS）是抑郁障碍非药物治疗的重要手段之一，2010年被纳入美国精神病协会编制的《抑郁障碍治疗实用指南》。此外，还包括电抽搐治疗、迷走神经刺激、深部脑刺激等。

五、疗效评定标准

通常用量表来评估抑郁障碍的治疗效果。

临床治疗有效：指抑郁症状减轻，汉密尔顿抑郁量表－17项（HAMD－17）减分率至少达50%，或者蒙哥马利－艾斯伯格抑郁评分量表（MARDS）减分率达到50%以上。

临床治愈：指抑郁症状完全消失时间＞2周，HAMD－17≤7分或MARDS≤10分，并且社会功能恢复良好。

临床痊愈：如果患者抑郁症状完全缓解时间超过6个月，则认为达到临床痊愈。

六、中西医结合时点

1. 根据抑郁程度，选择中医或者西医治疗。

2. 对于轻度或中度抑郁，中医针灸辨证治疗有效。

3. 重度抑郁，选择西药抗抑郁治疗，疗程剂量要规范，切记随意撤药、减药。中西医结合治疗的疗效更好。

4. 针灸、气功、太极、心理等非药物疗法，有助于轻度抑郁的康复。

参 考 文 献

［1］郝伟，陆林. 精神病学［M］. 北京：人民卫生出版社，2018.

［2］孙文军，曲淼，田青，等. 唐启盛教授治疗抑郁障碍的学术经验［J］. 天津中医药，2016（1）：1-4.

［3］过伟峰，曹晓岚，盛蕾，等. 抑郁症中西医结合诊疗专家共识［J］. 中国中西医结合杂志，2020，40（2）：141-148.

［4］He J，Ouyang F，Li L，et al. Incidence trends of major depressive disorder in China：an age-period-cohort modeling study［J］. J Affect Disord，2021（288）：10-16.

附　　录

表 20　Hamilton 抑郁量表（HAMD）

姓名：_____　性别：____　年龄：____岁　文化程度：_____　测评日期：_____

1. 抑郁情绪	0 无	☐
	1 只有问到时才诉述	☐
	2 在访谈时有自发诉述	☐
	3 不用语言也可从表情、姿势、声音或欲哭中流露出来	☐
	4 患者的自发语言或非语言表达（表情、动作）几乎完全表现为这种情绪	☐
2. 罪恶感	0 无	☐
	1 责怪自己，感到自己连累别人	☐
	2 认为自己有罪，或反复思考以往的过失和错误	☐
	3 不用语言也可从表情、姿势、声音或欲哭中流露出来	☐
	4 患者的自发语言或非语言表达（表情、动作）几乎完全表现为这种情绪	☐

3. 自杀	0 无	☐
	1 觉得活着无意义	☐
	2 希望自己已死了，或常想到与死有关的事	☐
	3 消极（自杀）观念	☐
	4 有自杀行为	☐
4. 入睡困难	0 无	☐
	1 主述有入睡困难，上床半小时后仍不能入睡（要注意患者入睡时间）	☐
	2 主述每晚均有入睡困难	☐
5. 睡眠不深	0 无	☐
	1 睡眠浅，多恶梦	☐
	2 半夜（晚上 12 点以前）曾醒来（不包括上厕所）	☐
6. 早醒	0 无	☐
	1 有早醒，比平时早醒 1 小时，但能重新入睡（应排除平时的习惯）	☐
	2 早醒后无法重新入睡	☐
7. 工作和兴趣	0 无	☐
	1 提问时才诉述	☐
	2 自发地直接或间接表达对活动、工作或学习失去兴趣	☐
	3 活动时间减少或效率下降，住院患者每天参加病房活动或娱乐不到 3 小时	☐
	4 因目前的疾病而停止工作，住院者不参加任何活动或无他人帮助便不能完成病房的日常事务（注意不要因为住院而均打 4 分）	☐
8. 迟缓	0 无	☐
	1 轻度阻滞	☐
	2 明显阻滞	☐
	3 进行困难	☐
	4 完全不能回答问题	☐
9. 激越	0 无	☐
	1 检查时心神不定	☐
	2 明显心神不定或做小动作	☐
	3 不能静坐，检查中曾起立	☐
	4 搓手、咬指头、扯头发、咬嘴唇	☐
10. 精神性焦虑	0 无	☐
	1 问及时诉述	☐
	2 自发地表达	☐
	3 表情和言谈流露出明显忧虑	☐
	4 明显惊恐	☐

续表

11. 躯体性焦虑	0 无	☐
	1 轻度	☐
	2 中度，有肯定的上述症状	☐
	3 重度，上述症状严重，影响生活或需要处理	☐
	4 严重影响生活或活动（焦虑包括口干、腹胀、呃逆、腹绞痛、心悸、心痛、过度换气和叹气、尿频和出汗）	☐
12. 胃肠道症状	0 无	☐
	1 食欲减退，但无须他人鼓励即可自行进食	☐
	2 进食需要他人催促或请求和需要应用泻药或助消化药	☐
13. 全身症状	0 无	☐
	1 四肢、背部或颈部沉重感，背部、肌肉疼痛，全身乏力或疲倦	☐
	2 症状明显	☐
14. 性症状（性欲减退，月经紊乱等）	0 无	☐
	1 轻度	☐
	2 重度	☐
	3 不能肯定或该项对受试者不合适（不记录总分）	☐
15. 疑病	0 无	☐
	1 对身体过分关注	☐
	2 反复考虑健康问题	☐
	3 有疑病妄想	☐
	4 有幻觉的疑病妄想	☐
16. 体重减轻	按病史评定： 0 无	☐
	1 患者诉述可能有体重减轻	☐
	2 有肯定的体重减轻	☐
	按体重记录评定： 0 无	☐
	1 周内体重减轻超过 0.5kg	☐
	2 周内体重减轻超过 1kg	☐
17. 自知能力	0 知道自己有病，表现为焦虑	☐
	1 知道自己有病，但归诸于伙食过差、环境问题、工作过忙、病毒感染或需要休息	☐
	2 完全否认有病	☐

得分：_____ 测评医师：_____

结果分析：总分超过 24 分，严重抑郁；18～24 分，肯定有抑郁；7～17 分，可能有抑郁；如小于 7 分，则患者没有抑郁症状。

广泛性焦虑障碍的中西医诊疗方案

一、概述

广泛性焦虑障碍（generalized anxiety disorder，GAD）是常见的焦虑与恐惧障碍类型，是一种以焦虑为主要临床表现的精神障碍，患者常常有不明原因的提心吊胆、紧张不安、显著的自主神经功能紊乱症状、肌肉紧张及运动性不安。患者往往能够认识到这些担忧是过度和不恰当的，但不能控制，因难以忍受而感到痛苦。GAD 在普通人群中的年患病率为 1.9% ~ 5.1%，45 ~ 55 岁年龄组比例最高，女性患者约是男性的 2 倍。焦虑与恐惧相关障碍，还包括惊恐障碍、场所恐惧障碍、特定恐惧障碍、社交焦虑障碍、分离性焦虑障碍和其他特定或未特定的焦虑与恐惧相关障碍，本方案主要讨论 GAD。

中医学中并无焦虑症病名的记载，根据焦虑属于情志疾病，可归属于"郁病"范畴。

二、临床特点

1. 主要症状

（1）精神性焦虑：精神上的过度担心是焦虑症状的核心，表现为对未来可能发生的、难以预料的某种危险或不幸事件经常担心。有的患者表现为自由浮动性焦虑，即不能明确意识到担心的对象或内容，而只是一种提心吊胆、惶恐不安的强烈内心体验；有的患者表现为预期焦虑，即担心的也许是现实生活中可能将会发生的事情，但其担心、焦虑和烦恼的程度与现实很不相称。

（2）躯体性焦虑：表现为运动性不安与肌肉紧张。运动性不安可表现为搓手顿足，不能静坐，不停地来回走动，无目的的小动作增多；肌肉紧张表现为主观上的一组或多组肌肉不舒服的紧张感，严重时有肌肉酸痛，紧张性头痛也很常见。

（3）自主神经功能紊乱：表现为心动过速、胸闷气短、头晕头痛、皮肤潮红、出汗或苍白、口干、吞咽梗阻感、胃部不适、恶心、腹胀、便秘或腹泻、尿频等症状。

（4）其他症状：GAD 常合并疲劳、抑郁、强迫、恐惧、惊恐发作及人格解体等症状。GAD 是一种共病率高的疾病，约 2/3 患者合并抑郁，约 1/4 伴有惊恐障碍，有些还伴有社交焦虑障碍、强迫障碍。

2. 辅助检查

对疑似焦虑障碍的患者，除了进行全面的躯体检查及神经系统检查外，还要注意辅助检查及实验室检查。主要检查项目包括：①常规检查，如血常规、心电图、尿便常规、肝功能、肾功能、电解质、血脂及血糖；②内分泌检查，如甲状腺功能、激素等检查；③感染性疾病筛查，如乙肝、丙肝、梅毒、艾滋病等检查；④脑电图、头颅CT/MRI 检查。此外，胸片、超声心动图、心肌酶学、腹部彩超、相关免疫学检查等则根据临床需要进行。

三、诊断

1. 疾病诊断标准

必须在至少6个月内的大多数时间存在焦虑的原发症状，这些症状通常应包含以下要素：

（1）过度的焦虑和担忧（为将来的不幸烦恼，感到忐忑不安，注意力困难等）。

（2）运动性紧张（坐卧不安、紧张性头痛、颤抖、无法放松）。

（3）自主神经活动亢进（出汗、心动过速或呼吸急促、上腹不适、头晕、口干等）。

2. 证候诊断

（1）肝郁化火证：心烦易怒，失眠多梦，口苦咽干，胁肋胀痛，脘腹不适，痞满腹胀，面红目赤，便秘尿赤。舌红，苔黄，脉弦数。

（2）痰热扰心证：心烦易怒，痰多呕恶，紧张不安，少寐多梦，头晕头胀，便秘。舌红，苔黄腻，脉滑数。

（3）心肾不交证：心烦失眠，头晕耳鸣，心悸，健忘，腰膝酸软，潮热盗汗，梦遗。舌红少苔，脉细数。

（4）心胆气虚证：善惊易恐，坐立不安，胆怯心悸，气短，失眠，多梦易醒，易自汗，倦怠乏力。舌淡，苔薄白，脉细。

（5）心脾两虚证：善思多虑，心悸神疲，失眠健忘，面色萎黄，头晕，倦怠乏力易自汗，纳谷不化，便溏。舌淡，苔白，脉细。

四、治疗方案

急性期以缓解或消除焦虑症状及伴随症状，提高临床治愈率，恢复社会功能，提高生活质量为目标。急性期治疗后，巩固治疗和维持治疗对于预防复发非常重要，巩固期至少2~6个月，维持治疗至少12个月。

1. 西医治疗

（1）有抗焦虑作用的抗抑郁药：选择性5－羟色胺再摄取抑制剂（SSRIs）和选择性5－羟色胺和去甲肾上腺素再摄取抑制剂（SNRIs）对GAD 有效，药物不良反应少，患者接受性好，如帕罗西汀、文拉法辛、度洛西汀、艾司西酞普兰等。三环类抗抑郁药，如丙米嗪、阿米替林等对GAD 亦有较好疗效，但较强的抗胆碱能不良反应和心脏毒性作用限制了它们的应用。苯二氮䓬类（BZDs）药物起效快，但长期使用有成瘾性。

早期多将 BZDs 与 SSRIs/SNRIs 或三环类药物合用，维持 2～4 周，然后逐渐停用 BZDs 药物。

（2）其他药物：5－HT$_{1A}$受体部分激动剂，如丁螺环酮、坦度螺酮因无依赖性而常用于 GAD，但起效较慢；β－肾上腺素能受体阻滞剂对减轻焦虑症患者自主神经功能亢进所致的躯体症状，如心悸、心动过速等有较好疗效。此外，氟哌噻吨美利曲辛对焦虑也有较好的缓解作用，但不宜长期使用，老年患者使用可能诱发帕金森综合征。

2. 中医治疗

（1）辨证治疗

①肝郁化火证

治法：疏肝解郁，泻火安神。

方药：丹栀逍遥散（《内科摘要》）加减。当归、白芍、茯苓、白术、柴胡、丹皮、山栀、炙甘草。

加减：如胁肋胀满、疼痛较甚者，可加郁金、青皮、佛手疏肝理气；肝气犯胃，胃失和降而见嗳气频作、脘闷不舒者，可加旋覆花、代赭石、苏梗、法半夏和胃降逆；兼有食滞腹胀者，可加鸡内金、神曲、麦芽消食化滞；如热势较甚、口苦、便干者，可加龙胆草、大黄泻热通腑；肝火犯胃者，可加左金丸清肝泻火、降逆止呕；肝火上炎而见头痛、目赤、耳鸣者，可加菊花、钩藤、刺蒺藜清热平肝。

中成药：加味逍遥丸、疏肝解郁胶囊。

②痰热扰心证

治法：清热化痰，和中安神。

方药：黄连温胆汤（《六因条辨》）加减。黄连、法半夏、竹茹、枳实、陈皮、茯苓、生姜、大枣、炙甘草。

加减：如心胸烦热明显，可加栀子、淡豆豉清热除烦；如热象不明显，自觉咽中如有物哽塞，吞之不下，咳之不出者，予半夏厚朴汤加减以化痰行气、开郁散结。

中成药：舒眠胶囊、黄连温胆丸。

③心肾不交证

治法：滋阴降火，养心安神。

方药：黄连阿胶汤（《伤寒论》）合百合地黄汤（《金匮要略》）加减。黄连、阿胶、黄芩、白芍、百合、生地黄。

加减：如虚烦失眠、心悸不安者，可加酸枣仁、川芎、茯苓、知母以养血安神、清热除烦；有心烦失眠、多梦遗精者，可合交泰丸交通心肾；如遗精较为频繁者，可加芡实、莲须、金樱子以补肾固涩。

中成药：乌灵胶囊、交泰丸、天王补心丹（丸）。

④心胆气虚证

治法：益气镇惊，定志安神。

207

方药：安神定志丸（《医学心悟》）加减。茯苓、茯神、人参、远志、石菖蒲。

加减：如兼有悲忧欲哭、喜怒无常，或时时欠伸，或手舞足蹈、骂詈叫喊等"脏躁"表现者，予甘麦大枣汤加减养心安神。

中成药：解郁丸、参松养心胶囊。

⑤心脾两虚证

治法：补益气血，养心安神。

方药：归脾汤（《济生方》）加减。人参、白术、黄芪、当归、白芍、远志、酸枣仁、茯神、木香、龙眼肉、生姜、大枣、甘草。

加减：心胸郁闷、情志不舒者，加郁金、佛手理气开郁；头痛，可加川芎、白芷活血祛风止痛。

中成药：人参归脾丸、九味镇心颗粒、养血清脑颗粒。

（2）针刺治疗

①体针

主穴：百会、四神聪、神门。

随症配穴：肝郁化火证，加印堂、内关、太冲、行间；痰热扰心证，加印堂、列缺、天突、丰隆、合谷、足三里；心肾不交证，加心俞、肾俞、照海、神庭、本神、三阴交；心胆气虚证，加心俞、胆俞、膈俞、气海、神庭、本神、三阴交；心脾两虚证，加印堂、脾俞、胃俞、足三里、心俞。

根据证候选择合理的穴位配伍和适宜的手法进行治疗，每次留针 20~30 分钟，10次为一疗程。

②耳针：根据患者具体病情，选取心、肝、脾、肾、肾上腺、内分泌、交感、神门等穴。

3. 其他治疗

（1）健康教育：让患者明白疾病的性质，增进患者在治疗中的合作。在焦虑发作时，对焦虑体验有正确的认知，避免进一步加重焦虑。鼓励患者进行适当的体育锻炼，并坚持正常生活工作。

（2）认知行为治疗：对患者进行全面评估后，治疗者要帮助患者改变不良认知并进行认知重建。松弛训练、呼吸控制训练能部分缓解焦虑。

五、疗效评定标准

目前常用的焦虑严重程度评估工具为医师用汉密尔顿焦虑量表（HAMA），总分≥14 分可明确达到焦虑发作的严重程度标准。

临床有效：指焦虑症状减轻，HAMA 减分率至少达 50%。

临床治愈：指抑郁症状完全消失时间>2 周，HAMA 减分率达 80%，并且社会功能恢复良好。

临床痊愈：如果患者焦虑症状完全缓解时间超过6个月，则认为达到临床痊愈。

六、中西医结合时点

1. 根据焦虑程度，选择中医或者西医治疗。

2. 对于轻度或中度焦虑，中医辨证治疗有效。

3. 重度焦虑选择西药抗焦虑治疗，或者中西医结合治疗。

4. 针灸、气功、太极拳、心理、正念、冥想、经颅磁刺激等非药物疗法，有助于轻度焦虑的康复。

参 考 文 献

[1] 世界中医药学会联合会中医心理学专业委员会. 基于个体化的广泛性焦虑障碍中医临床实践指南 [J]. 世界睡眠医学杂志，2016，3（2）：80－94.

[2] 中华中医药学会. 中医内科常见病诊疗指南 [M]. 北京：中国中医药出版社，2008.

[3] 郝伟，陆林. 精神病学 [M]. 北京：人民卫生出版社，2018.

附　　录

表 21　汉密尔顿焦虑量表（HAMA）

项目	无	轻	中等	重	极重
1. 焦虑心境（总担心要发生什么情况）	（0）	（1）	（2）	（3）	（4）
2. 紧张（肌张力高、颤抖、不能放松）	（0）	（1）	（2）	（3）	（4）
3. 害怕（黑暗、独处、乘车、人多等）	（0）	（1）	（2）	（3）	（4）
4. 失眠	（0）	（1）	（2）	（3）	（4）
5. 记忆力或注意力障碍	（0）	（1）	（2）	（3）	（4）
6. 抑郁心境	（0）	（1）	（2）	（3）	（4）
7. 肌肉系统症状	（0）	（1）	（2）	（3）	（4）
8. 感觉系统症状	（0）	（1）	（2）	（3）	（4）
9. 心血管系统症状	（0）	（1）	（2）	（3）	（4）
10. 呼吸系统症状	（0）	（1）	（2）	（3）	（4）
11. 胃肠道症状	（0）	（1）	（2）	（3）	（4）

项目	无	轻	中等	重	极重
12. 生殖泌尿系统症状	(0)	(1)	(2)	(3)	(4)
13. 植物神经症状	(0)	(1)	(2)	(3)	(4)
14. 会谈时行为异常	(0)	(1)	(2)	(3)	(4)

得分：_____ 测评医师：_____

结果分析：总分≥29 分，可能为严重焦虑；总分≥21 分，肯定有明显焦虑；总分≥14 分，肯定有焦虑；如<7 分，则没有焦虑症状。

失眠的中西医诊疗方案

一、概述

失眠症是以频繁而持续的入睡困难和（或）睡眠维持困难并导致睡眠感不满意为特征的睡眠障碍。2010 年，中国睡眠研究会发布中国成年的失眠发生率为 38.2%，失眠患者占睡眠障碍患者的 95% 以上。近半数严重失眠者，症状可持续 10 年以上，严重影响大众身心健康，对患者生活和工作造成了很大程度的负面影响。

中医学中，失眠属 "不寐" 范畴，《黄帝内经》中称为 "不得卧" "卧不安" "目不瞑"。由于其他疾病而影响睡眠者，不在本文讨论范围。

二、临床特点

1. 主要症状

临床症状包括以下 1~2 项：入睡困难、睡眠维持障碍（或早醒伴再入睡困难）；临床症状严重，影响了觉醒时的躯体和社会功能或导致明显不安。

2. 辅助检查

多导睡眠图（PSG）检查，包括心电图（ECG）、呼吸、血压、脉搏、睡眠结构图、快速动眼（REM）期睡眠所占的百分比、非快速动眼（NREM）期睡眠所占的百分比、血氧饱和度、脑电图（EEG）、眼球运动、肌电图、鼾声频谱分析等。

三、诊断

1. 疾病诊断标准

参照 2017 年《中国失眠症诊断和治疗指南》执行。睡眠障碍国际分类第 3 版（ICSD - 3）诊断标准如下。

（1）慢性失眠症诊断标准，且标准 A - F 都必须满足。

A. 患者报告，或患者父母或照顾者观察到患者存在下列 1 条或以上：①入睡困难；②睡眠维持困难；③比期望的起床时间醒来早；④在适当的时间点不肯上床睡觉；⑤没有父母或照顾者干预，难以入睡。

B. 患者报告，或患者父母或照顾者观察到患者存在下列与夜间睡眠困难相关的 1 条或以上：①疲劳或萎靡不振；②注意力、专注力或记忆力下降；③社交、家庭、职业或学业等功能损害；④情绪不稳或易激惹；⑤日间瞌睡；⑥行为问题（比如活动过度、冲动或攻击性）；⑦动力、精力或工作主动性下降；⑧易犯错或易出事故；⑨对自己的睡眠质量非常关切或不满意。

C. 这些睡眠/觉醒主诉不能完全由不合适的睡眠机会（如充足的睡眠时间）或环境（如黑暗、安静、安全、舒适的环境）解释。

D. 这些睡眠困难和相关的日间症状至少每周出现 3 次。

E. 这些睡眠困难和相关的日间症状持续至少 3 个月。

F. 这些睡眠困难和相关的日间症状不能被其他的睡眠障碍更好地解释。

（2）短期失眠症的诊断标准与慢性失眠症类似，但病程少于 3 个月，且没有频率的要求。

（3）排除躯体疾病所致的失眠症状；排除精神障碍所致的失眠症状；排除精神活性药物、酒精、烟草及与毒品或物质滥用有关的失眠症状。

2. 疾病临床分型

（1）慢性失眠症：病程≥3 个月以及频度≥3 次/周。

（2）短期失眠症：病程＜3 个月，无频率要求。

3. 证候诊断

（1）肝郁化火证：性情急躁易怒，心烦不能入睡，甚则彻夜不眠，或多梦惊醒；头晕头胀，耳鸣，口干而苦。舌红苔黄，脉弦数。

（2）痰热扰心证：心烦不寐，恶梦纷纭，易惊易醒；头重，目眩，胸闷脘痞，口苦口黏，不思饮食。舌偏红，苔黄腻，脉滑数。

（3）阴虚火旺证：虚烦不眠，夜寐不安，甚则彻夜难眠；五心烦热，盗汗，口干，心悸心烦，口舌生疮，耳鸣，腰膝酸软，健忘。舌红少苔，脉细数。

（4）心脾两虚证：不易入睡，多梦易醒，心悸健忘；神疲食少，四肢倦怠，腹胀便溏，面色少华。舌淡苔薄，脉细无力。

（5）心肾不交证：心烦不寐，入睡困难，心悸多梦；头晕耳鸣，腰膝酸软，潮热盗汗，五心烦热，咽干少津，男子遗精，女子月经不调。舌红少苔，脉细数。

（6）心胆气虚证：虚烦不寐，终日惕惕，胆怯心悸，触事易惊；气短自汗，倦怠乏力。舌淡，脉弦细。

（7）瘀血内阻证：失眠日久，躁扰不宁，胸不任物或胸任重物；夜多惊梦，夜寐不安；胸痛、头痛日久不愈，痛如针刺而有定处；或呃逆日久不止，或饮水即呛、干呕，或内热瞀闷；或心悸怔忡，或急躁善怒，或入暮潮热。舌暗或有瘀点，脉涩或弦紧。

四、治疗方案

1. 西医治疗

在病因治疗、失眠认知行为治疗（CBTI）和睡眠教育的基础上，酌情给予催眠药物。用药剂量应遵循个体化原则，开始小剂量给药；一旦达到有效剂量后，不轻易调整药物剂量。给药原则为按需、间断、足量。

推荐用药顺序为：①短、中效的苯二氮䓬受体激动剂（BzRAs）或褪黑素受体激动剂。BzRAs 包括苯二氮䓬类药物（BZDs）和非苯二氮䓬类药物（NBZDs），短、中效的 BZDs 主要包括艾司唑仑、阿普唑仑，后者包括右佐匹克隆、佐匹克隆、唑吡坦、扎来普隆；短效褪黑素受体激动剂雷美替胺。②其他 BzRAs 或褪黑素受体激动剂，如地西泮、劳拉西泮、氯硝西泮。③具有镇静作用的抗抑郁剂，如曲唑酮、米氮平、氟伏沙明、多塞平，尤其适用于伴有抑郁和（或）焦虑症的失眠患者。④联合使用 BzRAs 和具有镇静作用的抗抑郁剂。⑤处方药，如抗癫痫药、抗精神病药不作为首选药物使用，仅适用于某些特殊情况和人群。⑥巴比妥类药物、水合氯醛等虽已被美国食品药品监督管理局（FDA）批准用于失眠的治疗，但临床上并不推荐应用。⑦非处方药，如抗组胺药常被失眠患者用于失眠的自我处理，临床上并不推荐使用。此外，食欲素受体拮抗剂中的苏沃雷生已被 FDA 批准用于失眠的治疗。

2. 中医治疗

（1）基本治则：中医治疗失眠，当以补虚泻实、调整脏腑阴阳为原则。实则泻其有余，如疏肝泻火、清化痰热、活血化瘀；虚则补其不足，如益气养血、健脾补益肝肾。在此基础上安神定志，如养血安神、镇惊安神、清心安神。

（2）辨证治疗

①肝郁化火证

治法：疏肝泻火，镇心安神。

方药：龙胆泻肝汤（《医方集解》）加减。龙胆草、黄芩、栀子、泽泻、木通、车前子、当归、生地黄、柴胡、甘草。

加减：如胸闷胁肋胀满、喜太息者，加香附、郁金以疏肝解郁。

中成药：龙胆泻肝丸。

②痰热扰心证

治法：清热化痰，和中安神。

方药：黄连温胆汤（《六因条辨》）加减。黄连、竹茹、枳实、陈皮、清半夏、茯苓、生姜、大枣、甘草。

加减：如心中悸动、惊惕不安者，加珍珠母、生磁石以镇惊安神定志；如实热顽痰内扰，经久不寐，或彻夜不寐、大便干结者，可用礞石滚痰丸降火泻热，逐痰安神。

中成药：黄连温胆丸、牛黄清心丸。

③阴虚火旺证

治法：滋阴降火，清热安神。

方药：黄连阿胶汤（《伤寒论》）加减。黄连、阿胶、黄芩、芍药、鸡子黄。

加减：可加黄芩、栀子、连翘以加强清心泻火之功；如心烦心悸、梦遗失精，可加肉桂，与黄连交通心肾。

中成药：枣仁安神液、天王补心丹（丸）。

④心脾两虚证

治法：补益心脾，养血安神。

方药：归脾汤（《济生方》）加减。人参、白术、黄芪、当归、白芍、远志、酸枣仁、茯神、木香、龙眼肉、生姜、大枣、甘草。

加减：如心慌心悸明显，可加熟地黄、阿胶以养心血；失眠较重，可加五味子、柏子仁养心安神，或加龙骨、牡蛎、夜交藤、合欢皮以镇静安神；如脘闷纳呆、苔腻不爽，可加半夏、陈皮、茯苓健脾理气。

中成药：人参归脾丸、人参养荣丸。

⑤心肾不交证

治法：滋阴降火，交通心肾。

方药：六味地黄丸（《小儿药证直诀》）合交泰丸（《万病回春》）加减。熟地黄、山药、山茱萸、泽泻、茯苓、丹皮、肉桂、黄连。

加减：如心烦失眠、遗精较为频繁者，可加芡实、莲须、金樱子以补肾固涩；如便秘溲赤，可加大黄、淡竹叶、琥珀引火下行，以安心神。

中成药：六味地黄丸、交泰丸、健脑补肾丸。

⑥心胆气虚证

治法：益气镇惊，安神定志。

方药：安神定志丸（《医学心悟》）合酸枣仁汤（《金匮要略》）加减。茯苓、茯神、人参、远志、石菖蒲、龙齿、酸枣仁、甘草、知母、川芎。

前方重于镇惊安神，后方偏于养血清热除烦。

加减：如心悸颇甚、惊惕不安者，可加生龙骨、生牡蛎、珍珠母以加强镇惊安神作用。

中成药：柏子养心丸、七叶神安片。

⑦瘀血内阻证

治法：活血化瘀，通经活络。

方药：血府逐瘀汤（《医林改错》）加减。桃仁、红花、当归、生地黄、牛膝、川芎、桔梗、赤芍、枳壳、甘草、柴胡。

加减：可加用香附、郁金疏肝解郁，生龙骨、生牡蛎、茯神镇心安神；如气滞血瘀日久化火，出现急躁易怒、心烦心悸者，可加用牡丹皮、栀子、酸枣仁以清心除烦安神。

中成药：血府逐瘀口服液。

（3）针灸治疗

①体针

主穴：神门、三阴交、百会。

辅穴：四神聪。

加减：心脾两虚，加心俞、厥阴俞、脾俞穴；肝郁化火证，加肝俞、胆俞、期门、大陵、行间；心肾不交，加心俞、肾俞、照海；肝火上扰，加肝俞、行间、大陵穴；胃气不和，加中脘、足三里、内关穴；痰热内扰证，加神庭、中脘、天枢、脾俞、丰隆、内关、公孙；阴虚火旺证，加神庭、太溪、心俞、肾俞、郄门、交信；心胆气虚证，加神庭、大陵、阴郄、胆俞、气海、足三里、丘墟。

②电针

常用穴：百会、印堂、足三里、阳陵泉、内关、三阴交、四神聪。

方法：穴位常规消毒，选用 28 号 1.5 寸毫针，刺入深度不超过 1 寸。进针得气后，行快速小角度捻转 1 分钟；接上电针仪，选择连续波频率为 50～60Hz，电流强度以患者能耐受为准，通电 30 分钟；去电后，留针 1～2 小时。针灸 1 次/日，4 周为一疗程。

3. 其他治疗

（1）心理治疗：心理和行为治疗是首选的失眠症治疗方法，最常见的是睡眠认知行为治疗（CBTI）。

（2）物理治疗：作为一种失眠治疗的补充技术，临床可接受性强，包括光照疗法、重复经颅磁刺激、生物反馈疗法等。

（3）按摩、刮痧、气功、催眠等疗法也可按需选用。

五、疗效评定标准

包括主观性评估和客观性评估。

1. 主观性评估

（1）睡眠日记：以每天 24 小时为单元，记录每小时的活动和睡眠情况，连续记录 2 周（至少 1 周）。

（2）量表评估：常用量表包括匹兹堡睡眠质量指数（PSQI）、睡眠障碍评定量表（SDRS）、Epworth 嗜睡量表（ESS）、失眠严重程度指数量表（ISI）、清晨型 – 夜晚型量表（MEQ）、睡眠信念与态度量表（DBAS）和福特应激失眠反应测试（FIRST）等。

2. 客观测评工具

（1）体动记录检查：用来评估睡眠 – 觉醒节律。

使用建议：①失眠包括抑郁相关失眠的昼夜节律变化或睡眠紊乱应进行体动记录检查评价，治疗后还应复查以评估疗效（指南）；②评估昼夜节律失调性睡眠，觉醒障碍。

（2）多导睡眠图（PSG）：在怀疑合并其他睡眠疾病的失眠时，应进行 PSG 以确定诊断。

（3）多次睡眠潜伏期试验（MSLT）：可客观评定失眠患者日间觉醒程度和嗜睡倾向。

需要注意的是，体动记录检查、PSG 和 MSLT 并非失眠的常规检查。合并其他睡眠疾病、诊断不明、顽固而难治性的失眠、有暴力行为时，应考虑这些辅助方法。

六、中西医结合时点

1. 中西医结合治疗不同程度的失眠，也可以根据失眠轻重选择使用。

2. 失眠时间短、程度轻者，中医治疗有效；失眠时间长、程度重者，考虑中西医结合。

3. 针灸、气功、太极拳、心理、正念、冥想、经颅磁刺激等非药物疗法，有助于改善睡眠，提高睡眠质量。

参 考 文 献

[1] 刘福友. 睡眠障碍中西结合治疗的思考 [J]. 中国中西医结合杂志，2012，32（2）：153 – 155.

[2] 中国中医科学院失眠症中医临床实践指南课题组. 失眠症中医临床实践指南（WHO/WPO）[J]. 世界睡眠医学杂志，2016，3（1）：8 – 25.

[3] 中国睡眠研究会. 中国失眠症诊断和治疗指南 [J]. 中华医学杂志，2017（24）：1844 – 1856.

[4] Schutte – Rodin S，Broch L，Buysse D，et al. Clinical guideline for the evaluation and management of chronic insomnia in adults [J]. J Clin Sleep Med，2008，4（5）：487 – 504.

附　　录

表 22　匹兹堡睡眠质量指数量表（PSQI）

姓　　名：_____　年龄：_____　性　别：_____
文化程度：_____　职业：_____　填表日期：_____　编号：_____

指导语：下面一些问题是关于您最近 1 个月的睡眠状况，这仅仅与您的睡眠习惯有关。请选择或填写最符合您近 1 个月白天和晚上实际情况的选项，并尽可能地做精确回答。其中划有横杠的部分需要自己填写。

1. 在最近 1 个月中，您晚上上床睡觉通常是_____点钟。

2. 在最近 1 个月中，您每晚通常要多长时间才能入睡（从上床到入睡）：_____分钟。

3. 在最近 1 个月中，您每天早上通常_____点钟起床。

4. 在最近 1 个月中，您每晚实际睡眠的时间为_____小时（注意不等同于卧床时间，可以有小数）。

从下列问题中选择一个最符合您情况的选项作为答案，并划"√"。

5. 在最近 1 个月中，您是否因下列情况影响睡眠而烦恼，并描述其程度。

    A. 不能在 30 分钟内入睡（   ）

      （1）过去 1 个月没有。

      （2）每周平均不足 1 个晚上。

      （3）每周平均有 1 或 2 个晚上。

      （4）每周平均有 3 个或更多晚上。

    B. 在晚上睡眠过程中醒来或早醒（凌晨醒后不容易再次入睡）（   ）

      （1）过去 1 个月没有。

      （2）每周平均不足 1 个晚上。

      （3）每周平均有 1 或 2 个晚上。

      （4）每周平均有 3 个或更多晚上。

    C. 晚上起床上洗手间（   ）

      （1）过去 1 个月没有。

      （2）每周平均不足 1 个晚上。

      （3）每周平均有 1 或 2 个晚上。

      （4）每周平均有 3 个或更多晚上。

    D. 晚上睡觉时出现不舒服的呼吸（   ）

      （1）过去 1 个月没有。

      （2）每周平均不足 1 个晚上。

      （3）每周平均有 1 或 2 个晚上。

      （4）每周平均有 3 个或更多晚上。

    E. 晚上睡觉出现大声咳嗽或鼾声（   ）

      （1）过去 1 个月没有。

      （2）每周平均不足 1 个晚上。

      （3）每周平均有 1 或 2 个晚上。

      （4）每周平均有 3 个或更多晚上。

    F. 晚上睡觉感到寒冷（   ）

      （1）过去 1 个月没有。

      （2）每周平均不足 1 个晚上。

      （3）每周平均有 1 或 2 个晚上。

      （4）每周平均有 3 个或更多晚上。

    G. 晚上睡觉感到太热（   ）

      （1）过去 1 个月没有。

  （2）每周平均不足 1 个晚上。

  （3）每周平均有 1 或 2 个晚上。

  （4）每周平均有 3 个或更多晚上。

 H. 晚上睡觉做恶梦（ ）

  （1）过去 1 个月没有。

  （2）每周平均不足 1 个晚上。

  （3）每周平均有 1 或 2 个晚上。

  （4）每周平均有 3 个或更多晚上。

 I. 晚上睡觉身上出现疼痛不适（ ）

  （1）过去 1 个月没有。

  （2）每周平均不足 1 个晚上。

  （3）每周平均有 1 或 2 个晚上。

  （4）每周平均有 3 个或更多晚上。

 J. 其他影响睡眠的问题和原因（ ）

  如有，请说明这个问题：＿＿＿＿＿＿＿＿＿＿＿＿＿＿，并描述其程度。

  （1）过去 1 个月没有。

  （2）每周平均不足 1 个晚上。

  （3）每周平均有 1 或 2 个晚上。

  （4）每周平均有 3 个或更多晚上。

6. 在最近 1 个月中，总的来说，您认为自己的睡眠质量（ ）

 （1）很好。

 （2）较好。

 （3）较差。

 （4）很差。

7. 在最近 1 个月中，您是否要服药物（包括医院和药店购买的药物）才能入睡
（ ）

 （1）过去 1 个月没有。

 （2）每周平均不足 1 个晚上。

 （3）每周平均有 1 或 2 个晚上。

 （4）每周平均有 3 个或更多晚上。

8. 在最近 1 个月中，您是否在开车、吃饭或参加社会活动时常感到困倦（ ）

 （1）过去 1 个月没有。

 （2）每周平均不足 1 个晚上。

 （3）每周平均有 1 或 2 个晚上。

 （4）每周平均有 3 个或更多晚上。

9. 在最近 1 个月中，您在积极完成事情上是否感到精力不足（　　　）

（1）过去 1 个月没有。

（2）每周平均不足 1 个晚上。

（3）每周平均有 1 或 2 个晚上。

（4）每周平均有 3 个或更多晚上。

10. 您是与人同睡一床，或有室友（　　　）

（1）没有。

（2）同伴或室友在另外房间。

（3）同伴在同一房间但不同床。

（4）同伴在同一床上。

11. 如果您是与人同睡一床或有室友，请询问他您在过去 1 个月里是否出现以下情况。

　　A. 在您睡觉时，有无打鼾声（　　　）

　　　　（1）过去 1 个月没有。

　　　　（2）每周平均不足 1 个晚上。

　　　　（3）每周平均有 1 或 2 个晚上。

　　　　（4）每周平均有 3 个或更多晚上。

　　B. 在您睡觉时，呼吸之间有没有长时间停顿（　　　）

　　　　（1）过去 1 个月没有。

　　　　（2）每周平均不足 1 个晚上。

　　　　（3）每周平均有 1 或 2 个晚上。

　　　　（4）每周平均有 3 个或更多晚上。

　　C. 在您睡觉时，您的腿是否有抽动或痉挛（　　　）

　　　　（1）过去 1 个月没有。

　　　　（2）每周平均不足 1 个晚上。

　　　　（3）每周平均有 1 或 2 个晚上。

　　　　（4）每周平均有 3 个或更多晚上。

　　D. 在您睡觉时，是否出现不能辨认方向或混乱状态（　　　）

　　　　（1）过去 1 个月没有。

　　　　（2）每周平均不足 1 个晚上。

　　　　（3）每周平均有 1 或 2 个晚上。

　　　　（4）每周平均有 3 个或更多晚上。

　　E. 在您睡觉时，是否有其他睡觉不安宁的情况（　　　）

　　　　如果有，请描述这个问题：＿＿＿＿＿＿＿＿＿，并描述其程度＿＿＿＿＿＿。

　　　　（1）过去 1 个月没有。

（2）每周平均不足 1 个晚上。

（3）每周平均有 1 或 2 个晚上。

（4）每周平均有 3 个或更多晚上。

您认为目前的作息制度是否适合您：是，不是。

如果不是，您有对自己的建议或想法吗？＿＿＿＿＿＿＿＿＿＿＿

最后，谢谢您抽出时间填写这些表格。

头痛的中西医诊疗方案

一、概述

　　头痛是指额、顶、颞及枕部的疼痛，是临床常见的自觉症状，可单独出现，亦见于多种疾病的过程中。国际头痛协会（International Headache Society，IHS）2018 年发布的《国际头痛分类（第三版）》（the International Classification of Headache Disorders，3rd edition，ICHD‑3）（正式版）分为原发性头痛、继发性头痛与痛性颅神经病变和其他面痛及其他类型疼痛三部分。本方案主要讨论原发性头痛的中西医诊疗方案，以及中医对某些继发性头痛的辨证治疗思路。

　　中医学中也有"头痛"病名，殷商甲骨文有"疾首"记载，《内经》称"脑风"，《伤寒杂病论》称"头痛"。后世多指因外感六淫、内伤杂病引起的头痛。

二、临床特点

1. 主要症状

　　参照 2018 年 IHS 发布的 ICHD‑3（正式版），原发性头痛可分为偏头痛、紧张型头痛、三叉神经自主神经性头痛及其他原发性头痛，具体临床表现见"西医诊断标准"。

2. 辅助检查

　　磁共振成像（MRI）检查：原发性头痛的 MRI 未见与头痛发病相关的阳性结果。

三、诊断

1. 疾病诊断标准

　　原发性头痛是指没有确切病因且不能归因于颅内病变的一类疾病，包括偏头痛、紧张型头痛、三叉神经自主神经性头痛及其他原发性头痛，其中最常见的是偏头痛和紧张性头痛。西医诊断标准参照 2018 年 IHS 发布的 ICHD‑3（正式版）。具体如下：

（1）偏头痛

1）无先兆偏头痛诊断标准

A. 符合 B、C、D 标准的头痛至少发作 5 次。

B. 头痛发作持续 4～72 小时（未治疗或治疗效果不佳）。

C. 至少符合以下 4 项中的 2 项，即单侧、搏动性、中重度头痛、日常体力活动加重头痛或因头痛而避免日常活动（如行走或上下楼梯）。

D. 发作过程中，至少符合下列 2 项中的 1 项，即恶心和（或）呕吐、畏光和畏声。

E. 不能用 ICHD – 3 中的其他诊断更好地解释。

2）有先兆性偏头痛诊断标准

A. 至少有 2 次发作符合 B 和 C。

B. 至少有 1 个可完全恢复的先兆症状，即视觉、感觉、言语和（或）语言、运动、脑干、视网膜。

C. 至少符合下列 6 项中的 3 项，即至少有 1 个先兆症状持续超过 5 分钟、2 个或更多的症状连续发生、每个独立先兆症状持续 50 ~ 60 分钟、至少有一个先兆是单侧的、至少有一个先兆是阳性的、与先兆伴发或在先兆出现 60 分钟内出现头痛。

D. 不能用 ICHD – 3 中的其他诊断更好地解释。

3）慢性偏头痛诊断标准

A. 符合 B 和 C 的头痛（偏头痛样头痛或紧张型样头痛）每月发作至少 15 天，至少持续 3 个月。

B. 符合无先兆偏头痛诊断 B、C、D 标准和（或）有先兆偏头痛 B 标准和 C 标准的头痛至少发作 5 次。

C. 头痛符合以下任何 1 项，且每月发作大于 8 天，持续时间大于 3 个月：无先兆偏头痛的 C 和 D、有先兆偏头痛的 B 和 C、患者所认为的偏头痛可通过服用曲坦类或麦角类药物缓解。

D. 不能用 ICHD – 3 中的其他诊断更好地解释。

（2）紧张性头痛

1）偶发性紧张型头痛诊断标准

A. 符合下述 B、C、D 项的头痛发作至少 10 次，且每月平均发作时间＜1 天，每年头痛发作时间＜12 天。

B. 每次头痛发作持续 30 分钟至 7 天。

C. 头痛发作至少具有以下 2 项特征，即双侧性、压迫感/紧箍感、轻或中度疼痛、常规体力活动不会使头痛加重。

D. 符合以下 2 项，即无恶心或呕吐、不会同时具有畏声和畏光。

E. 不能用 ICHD – 3 中的其他诊断更好地解释。

2）频发性紧张型头痛诊断标准

A. 平均每月发作 1 ~ 14 天超过 3 个月（每年 ≥12 天且＜180 天），至少发作 10 次以上并符合诊断标准 B、C、D。

B. 每次头痛发作持续时间为 30 分钟至 7 天。

C. 头痛至少具有 2 项以下特征，即双侧性、压迫感/紧箍感、轻或中度疼痛、日常活动如走路或爬楼梯不会使头痛加重。

D. 符合以下 2 项，即无恶心或呕吐、不会同时具有畏声和畏光。

E. 不能用 ICHD – 3 中的其他诊断更好地解释。

3）慢性紧张型头痛诊断标准

A. 平均每月发作≥15 天，持续超过 3 个月（每年≥180 天），并符合诊断标准 B、C、D。

B. 每次头痛发作持续时间为 30 分钟至 7 天。

C. 头痛至少具有 2 项以下特征，即双侧性、压迫感/紧箍感、轻或中度疼痛、日常活动如走路或爬楼梯不会使头痛加重。

D. 符合下列全部 2 项，即畏光、畏声和轻度恶心 3 项中最多只有 1 项；无中、重度恶心，也无呕吐。

E. 不能用 ICHD – 3 中的其他诊断更好地解释。

（3）三叉神经自主神经性头痛

1）丛集性头痛诊断标准

A. 符合 B、C、D 发作 5 次以上。

B. 重度或极重度的单侧眼眶、眶上和（或）颞部疼痛，如不治疗，上述症状可持续 15～180 分钟。

C. 头痛并至少符合下列 2 项中的 1 项：①至少伴随以下症状或体征（和头痛同侧）中的 1 项，即结膜充血和（或）流泪、鼻塞和（或）流涕、眼睑水肿、面部和额部出汗、上眼睑下垂和（或）瞳孔缩小；②烦躁不安或躁动。

D. 发作频率从隔日 1 次至每日 8 次。

E. 不能用 ICHD – 3 中的其他诊断更好地解释。

2）阵发性偏侧头痛诊断标准

A. 至少 20 次发作符合 B、C、D、E 标准。

B. 重度单侧眼眶、眶上和（或）颞部疼痛，持续时间为 2～30 分钟。

C. 符合下列 1 项或全部：①头痛同侧至少出现以下 1 项症状，即结膜充血和（或）流泪、鼻塞和（或）流涕、眼睑水肿、面部和额部出汗、上眼睑下垂和（或）瞳孔缩小；②烦躁不安或躁动。

D. 发作频率大于每日 5 次。

E. 治疗剂量的吲哚美辛可绝对预防发作。

F. 不能用 ICHD – 3 中的其他诊断更好地解释。

3）短暂单侧神经痛样头痛发作诊断标准

A. 至少 20 次符合 B、C、D 的发作。

B. 中或重度单侧头痛，伴眶周、眶上、颞部和（或）其他三叉神经支配区域，持续 1～600 秒，发作呈单个刺痛、连续刺痛或锯齿样模式。

C. 至少存在下列头面部自主神经症状（和头痛同侧）中的 1 项，即结膜充血和

（或）流泪、鼻塞和（或）流涕、眼睑水肿、面部和额部出汗、上眼睑下垂和（或）瞳孔缩小。

D. 发作频率至少为每日 1 次。

E. 不能用 ICHD－3 中的其他诊断更好地解释。

2. 疾病临床分型

ICHD－3 把头痛分为原发性头痛、继发性头痛与痛性颅神经病变和其他面痛及其他类型疼痛三部分。原发性头痛，包括偏头痛、紧张型头痛、三叉神经自主神经性头痛及其他原发性头痛；偏头痛，包括无先兆偏头痛、有先兆偏头痛、慢性偏头痛、偏头痛并发症、很可能的偏头痛和可能与偏头痛相关的周期综合征等六个方面；紧张型头痛，分为偶发性紧张型头痛、频发性紧张型头痛、慢性紧张型头痛和很可能的紧张型头痛等四个方面；三叉神经自主神经性头痛，分为丛集性头痛、阵发性偏侧头痛、短暂单侧神经痛样头痛发作、持续偏侧头痛和很可能的三叉神经自主神经性头痛等 5 个方面。

3. 证候诊断

（1）外感风寒证：头痛时作，恶风畏寒，遇风尤剧，痛连项背，口不渴。苔薄白，脉浮。

（2）外感风热证：头痛而胀，甚则头痛如裂，发热或恶风，面红目赤，口渴欲饮，便秘，小便黄。舌质红，苔黄，脉浮数。

（3）外感风湿证：头痛如裹，肢体困重，纳呆胸闷，小便不利，大便溏。舌苔白腻，脉濡。

（4）肝阳上亢证：头痛而眩，心烦易怒，夜寐不宁，胁痛面红目赤，口干口苦。苔薄黄，脉弦有力。

（5）肾虚证：头痛且空，眩晕，腰膝酸软，神疲乏力，耳鸣少寐，遗精带下，脉细弱无力。

（6）血虚证：头痛，头晕，面色㿠白，心悸不宁，神疲乏力，舌质淡。苔薄白，脉细弱。

（7）痰浊证：头痛昏蒙，口吐痰涎，胃脘不适，恶心，纳呆，心胸满闷。舌苔白腻，脉滑或弦滑。

（8）瘀血证：头痛经久不愈，痛处固定不移，痛如针刺，入夜尤甚，头部有外伤史，肌肤甲错。舌质暗有瘀斑，脉细或细涩。

四、治疗方案

原发性头痛的治疗可分为两种。急性期治疗以缓解症状；预防性治疗以减少发作，提高生活质量为目的。生活上避免诱因，如劳累、食用奶制品、酒水等。

1. 西医治疗

（1）急性期治疗：常用非甾体类消炎药，如阿司匹林、布洛芬等，或巴比妥类等镇静药及阿片类药物。丛集性头痛对于非甾体类止痛药等疗效较差，可选择吸氧及5－羟色胺受体激动剂、肾上腺皮质激素、二氢麦角新碱等。在临床中，急性治疗常与预防性药物联合使用，如阿司匹林与氟桂利嗪常联合治疗偏头痛。其中阿司匹林能够抑制环氧化酶，阻止前列腺素、血栓烷A2的生成；与钙离子通道阻滞剂氟桂利嗪联合，抑制颅内血管的收缩，改善脑部的灌注。急性期用药应针对头痛类型选用敏感药物，并且适量适当使用。必要时，可联合预防治疗性药物使用，减少药物过量性头痛的发生。

（2）预防性治疗：一般预防性治疗4~8周后，可进行疗效评价，疗程3~6个月，强调足疗程治疗。

偏头痛预防性治疗，常选用盐酸氟桂利嗪，作为目前唯一可通过血－脑屏障的钙离子阻滞剂，能够选择性地抑制脑血管的收缩，可影响5－HT、前列腺素、血栓素引起的血管收缩，改善脑组织的供氧。抗癫痫药、抗抑郁药、β受体阻滞剂、其他如部分沙坦类药物也应用于偏头痛的预防治疗。

紧张型头痛的预防用药主要为抗抑郁药与肌松药，丛集性头痛治疗首选维拉帕米。随着对各类原发性头痛研究机制的进展，偏头痛与情感疾病的关系逐渐受到重视，抗焦虑抑郁类药物也常用于其治疗，并可减少偏头痛失眠、恶心等伴随症状。

2. 中医治疗

（1）辨证治疗

①外感风寒证

治法：疏风散寒。

方药：川芎茶调散（《太平惠民和剂局方》）加减。川芎、荆芥、防风、细辛、白芷、薄荷、羌活。

加减：若寒邪侵犯厥阴经，引起颠顶头痛、干呕、吐涎沫者，当温散厥阴寒邪，用吴茱萸汤。

中成药：川芎茶调颗粒。

②外感风热证

治法：疏风清热。

方药：芎芷石膏汤（《医宗金鉴》）加减。川芎、白芷、石膏、藁本、羌活、菊花。

加减：如热盛伤津见舌红少津者，可加知母、石斛、天花粉等生津止渴；如大便秘结，腑气不通者，可合用黄连上清丸。

中成药：芎菊上清丸。

③外感风湿证

治法：祛风胜湿。

方药：羌活胜湿汤（《脾胃论》）加减。羌活、独活、藁本、防风、甘草、蔓荆子、川芎。

加减：如湿浊中阻，症见胸闷纳呆、便溏者，可加苍术、厚朴、陈皮、枳壳等以燥湿宽中；若恶心呕吐者，可加半夏、生姜以降逆止呕；若头痛发生于夏季暑湿内侵时，治宜清暑化湿，用黄连香薷饮加藿香、佩兰、荷叶、竹茹等。

中成药：藿香正气胶囊。

④肝阳上亢证

治法：平肝潜阳。

方药：天麻钩藤饮（《中医内科杂病证治新义》）加减。天麻、钩藤、桑叶、菊花、黄芩、羚羊角、夏枯草、山栀、牛膝、胆星、郁金、杜仲、寄生、珍珠母、石决明。

加减：如肝肾阴虚者，可加生地黄、首乌、女贞子、旱莲草、枸杞、石斛等滋养肝肾之药；若肝火偏旺者，可加郁金、龙胆草等。

中成药：丹珍头痛胶囊。

⑤肾虚证

治法：补肾养阴。

方药：大补元煎（《景岳全书》）加减。人参、山药、熟地黄、杜仲、枸杞子、山茱萸。

加减：若头痛而畏寒，证属肾阳不足者，可用右归丸温补肾阳；若兼有外感风寒，邪犯少阴经脉者，可用麻黄附子细辛汤加减。

中成药：六味地黄丸、左归丸。

⑥血虚证

治法：益气养血，通络止痛。

方药：加味四物汤（《医垒元戎》）加减。当归、川芎、芍药、地黄、陈皮、甘草、桃仁、红花。

加减：若血虚导致气虚者，可加黄芪、党参、细辛；若肝血不足，肝阴亏损者，可加何首乌、枸杞子、黄精、枣仁。

中成药：四物颗粒。

⑦痰浊证

治法：健脾化痰。

方药：半夏白术天麻汤（《医学心悟》）加减。半夏、天麻、茯苓、橘红、白术、甘草。

加减：若痰浊郁久化热者，上方可去白术，加黄芩、竹茹、枳实等以行气清热燥湿。

中成药：二陈丸、眩晕宁片。

⑧瘀血证

治法：活血化瘀，通窍止痛。

方药：通窍活血汤（《医林改错》）加减。赤芍、川芎、桃仁、红枣、红花、老葱、生姜、麝香。

加减：可酌加郁金、菖蒲、细辛、白芷以理气开窍，温经止痛。头痛甚者，可加虫类搜逐之品，如全蝎、蜈蚣、土鳖虫等；如久病气血不足者，可加黄芪、当归。

中成药：血府逐瘀口服液。

西医把头痛分为原发性头痛、继发性头痛和性颅神经病变和其他面痛及其他类型疼痛三部分。中医在辨证时，多不拘泥原发或继发，而是以辨证为主。当代中医常将头痛分为外感头痛、内伤头痛，两者泾渭分明，有严格的界限。川芎茶调散是治疗外感风邪之偏正头痛的名方，药物有川芎、荆芥、防风、细辛、白芷、薄荷、甘草、羌活芳香辛散。张炳厚教授将川芎茶调散看作一个整体，作为一个药引子，并以此为基础方，辨证加味。如加菊花、桑叶、黄芩、生石膏，名清热茶调散，治疗头痛且胀的风热头痛、感染性头痛、中毒性头痛；加薏苡仁、茯苓、葛根、蜈蚣、全蝎，名祛风胜湿茶调散等，突破了传统内伤外感头痛和西医之原发或继发头痛的界限，大大简化了头痛的临床辨证论治，提高了临床疗效，为当代中医治疗提供了思路。樊永平教授治疗脑瘤所致的疼痛，针对肾脑两虚之本、肝火肝阳偏盛和痰热瘀毒之标来论治。如治疗多发性硬化等脱髓鞘患者的头痛，则从肝肾阴虚之本和痰瘀内阻之标来论治；对于硬膜下血肿患者的头痛，着重活血利水治标，同时兼顾益气补肾治本。

（2）针灸治疗

治则：虚补实泻，通络止痛。

外感头痛：合谷、列缺、风池、风府、百会、阿是穴等。

肝阳头痛：太冲、阳陵泉、蠡沟、风池、头维、三阴交、印堂等。

瘀血头痛：血海、膈俞、风池、百会、合谷、内关、曲池、三阴交、行间、阿是穴等。

痰浊头痛：丰隆、足三里、阴陵泉、合谷、曲池、中脘、三阴交、头维等。

肾虚头痛：太溪、肾俞、气海、三阴交、太冲等。

血虚头痛：足三里、血海、脾俞、三阴交、肾俞、气海、关元、中脘、心俞等。

五、疗效评定标准

1. 证候计分标准

按症状的轻重分无、轻、中、重四级，分别计 0 分、2 分、4 分、6 分。证候计分标准见附录。

2. 证候疗效判定标准

证候疗效判定标准，参考 2002 年《中药新药临床研究指导原则》。

临床痊愈：中医临床症状、体征消失或基本消失，证候积分减少＞95%。

显效：中医临床症状、体征明显改善，证候积分减少＞70%。

有效：中医临床症状、体征明显改善，证候积分减少＞30%。

无效：中医临床症状、体征无明显改善，证候积分减少不足30%。

注：计算公式（尼莫地平法）＝［（治疗前积分－治疗后积分）/治疗前积分］×100%。

六、中西医结合时点

1. 头痛是一个症状，首先要弄清引起头痛的原因。中西医治疗头痛各有优势，选择中医或者西医治疗即可。剧烈而频繁的头痛，可以同时使用中西医治疗。

2. 头痛是发作性疾病，是中医优势病种。中医治疗头痛，审证求因，止痛又治痛，即防治结合。西医大多数治疗是止痛而不治痛，只是临时止痛。

3. 继发于其他疾病外伤的头痛，考虑原发疾病和外伤的治疗。头痛如脑瘤引起的头痛，只有切除肿瘤才能止痛；卵圆孔未闭引起的头痛，封闭卵圆孔可以缓解头痛，这类头痛是西医的优势。

参 考 文 献

［1］田德禄. 中医内科学［M］. 北京：人民卫生出版社，2002.

［2］周仲瑛. 中医内科学［M］. 北京：中国中医药出版社，2010.

［3］陈文彬，潘祥林. 诊断学［M］. 北京：人民卫生出版社，2010.

［4］樊永平. 张炳厚教授的临床经验和学术思想［J］. 中华中医药杂志，2011（2）：281－285.

［5］胡穗发，蒋文明，陈坚. 中医治疗内伤头痛历代用药规律分析［J］. 湖南中医杂志，2012，28（2）：76－77.

［6］李永红. 头痛症状的历代文献研究与学术源流探讨［D］. 北京：北京中医药大学，2002.

［7］Jensen R，Stovner L J. Epidemiology and comorbidity of headache［J］. Lancet Neurol，2008，7（4）：354－361.

［8］Headache classification Committee of the International Headache Society（IHS）. The International classification of headache Disorders，3rd edition. Cephalalgia，2018，38（1）：1－211.

附　　录

表 23　中医证候评分标准表

症状	评分标准		评分
头部胀痛	频繁出现，疼痛忍受	6 分	
	经常出现，尚可忍受	4 分	
	偶尔出现，程度轻微	2 分	
	无	0 分	
眩晕欲仆	频繁出现，难以忍受	6 分	
	经常出现，尚可忍受	4 分	
	偶尔出现	2 分	
	无	0 分	
肢体麻木	持续麻木，难以忍受	6 分	
	持续麻木，尚可忍受	4 分	
	偶有麻木，程度轻微	2 分	
	无	0 分	
耳鸣	经常发生，不能缓解	3 分	
	经常发生	2 分	
	偶尔发生	1 分	
	无	0 分	
急躁易怒	烦躁易怒，不能自止	3 分	
	心烦急躁，遇事易怒	2 分	
	心烦偶躁	1 分	
	无	0 分	
面赤	面赤如妆	3 分	
	面赤明显	2 分	
	面微红赤	1 分	
	无	0 分	
舌象	舌红	1 分	
	无上述舌象	0 分	
脉象	脉弦	1 分	
	无上述脉象	0 分	

头晕/眩晕的中西医诊疗方案

一、概述

国内外存在着对头晕或眩晕的多种定义或分类方式。眩晕是一种多发病、常见病，其发病可涉及多个学科、多个病种。头晕（包括眩晕）每年影响 15% ~ 20% 以上的成人。前庭眩晕约占头晕主诉的 1/4，12 个月的患病率为 5%，年发病率为 1.4%。其患病率随着年龄的增长而上升，女性的患病率为男性的 2 ~ 3 倍。

古代中医典籍中，将眩晕称为"头眩""眩冒""旋运""头风眩"等，眩晕的命名最早见于南宋《三因极一病证方论》。

二、临床特点

1. 主要症状

头晕是指空间定向能力受损或障碍的感觉，没有运动的虚假或扭曲的感觉，即无或非旋转性的感觉；眩晕是人与周围环境空间关系的失真，具有自身或者环境的运动幻觉，包括旋转、倾倒、浮沉、滚翻、摇摆等自觉症状，并可伴有恶心、呕吐、耳闷、耳胀、听力障碍、畏光畏声、面色苍白和眼震等症状。头晕和眩晕可以共存或先后出现。

2. 辅助检查

（1）听觉功能检查：是眩晕患者的重要检查内容。眩晕患者常伴有听觉功能异常，临床上根据听觉障碍的有无，可对眩晕病位诊断提供依据。检查的目的主要在于三方面：一是判断有无听力损失；二是判断损失程度；三是判断病变性质。

（2）前庭功能检查：水平半规管功能检查常用方法，有前庭双温试验、转椅检查、一侧半规管脉冲试验（甩头试验）。

耳石器功能检查：临床上常用前庭诱发肌源性电位（VEMP）检查。

眼动检查：主要包括眼视动、凝视、平稳跟踪和扫视。眼动检查的异常，常提示中枢神经系统异常。

平衡功能检查：主要有 Romberg 测试、Tandem 测试和 Fukuda 踏步检查等，前庭功能异常者多向患侧偏转。

（3）影像学检查：利用 CT、彩色多普勒、磁共振脑血管成像（MRA）对心脑血管及颈部血管病变所致眩晕有重要的诊断价值。

三、诊断

1. 疾病诊断标准

诊断标准参考《神经内科诊疗常规》《现代神经病学》及《眩晕诊治多学科专家共识》。

（1）前庭周围性病变：在头晕/眩晕疾病谱中占比44%～65%，其中以良性发作性位置性眩晕、前庭神经元炎、梅尼埃病、突发性聋伴眩晕等相对常见。

①良性阵发性位置性眩晕（BPPV）：迅速改变的头部运动或身体姿势变动所诱发的短暂眩晕发作，伴有眼震，持续时间不超过1分钟；头回到原位时，眩晕再次发作，不伴有耳鸣，无听力下降，无神经症状。Dix－Hallpike试验可引出特征性眼震或眩晕，其特征为短潜伏期（＜30秒）、疲劳性及变位性；并排除后循环缺血、后颅窝肿瘤及其他中枢神经系统或前庭系统功能紊乱疾病。手法复位治疗有效。

②前庭神经元炎（VN）：本病在临床上以突发重度旋转性眩晕，无耳蜗症状；向健侧自发性眼震，患侧前庭功能反应下降或消失；病前多有感染史；以自愈倾向为特征。

③梅尼埃病（MD）：反复发作的旋转性眩晕，持续20分钟至数小时，至少发作2次以上；常伴恶心、呕吐、平衡障碍，无意识丧失，可伴水平或水平旋转型眼震。至少一次纯音测听为感音神经性听力损失，早期低频听力下降，听力波动；随病情进展，听力损失逐渐加重，可出现重振现象。

④突发性感音性聋（SSHL）伴眩晕：突发的感音性耳聋于72小时内达到高峰；与病前或对侧比较，听力图中至少有2个连续频段的听力下降≥20dB。

（2）前庭中枢性病变：导致头晕/眩晕的中枢病变，多位于脑干和小脑，少数见于丘脑、前庭皮质或颅底高颈髓。

①脑干和小脑病变：在头晕/眩晕疾病谱中占7%～12%，病因以脑梗死最多，其次为脑出血、多发性硬化、肿瘤、感染和变性病等。眩晕持续数分钟到数小时者，多见于TIA和部分MS；持续数小时到数天者，多见于脑梗死、脑出血、MS或感染性疾病；持续数周以上者，多见于肿瘤或变性病。临床需结合临床表现与神经影像等检查，确定病变性质。

②前庭性偏头痛（VM）：至少发作5次中到重度的头晕/眩晕，每次持续5分钟至72小时；现病史或既往史中存在符合国际头痛疾病分类（ICHD）标准的偏头痛；至少50%的头晕/眩晕发作合并下列症状中的一项，即头痛至少符合位于头部一侧或呈搏动性或疼痛达到中到重度或活动后加重头痛、畏光且惧声、视觉先兆中的两项；临床表现不能用其他疾病解释。

（3）精神心理性头晕

持续性姿势性感知性头晕（PPPD）：头晕和（或）姿势性不稳感持续3个月以上，发作每月超过15天；症状可为自发性，但常在直立位或置身于复杂的视觉环境中加重；多在前庭病变或平衡障碍事件后急性或亚急性发病，缓慢起病者少见。

（4）全身疾病相关性头晕：部分直立性低血压、药源性眩晕、视性眩晕、晕动病、贫血、低血糖、甲状腺功能低下或亢进、严重的心肌梗死或心律失常、心力衰竭、体液电解质或酸碱平衡紊乱、眼肌麻痹和屈光不正等疾患可能导致头晕。

2. 疾病临床分型

本病病因复杂，临床各科均可引起眩晕，可由中枢系统及外周系统的多种病因所致。其中周围性眩晕最为常见，中枢性眩晕次之，临床上常分为良性阵发性位置性眩晕、偏头痛性眩晕、梅尼埃病、前庭神经炎、椎－基底动脉短暂缺血性眩晕、后循环缺血性眩晕、颈性眩晕、精神性眩晕等。

3. 证候诊断

（1）肝阳上亢证：眩晕耳鸣，头痛且胀，急躁易怒，因烦劳或恼怒加重；面红潮热，口苦，少寐多梦。舌质红，苔黄，脉弦。

（2）气血亏虚证：眩晕动则加重，面色㿠白，神疲乏力，劳累即发，心悸少寐，食少纳差，唇甲不华。舌质淡，脉细弱。

（3）肾精不足证：眩晕久发不已，视物昏花，两目干涩，少寐健忘，耳鸣耳聋，腰膝酸软，心烦口干。舌红，苔薄，脉弦细。

（4）痰浊中阻证：眩晕而昏蒙，头重如裹，胸闷恶心，食少纳呆，咯吐痰涎，胃脘不适。苔白腻，脉濡滑。

四、治疗方案

由于病因不明，所以只能对症治疗，包括以减少脑出血、梗死及预防再发作为目的的药物治疗和外科搭桥。

1. 西医治疗

导致眩晕的疾病种类很多，即使是同一疾病，临床表现也不尽相同，眩晕患者的严重程度、病程长短和伴随症状通常各异。因此，在治疗上当因人而异，根据病情来选择合适的治疗。

（1）一般治疗：急性发病时，当静卧休息，避免头部活动，避免焦躁情绪。当症状逐渐减轻后，应逐渐增加头部及肢体活动，以利于恢复，如增加头、眼、身体的活动来重新调整对视觉、本体觉、前庭系统的信号联系。

（2）病因治疗：当眩晕明确诊断后，对病因的治疗非常重要。同时，对于临床难以明确诊断的眩晕患者，可以对症治疗，以求尽快缓解患者症状。

（3）症状治疗：临床中止晕药物很多，其效果多为医师经验结论，难以确定某药单用或合用有效；同类患者间的功效差异明显。常用药物有抗胆碱能药及单胺能药，如东莨菪碱、安非他明；抗组胺药，如苯海拉明、异丙嗪；抗多巴胺药，如氯丙嗪、丙氯拉嗪；安定药，如地西泮、艾司唑仑；钙通道阻滞剂，如氟桂利嗪、尼莫地平；

其他如敏使朗、银杏叶制剂等。

2. 中医治疗

（1）辨证治疗

①肝阳上亢证

治法：平肝潜阳，滋养肝肾。

方药：天麻钩藤饮（《中医内科杂病证治新义》）加减。天麻、钩藤、桑叶、菊花、黄芩、羚羊角、夏枯草、山栀、牛膝、胆星、郁金、杜仲、寄生、珍珠母、石决明。

加减：如大便秘结者，可加用当归龙荟丸以泄肝通腑。如眩晕急剧，有阳动化风之势者，加龙骨、牡蛎、珍珠母等以镇肝息风，必要时可加羚羊角以增强清热息风之力。

中成药：天麻钩藤颗粒、左归丸、杞菊地黄丸。

②气血亏虚证

治则：补养气血，健运脾胃。

方药：归脾汤（《济生方》）加减。人参、白术、黄芪、当归、白芍、远志、酸枣仁、茯神、木香、龙眼肉、生姜、大枣、甘草加减。

加减：若食少便溏，脾胃较弱者，当归宜炒，木香宜煨，并酌加茯苓、苡仁、泽泻、砂仁、六曲等，增强健脾和胃之力；若兼见形寒肢冷，腹中隐痛，可加桂枝、干姜以温中助阳；如血虚甚者，可加熟地黄、阿胶、紫河车，并重用黄芪以补气生血。

中成药：人参归脾丸、补中益气丸。

③肾精不足证

治法：偏阴虚者，治以补肾滋阴；偏阳虚者，治以补肾助阳。

方药：左归丸（《景岳全书》）、右归丸（《景岳全书》）加减。熟地黄、山药、枸杞、山萸肉、川牛膝、菟丝子、鹿角胶、龟甲胶。

加减：附子、肉桂辛温刚燥，不宜久服，常服宜改用巴戟肉、淫羊藿等温润之品，助阳而不伤阴。若眩晕较甚，阴虚阳浮，二方均可加龙骨、牡蛎、珍珠母等以潜浮阳，同时应注意突发中风之可能。

中成药：左归丸、右归丸。

④痰浊中阻证

治法：燥湿祛痰，健脾和胃。

方药：半夏白术天麻汤（《医学心悟》）加减。半夏、天麻、茯苓、橘红、白术、甘草加减。

加减：若眩晕甚者，呕吐频作，加代赭石、竹茹、生姜以降逆止呕；若脘闷不食，加白豆蔻、砂仁等芳香和胃；若耳鸣重听，加葱白、郁金、菖蒲以通阳开窍；若痰阻气机，郁而化火，症见头目胀痛、心烦口苦、渴不欲饮、苔黄腻、脉弦滑者，宜温胆汤加黄连、黄芩等苦寒燥湿之品以化痰泄热。

中成药：眩晕宁片。

（2）针灸治疗

治则：虚补实泻。

取穴：肝阳上亢证，取穴太冲、阴陵泉、阳陵泉、合谷、内关、曲池、风池、印堂、三阴交、风府等。痰浊中阻证，取穴丰隆、解溪、足三里、阴陵泉、百会、合谷、曲池、中脘、三阴交、风池、上星等。肾精不足证，取穴百会、风池、头维、太溪、肾俞、气海、三阴交、太冲、风府等。气血亏虚证，取穴足三里、血海、脾俞、三阴交、肾俞、气海、关元、中脘、心俞等。

五、疗效评定标准

1. 中医证候评分标准

参照《中华人民共和国中医药行业标准·中医病证诊断疗效标准》，具体见附录。

2. 中医证候疗效判定标准

参照《中药新药治疗中风病的临床研究指导原则》制定。

临床痊愈：中医临床症状、体征消失或基本消失，证候积分减少＞95%。

显效：中医临床症状、体征明显改善，证候积分减少＞70%。

有效：中医临床症状、体征明显改善，证候积分减少＞30%。

无效：中医临床症状、体征无明显改善，证候积分减少不足30%。

注：计算公式（尼莫地平法）＝〔（治疗前积分－治疗后积分）/治疗前积分〕×100%。

六、中西医结合时点

1. 头晕/眩晕是症状性疾病，原因复杂，与全身多系统、多器官有关系，诊断有一定的难度。

2. 中医在治疗方面有明显优势。一般情况下，使用中医辨证治疗，便可以缓解头晕。而用西医检查诊断，找出原因，以预防头晕的再次发作。

参 考 文 献

［1］国家中医药管理局．中华人民共和国中医药行业标准·中医病证诊断疗效标准〔M〕．南京：南京大学出版社，1994.

［2］单书健．古今名医临证金鉴·头痛眩晕卷〔M〕．北京：中国中医药出版社，1999.

［3］崔丽英．神经内科诊疗常规〔M〕．北京：人民卫生出版社，2004.

［4］王新德．现代神经病学〔M〕．北京：人民军医出版社，2008.

［5］王永炎．鲁兆麟．中医内科学〔M〕．北京：人民卫生出版社，2011.

［6］田德禄．中医内科学〔M〕．北京：人民卫生出版社，2012.

［7］中华医学会神经病学分会，中华神经科杂志编辑委员会．眩晕诊治多学科专家共

识〔J〕. 中华神经科杂志，2017，50（11）：805－812.

〔8〕 Neuhauser HK. Epidemiology of dizziness and vertigo〔J〕. Nervenarzt，2009，80（8）：887－894.

附　　录

表 24　中医证候评分表

临床症状		评分标准	评分
主症	眩晕	0 分：无 2 分：自觉头晕目眩，无自身或景物之旋转或晃动感；或单纯头部昏沉而不影响活动；患者可以进行正常工作 4 分：自觉头晕并有自身旋转或晃动感；或单纯头昏而影响活动；患者尚能坚持工作 6 分：自觉头晕并有自身和景物旋转感，头身不敢转动；患者不能胜任工作，甚至需要卧床	
次症	头痛	0 分：无 1 分：轻微头痛，时作时止 2 分：头痛可忍，持续不止 3 分：头痛难忍，上冲额顶	
	恶心	0 分：无 1 分：偶有恶心 2 分：经常感到恶心，偶有欲呕 3 分：恶心欲呕，需服用药物	
	呕吐	0 分：无 1 分：呕吐胃内容物 1～2 次 2 分：呕吐胃内容物 3 次以上 3 分：呕吐频繁，水入则吐	
	耳鸣	0 分：无 1 分：耳鸣轻微 2 分：耳鸣重听，时作时止 3 分：耳鸣不止，听力减退	
	失眠	0 分：睡眠时间在 6 小时以上 1 分：每日睡眠时间不足 4～5 小时，易醒 2 分：每日睡眠时间不足 2～3 小时，入睡困难 3 分：每日睡眠时间不足 2 小时，或彻夜难眠	
	心慌	0 分：无 1 分：偶见轻微心悸 2 分：心悸阵作 3 分：心悸怔忡	

临床症状		评分标准	评分
次症	胸闷	0分：无 1分：轻微胸闷 2分：胸闷明显 3分：胸闷如窒	
	腰膝酸软	0分：无 1分：腰膝酸软较轻，不影响日常活动 2分：腰膝酸软明显，勉强支持日常活动 3分：腰膝酸软较重，休息时亦有	
舌象		□舌红　　□淡红　　□苔白　　□苔白腻　　其他：	
脉象		□弦滑　　□细滑　　其他：	

附录参考文献

［1］ 国家中医药管理局. 中华人民共和国中医药行业标准·中医病证诊断疗效标准 ［M］. 南京：南京大学出版社，1994.

［2］ Kwah L K, Diong J. National Institutes of Health Stroke Scale (NIHSS) ［J］. J Physiother, 2014 Mar, 60 (1)：61.

［3］ Kurtzke J F. Rating neurologic impairment in multiple sclerosis：an Expanded Disability Status Scale (EDSS) ［J］. Neurology, 1983 (33)：1444 – 1452.

［4］ Farrell B, Godwin J, et al. The United Kingdom transient ischaemic attack (UK – TIA) aspirin trial：final results ［J］. J Neurol Neurosurg Psychiatry, 1991 (54)：1044 – 1054.

［5］ Mahoney F I, Barthel D W. Functional Evalutation：The Barthel Index ［J］. Md State Med J, 1965 (14)：61 – 65.

［6］ Maier W, Buller R. The Hamilton Anxiety Scale：reliability, validity and sensitivity to change in anxiety and depressive disorders ［J］. J Affect Disord, 1988 Jan – Feb, 14 (1)：61 – 68.

［7］ Buysse DJet al. The Pittsburgh Sleep Quality Index：a new instrument for psychiatric practice and research ［J］. Psychiatry Res, 1989, 28 (2)：193 – 213.

［8］ Le Gall JR, Lemeshow S, Saulnier F. A new Simplified Acute Physiology Score (SAPS II) based on a European/North American multicenter study ［J］. JAMA, 1993 Dec 22 – 29, 270 (24)：2957 – 2963.

［9］ Bagby RM, Ryder AG, et al. The Hamilton Depression Rating Scale：has the gold standard become a lead weight? Am J Psychiatry ［J］. 2004 Dec, 161 (12)：2163 – 2177.

［10］ Kebapci A, Dikec G, Topcu S. Interobserver Reliability of Glasgow Coma Scale Scores for Intensive Care Unit Patients ［J］. Crit Care Nurse, 2020, 40 (4)：e18 – e26.